Klimatische Winterkurorte.

Klimatische

Winterkurorte.

Leitfaden für Aerzte und Laien

von

Dr. med. Herm. Reimer.

Vierte Auflage.

Mit einer Uebersichtskarte.

Berlin.
Druck und Verlag von Georg Reimer.
1895.

Vorrede.

Die Schrift hat den Zweck Bedeutung und Werth des Klimawechsels zu erörtern und eine möglichst unparteiische vergleichende Charakteristik der Winterstationen zu entwerfen. Dem Arzt soll sie bei der Verordnung eines klimatischen Kurortes, dem Kranken bei dem Besuch desselben als Führer dienen. Zum allergrössten Theil beruht sie auf oft wiederholter eigener Anschauung, zum anderen auf dem Studium der gesammten einschlagenden Litteratur, die in ihrem sehr verschiedenen Werth vorsichtig geprüft wurde.

Die vorliegende Auflage ist theils eine wesentlich verminderte, theils eine vermehrte. Vermindert ist sie insofern, als ich mich im allgemeinen Theil, aber auch im besonderen, möglichst kurz gefasst, alle Litteraturangaben und alles Problematische fortgelassen, mich vielmehr auf das praktisch Nothwendige beschränkt habe. Damit hoffe ich dem beschäftigten

Arzt, aber auch dem in der Klimatologie weniger bewanderten Laien am besten gedient zu haben. Vermehrt ist diese Auflage durch Einfügung einer Anzahl jüngst eröffneter Stationen wie Abbazia, Arosa, Gardone Riviera, Locarno, Lussin, Teneriffa u. a., durch Berücksichtigung aller Veränderungen, die im Laufe der letzten Jahre sich bemerklich machten, und ferner durch Berücksichtigung sämmtlicher deutscher Sanatorien, die als Winterkurorte für Brustkranke gelten können. Möchte es mir gelungen sein zur Lösung der oft so schwierigen Frage, ob es im einzelnen Falle sich mehr empfehle, einen Phthisiker in einer unserer Anstalten unterzubringen, oder ihn die Höhenkur gebrauchen zu lassen, oder endlich ihn nach dem Süden und dann wohin? zu dirigiren, einiges beigetragen zu haben.

Stuttgart, im August 1895.

Der Verfasser.

Inhalt.

Abkürzungen.

B. = Bahn.
Eb. = Eisenbahn.
Ebst. = Eisenbahnstation.
Einw. = Einwohner.
km = Kilometer.
M. = Mark.
m = Seehöhe in Metern.
Pens. = Pension.
St. = Stunde.
Temp. = Temperatur.
Z. = Zimmer.

Einleitung.

1. Von der Bedeutung des Klimawechsels im Winter und dem Werth klimatischer Winterkurorte für Leidende.

Der deutsche Winter bringt es mit sich, dass wir während eines halben Jahres und wohl noch länger in geschlossenen, künstlich erwärmten Räumen verleben müssen. Während jeder, auch der Gesundeste, hiervon nicht unbeeinflusst bleibt, wirkt auf Schwächliche, organisch Belastete und wirklich Leidende der lange Aufenthalt in der Stubenluft wie eine directe Schädlichkeit. Am meisten empfindet es der Grossstädter, dass er zur Winterszeit nicht nur durch Wind, Kälte und Niederschläge vom reichlichen Luftgenuss ausgeschlossen ist, sondern dass es auch keine reine Luft ist, in der er zu athmen gezwungen ist. Für ihn bedeutet ja schon die Landluft eine Erquickung.

Reinheit der Luft ist die wesentlichste Bedingung eines gesunden Klima's. Mehr oder weniger wird die Luft schon durch das enge Beisammenwohnen der Menschen verunreinigt, und umgekehrt ist eine Luft von fast absoluter Reinheit da zu erwarten, wo eine nur sparsame Bevölkerung vorhanden und deshalb der Luftverbrauch nur gering ist, oder wo die Winde, welche den Luftwechsel bewirken, über grosse unbewohnte Flächen streichen und daher keine Gelegenheit haben, mit Gasen, welche dem Athmungsprocess fremd oder schädlich sind, sich zu vermischen. In dieser Hinsicht hat das Leben auf hohen Bergen, auf dem Meere, am Ufer desselben, auf kleineren Inseln, oder endlich in der Nähe weiter unbewohnter Landflächen (wie am Saume der Steppen oder am Eingange zur grossen Wüste) überall denselben nicht hoch genug zu schätzenden Effect. Im Davoser Hochthal, am Strande von Funchal und vor Cairo's Thoren spürt der Kranke gleichmässig die belebende Frische des reinen unverdorbenen Elements, in dem er sich ebenso wohl fühlt, wie der Fisch im klaren Wasser.

Vor der Kälte der Luft in unserem Winter würde man sich besser schützen können, wenn nicht die Winde fast überall freien Zutritt hätten, und das Vorherrschen dieser eisigen vom Nordpol her als Nordostpassat vordringenden Strömungen ist es, was uns immer wieder in die Zimmer zurücktreibt. Zwar giebt es im westlichen Deutschland günstiger gestellte Plätze, wie Honnef am Siebengebirge, Wiesbaden am Taunus und Baden-Baden am Schwarzwald, aber von entscheidender Wirkung ist doch erst der Windschirm, der vom Kamm der Alpen gebildet wird.

Was die Temperatur der Luft anbelangt, so kann man sagen, dass sie uns am behaglichsten ist, wenn sie bis an die Hälfte der Blutwärme (37° C.) also annähernd bis an 19° C. (15° R.) heranreicht. In Deutschland, wo die mittlere Winter-Temperatur —2 bis 0° C. ist, sind Wärmebedürftige deshalb gezwungen den Luftgenuss im Freien erheblich einzuschränken. Erst jenseits der Alpen, aber auch auf den Höhen der Schweiz, wo in der dünnen Luft die Sonnnenstrahlen eine überraschende Kraft entfalten, darf man sich stundenlang ungestraft demselben hingeben.

Die besondere Wirkung des verminderten Luftdrucks und der damit verbundenen Luftverdünnung muss bei den Höhenkurorten in Betracht gezogen werden.

Bedeutungsvoll ist ferner der Feuchtigkeitsgehalt der Luft, da er in steter Wechselwirkung zum Flüssigkeitsgehalt des Körpers steht. Die Luft besitzt je nach ihrer geringeren oder höheren Erwärmung eine geringere oder höhere Empfänglichkeit für die Aufnahme von Wasserdämpfen, einen mehr oder weniger hohen Sättigungsgrad. Je weiter sie von diesem entfernt ist, desto durstiger wird das Klima, desto stärker sein Aufsaugungsvermögen.

Von nicht zu unterschätzender Wichtigkeit ist endlich für unsere Kranken die Bewölkung des Himmels und die Form und Stärke der Niederschläge. Der trübe Himmel entzieht ihnen die Sonnenwärme und verstimmt gleichzeitig das Gemüth, während Nebel, Schnee und Regen sie an das Zimmer fesseln. Gerade in dieser Beziehung ist der Unterschied zwischen unserem Winterklima und dem der alpinen Höhe sowohl wie des Südens zu Gunsten dieser meist ein recht bedeutender.

Aus dem Gesagten geht hervor, dass der Klimawechsel ohne Zweifel zu einem sehr bedeutenden Eingriff in den menschlichen Organismus benutzt werden kann, dass er aber als ärztliche Verordnung eine genaue Kenntniss der klimatischen Eigenthümlichkeiten sowohl des bisherigen als des neu zu wählenden Aufenthalts voraussetzt. Denn der Grad der Einwirkung richtet sich nach der Stärke des Contrastes, und das Klima eines und desselben Ortes wird von dem Bewohner der Ebene anders empfunden als von dem Hochländer, von dem, der in einer feuchten Atmosphäre zu leben pflegte anders als von dem, der in einer trockenen Luft zu athmen gewohnt war.

Bei der alljährlich sich steigernden Zahl deutscher Winterflüchtlinge haben rationelle Ansichten über die Bedeutung eines derartigen Klimawechsels sich Bahn gebrochen. Man weiss, dass man von einer specifischen Einwirkung auf gewisse Krankheiten dabei nichts zu erwarten hat. Wie der Klimawechsel auf den ganzen Organismus des Menschen umändernd, belebend anregend wirkt, so sind es auch nicht einzelne pathologische Formen, auf welche die Verordnung eines solchen passt, sondern die ganze Constitution des Individuums, das Mass der vorhandenen Kräfte, Temperament und Gewohnheiten müssen dabei in Anschlag gebracht werden. Indessen kommen doch hauptsächlich gewisse Krankheitsformen in Betracht.

1. Es handelt sich zunächst um diejenigen chronischen Zustände, welche als skrophulöse, tuberkulöse, oft erblich begründete Anlage sich durch mangelhafte Ernährung, Neigung zu Säftestockungen im Drüsensystem, durch ein bleiches, blutleeres Aussehen und durch geringe Entwicklung des Thoraxraumes zu erkennen geben, und

für welche Stubenluft zweifellos das grösste Uebel ist. Für Kranke dieser Klasse passt ein hochgelegener klimatischer Sommerkurort meistentheils vorzüglich (Engelberg, Davos, Pontresina), und wo dieser nicht ausreicht, wird eine Fortsetzung der Luftkur im Winter nothwendig. Es können dazu die Höhenkurorte, die Stationen der Riviera, Ajaccio oder Rom mit Vortheil benutzt werden. Bei Kindern zarteren Alters ist indessen die Entfernung aus der Heimath nur unter bestimmten Voraussetzungen zu empfehlen. Kann man ihnen nicht eine neue Häuslichkeit schaffen, ein Leben in der Familie, ist man vielmehr genöthigt, sie in das gesellige Treiben eines Kurortes mit hineinzuziehen, so wird ihnen in geistiger und körperlicher Beziehung Zuviel und Unzweckmässiges geboten, und so mehr Schaden als Vortheil gestiftet. Jeder Kurort zeigt derartige unglückliche kleine Wesen. Sie erhalten Speisen, die sie nicht vertragen und zur unrechten Zeit, werden von den Erwachsenen bald verhätschelt, bald bei Seite gestossen, und beweisen durch ihr eingeschüchtertes oder vorlautes Wesen, dass sie nicht an ihrem Platze sind.

2. Entzündliche Erkrankungen der Athmungsorgane, des Herzens und des Unterleibes wollen oft nicht zu vollständiger Heilung führen, sondern verzögern die Reconvalescenz von Woche zu Woche, bis die Patienten sich dem ausgedehnten Luftgenuss hingeben können, worauf der Appetit sich wieder kräftiger entwickelt, die Ausscheidungen regelmässig vor sich gehen, das Körpergewicht steigt und das Vollgefühl der Gesundheit sich wieder einstellt. Fälle von Entzündungen der Luftröhren, der Lungen,

des Rippenfells, des Herzbeutels oder Bauchfells, eine Erkrankung am Typhus und Aehnliches, falls deren Reconvalescenz in den Herbst fällt, erfordern viel Rücksicht auf den heranrückenden Winter, der den Luftgenuss abschneidet. Durch Versetzung an einen klimatischen Winterkurort bessern sich die Aussichten auf eine vollständige Wiederherstellung. Hier wird durch ein mässig trockenes, anregendes Klima wie das von Meran, Cannes, Nizza die vollständige Heilung herbeigeführt.

3. Von allen Kranken haben die mit chronischen Lungenübeln Behafteten am meisten unter dem Einfluss ungünstiger Witterungsverhältnisse zu leiden. Katarrhe, welche bereits in der sichtlichsten Besserung sich befanden, recidiviren beim Eintritt kalter Winde, und Lungenentzündungen, welche still zu stehen schienen, machen dabei neue Fortschritte. Zwischen dem Wunsch dem Patienten den Genuss der frischen Luft zu gestatten und seine Ernährung zu heben, und der Furcht vor dem nachtheiligen Eindruck der winterlichen Temperatur befindet sich häufig der Arzt in der peinlichsten Lage. Die hohe Procentzahl der Opfer, welche die Schwindsucht unter den Stubensitzern von Profession, den Schneidern, Schuhmachern, Näherinnen, unter den Insassen der Fabriken und Gefängnisse fordert, weist unwiderleglich auf den schlimmsten Feind der Kranken hin. Und selbst wo alle objectiven Zeichen der bereits weit vorgeschrittenen Krankheit vorhanden sind, erleben wir es öfters, dass ein Kranker, den sein Beruf fast den ganzen Tag im Freien beschäftigt, sich wohlbefindet und erst dann schnell zu Grunde geht, wenn er anfängt, der

Zimmerluft anheimzufallen. Ja auch im Grossen hat man dieselbe Beobachtung gemacht. Aus gesunden Nomadenvölkern, welche im Laufe der Zeit zu einer ruhigeren Lebensweise und zum Aufenthalt in geschlossenen Wohnungen übergingen, sind Schwächlinge geworden, unter denen die Lungenphthise sich zahlreiche Opfer fordert. Dennoch würde es eine Thorheit sein, dieselbe Abhärtung allen Kranken zuzumuthen und die Verwöhnten mit niederen Temperaturgraden zu überraschen. Für Kranke mit akuten Entzündungen der Respirationsorgane, für solche, welche anhaltend fiebern, welche bättlägerig sind, welche bereits so geschwächt sind, dass auch zu Hause jede Muskelbewegung ihnen schlecht bekommt, die also absolut nicht spazieren gehen können, für alle Diese ist auch von einer forcirten Ortsveränderung nichts mehr zu erwarten, um so weniger als sie alle sonstigen Erleichterungsmittel ihres Zustandes in der Fremde nie in dem Masse vorfinden, wie es im Schosse der Familie der Fall ist. Hält man aber unter Berücksichtigung dieser Gegenanzeigen sich von der Nützlichkeit des Klimawechsels in einem Falle für überzeugt, dann wird die weitere Frage die sein, ob bei dem vorhandenen Reizzustand der Lunge ein sedatives schonendes oder ein tonisirendes reizendes Verfahren mehr am Platze sei. Man wird hierbei besser thun die besonderen Erfahrungen der einzelnen Kurorte zu Rathe zu ziehen als sich mit der Entscheidung, dass dieser Ort feucht, jener trocken sei, zu begnügen. Katarrhe und Entzündungen des Kehlkopfes verlangen eine möglichst reine, warme und reizlose Luft. Für sie passen im Winter in der Regel weder die Höhenkurorte noch die trockneren von Kalkstaub nicht freien Plätze der Riviera wie die Strandgegend von Nizza und Mentone, sondern vielmehr Orte wie Pau, Venedig, Pisa, Ajaccio, Madeira. Handelt es sich mehr darum reichliche Absonderung der Larynxschleimhaut zu beschränken, so ist u. a. Sanremo am Platze. Chronische Bronchialkatarrhe haben eine grosse Auswahl unter den Winterkurorten. Hier kommen bei trockenem Husten und sparsamen Secret Arco, Montreux, Venedig, Pau, Pisa, Ajaccio, Palermo etc., bei reichlicher Absonderung Gries, Meran, Mentone etc. in Frage. Emphysem und Asthma verlangen eine reine, mässig feuchte und dichte Luft. Also keine Höhenkurorte sondern die Ufer der Alpenseen wie Pallanza, Gardone R., Lugano, Montreux, oder der Meeresstrand wie Sanremo, Pegli, Nervi, ferner Pisa; oder endlich das Inselklima wie in Ajaccio, Palermo, Madeira. Bei Lungenblutungen hatte man früher verschiedene Bedenken gegen die Benutzung der Höhenkurorte. Die Erfahrungen der dortigen Aerzte rechtfertigen diese Befürchtung nicht. Blutungen kommen auf der Höhe selten vor.

Im Allgemeinen wird bei chronischer Pneumonie und Lungenphthise die Constitution, der Kräftezustand, der bisherige Verlauf mehr als die objectiven Zeichen der lokalen Ausbreitung für die Verordnung eines klimatischen Winterkurorts massgebend sein. Je weniger ein Kranker erblich belastet ist, je mehr Lebenskraft er besitzt, je geringer das Fieber ist, je chronischer der bisherige Verlauf sich gestaltete, um so günstiger seine Aussichten. Nachdem der Beweis von der Ansteckungs-Fähigkeit der Tuberkulose erbracht war, musste sich sofort die Frage erheben, welche Nachtheile für den Einzelnen aus dem engen Zusammenleben mit Tuberkulösen entstehen könne? Es ergab sich, dass die Tuberkelpilze nur im zerstäubten Zustande eine Gefahr bedingen, und dass, sobald geeignete Vorkehrungen mit Strenge durchgeführt werden, der Verkehr der Kranken miteinander gänzlich gefahrlos ist. Dagegen wird der Arzt die Frage zu entscheiden haben, ob es für diesen oder jenen Kranken zweckmässiger ist, eines der deutschen Sanatorien für Lungenkranke aufzusuchen oder sich nach einem Höhenkurort der Schweiz oder nach dem Süden zu begeben. Die Heilanstalten für Lungenkranke haben so gute Resultate aufzuweisen, dass sie unser volles Vertrauen verdienen. Kranke, von deren Charakter nicht zu erwarten steht, dass sie sich den Vorschriften einer rationellen Behandlung widerspruchslos unterwerfen, die zu Excessen aller Art neigen, auf die also ein gewisser Zwang ausgeübt werden muss, sind in den Sanatorien stets am besten aufgehoben. Das planlose Umherirren im Süden und der Leichtsinn der Patienten, die sich für geborgen hielten, sobald sie nur die Alpen im Rücken hatten, hat manchem unersetzlichen Schaden gebracht. Auch dort ist die feste Hand des Arztes die sicherste Bürgschaft eines guten Erfolges.

4. Herzkranke (Klappenfehler, Fettherz) können im Allgemeinen höhere Wärmegrade, wie sie der Süden mit sich bringt, schlecht vertragen. In den Tropen sind Herzleiden eine sehr häufige Erscheinung. Die frühere

Ansicht, wonach man bei Erkrankung des Herzens jede Anstrengung desselben ängstlich vermied, ist durch die Oertel'schen Untersuchungen erfolgreich bekämpft worden. Die Erhöhung der Triebkraft des Herzmuskels, welche Oertel anstrebte, suchte er durch zweckmässige Ernährung (Vermeidung von Flüssigkeitsaufnahme) und durch planmässiges Steigen an geeigneten Orten (Terrainkurorte) zu erreichen. Es ist selbstverständlich, dass dieser Kurplan durch Trockenheit der Luft bestens unterstützt wird. Meran und Gries sind hierfür sehr zweckmässig, während das gleichfalls von Oertel empfohlene Abbazia wegen zu hoher Luftfeuchtigkeit für Herzkranke weniger geeignet ist. Alpine Höhen, wie Davos, sind für Herzkranke jedenfalls nur mit allergrösster Vorsicht in Betracht zu ziehen.

5. Unterleibskranke mit Verdauungsstörungen und Stauungen im Venensystem sollten häufiger als es bis jetzt geschieht vom Höhenklima Gebrauch machen. Wo deutliche Anlage zur Apoplexie vorhanden ist, haben Leute mit Unterleibsvollblütigkeit die Höhe zu meiden und thun besser Meran, die oberitalischen Seen, Pegli, Rapallo, und ähnliche Kurorte, wo die Möglichkeit reichlicher Bewegung gegeben ist, aufzusuchen. Bei chronischer Hartleibigkeit leisten im Allgemeinen die feuchten Kurorte (Montreux, Pisa, Venedig), bei Reizung zu Diarrhöen die trocknen (Meran, Riviera) gute Dienste.

6. Nierenentzündungen mit chronischem Verlauf bedingen stets ein warmes trocknes Klima, also Cannes, Nizza, Mentone, San Remo, Malaga, Cairo.

7. Hautkrankheiten wie das chronische Eczem zeigen an trockenen Orten (Meran, Riviera di Ponente) die Neigung zur Heilung, während sie an feuchten sich leicht verschlimmern.

8. An chronischem Rheumatismus Leidende können bei gehöriger Vorsicht an den trockenwarmen Kurorten der Riviera di Ponente (San Remo, Mentone) mit Vortheil überwintern.

9. Die Gicht wird im Allgemeinen von wärmeren Klimaten günstig beeinflusst. Indessen ist wohl zu beachten, dass, wo grosse Neigung zu Hartleibigkeit besteht, diese an den trockenen Orten sich steigert, und dass es seine Schwierigkeiten hat in einem weinreichen Gebiet die Kranken zu derjenigen strengen Diät zu bewegen, welche dieses Leiden bedingungslos erfordert. An Orten, wo es an gutem Trinkwasser fehlt, müssen Gichtische sich mit natürlichen (Vichy etc.) oder künstlichen Mineralwässern versehen.

10. Gehirnkranke mit den Symptomen von Geistesstörung (bei denen Ruhe und Schonung des erkrankten Organs stets erste Bedingung ist) auf Reisen zu schicken, ist in der Regel ein grober Missgriff. Eine Ausnahme machen Hypochondrie und Hysterie sowie leichtere Grade von Melancholie, welche aus deprimirenden Gemüthseindrücken sich entwickelt haben. Hier wirkt der Süden mit dem Reichthum neuer Vorstellungen, wie sie besonders der Golf von Neapel oder Corfu uns bieten, oft sehr wohlthuend.

11. Nervenkranke, deren Zustand in Folge von Ueberreizung, als Rückbleibsel der Reconvalescenz, oder

aus geistiger Ueberanstrengung und Erschöpfung sich entwickelte, finden häufig im Süden eine behagliche Existenz und können dort eine Besserung ihres Zustandes erreichen. Hier verdient der Grad des vorhandenen Reizzustandes besondere Rücksicht. Schlaflose sollen sich niemals in der Nähe der Meeresküste ansiedeln, wo schon der Gesunde oft genug Einbusse an seiner Nachtruhe erleidet. Neuralgien aller Art befinden sich an windgeschützten trockenwarmen Orten entschieden besser wie im nordischen Winter. Die bewegte Luft der Meeresküste z. B. an der Riviera bewirkt indessen mit ziemlicher Sicherheit in der ersten Zeit eine Steigerung der Schmerzen.

12. Diabetiker befinden sich bei mässiger Bewegung in frischer Luft gut, aber anstrengende Reisen sind ihnen zu verbieten, sobald Erscheinungen von Herzschwäche sich zeigten, weil bei Diabetikern, die über ihre Kräfte angestrengt werden, die Gefahr eines Coma diabeticum droht. Bei gutem Kräftezustand kann der Aufenthalt an der Riviera von Nutzen sein, wo das Klima weniger Nahrungszufuhr erfordert, und sich eine Fleischdiät mit geringer Belästigung des Magens durchführen lässt. Dem verlockenden Genuss der Südfrüchte müssen die Kranken natürlich entsagen.

2. Winke und Rathschläge für Winterkurgäste.

Für jeden Kranken ist es unbedingt nothwendig, dass er, ehe er eine Luftkur unternimmt, sich ärztlich genau untersuchen lässt. Neben dem Ergebniss der objectiven Exploration wird die psychische Eigenthümlichkeit des Individuums bei der Wahl des einzelnen Kurorts entscheidend sein. Wenn es fest steht, dass deprimirende Gemüthsbewegungen die Ernährung beeinträchtigen, den Athmungsprocess herabsetzen und nicht selten bei längerer Dauer den Ausgangspunct für chronisches Siechthum abgeben, so verdient der Eindruck, den die neuen Verhältnisse muthmasslich auf das Gemüth des Einzelnen hervorbringen würden, die sorgsamste Erwägung. In dieser Beziehung kommen die lokalen und socialen Differenzen zwischen den einzelnen Kurorten zu ihrer vollen Geltung. Stille und Einsamkeit, für den Einen erwünscht, sind ermüdend und geisttödtend für den Andern. Das grossstädtische Leben mit der Möglichkeit den ausgebildeten Geschmack und den raffinirten Genuss zu befriedigen entbehrt der Eine ebenso ungern wie der Andere das wonnige Behagen, welches die saftigen Farben der wintergrünen Gewächse, das reine Blau des Himmels und die pittoresken Formen der Meeresküste in ihm hervorrufen. Und welcher Unterschied hierin beispielsweise zwischen Davos, Venedig, Rom, Palermo!

Die Reise nach den am meisten frequentirten Winterstationen hat heutzutage keine Schwierigkeiten. Die uns zunächst gelegenen Vorplätze in Tirol und in der Schweiz sind in $1^1/_2$ bis 3, höchstens 4 Tagen, die des südlichen Frankreichs und Oberitaliens in weiteren 2 Tagen von allen Punkten Deutschlands aus zu erreichen. Wer das Nachtreisen irgend vertragen kann, sollte die wesentlichen Vortheile, die es bietet, sich nicht entgehen lassen. Nicht nur dass man in dreimal kürzerer Zeit das ersehnte Ziel erreicht, weil die Schnellzüge die Nacht benutzen, auch die nervöse Erregung ist bei langgedehnten Tagfahrten eine grössere. Nur möge man nicht vergessen, sich mit Mundvorrath zu versehen, da man sonst auf den meisten Eilzügen bei längerer Fahrt leicht Hunger und Durst leidet. Kranke, die auf die nächtliche Ruhe im Bett nicht verzichten dürfen und wollen, müssen auf ihrer Route sich die bestgeeigneten Nachtquartiere aufsuchen, oder können, wenn sie direct an das Mittelmeer gehen, durch Frankreich reisend von den Schlaf-Coupés Gebrauch machen, die dort bei den Schnellzügen eingeführt sind.

Für Kranke, die den Winter auf Corsica, Sicilien oder Corfu verweilen wollen, ist die S e e r e i s e kaum von Bedeutung. Für Aegypten, Madeira oder Teneriffa kommt aber ein längerer Aufenthalt auf dem Meere in Betracht. Brustkranke erfahren bei der Seefahrt öfters eine vorübergehende Steigerung des Fiebers, dagegen hat man den Eintritt von Lungenblutungen nicht danach beobachtet. Ob aber die Seefahrt für den Einzelnen heilsam sein wird oder nicht, ist schwer vorauszusagen, weil hierbei, abgesehen von der Wirkung der Seekrankheit, manche von vornherein nicht zu berechnende Dinge in Frage kommen. Am Strande oder auf der Insel hat der Kranke es besser in der Hand sich eine behagliche Existenz zu bereiten und durch längeres oder kürzeres Verweilen am Strande die etwa zu intensive Wirkung des Seeklimas nach Belieben abzuschwächen. Dass nicht unter allen Verhältnissen das Seeklima einen Schutz gegen die Phthise gewährt, beweist die ungünstige Statistik mancher Seestädte, wie Nizza und Genua, während sich andererseits viele Plätze an der Nordseeküste z. B. Ostende einer grossen Seltenheit der Krankheit erfreuen.

Ein Uebel, dem fast jeder, der über das Meer geht, mehr oder weniger verfällt, ist die Seekrankheit. Ein specifisches Mittel gegen dieses zwar ungefährliche aber lästige Leiden hat man immer noch nicht ausfindig gemacht, obgleich man mit dem ganzen Arzneischatz, neuerdings auch mit dem Chloralhydrat und Amylnitrit dagegen zu Felde zog. Manchmal bringen vor Antritt einer Nachtreise einige Dosen Bromkali den ersehnten Schlaf, ohne dass das Uebel sich bemerklich macht. Gewisse diätetische Massregeln erleichtern das Uebel und kürzen es ab. Man soll nicht mit leerem Magen das Schiff betreten, aber noch weniger fette oder blähende Speisen, besonders keine Fische, sondern eine einfache leicht verdauliche Kost zu sich nehmen. Ebenso ist es mit dem Getränk. Ein Schluck Cognac, ein Glas Rothwein ist dienlich, Spirituosen in reichlichem Maasse genossen rufen das Uebel hervor oder verschlimmern es. Man soll ohne viel daran zu denken und ohne besondere Kunststücke (wie das Betrachten des Horizonts) zur Abwehr der Krankheit vorzunehmen, sich gemüthlich auf dem Deck bewegen, und sobald die Krankheit sich ankündigt, sich möglichst nahe dem Mittelpunkt des Schiffs ruhig auf den Rücken legen. Gegen zu heftiges Erbrechen dient eine Messerspitze Brausepulver trocken auf die Zunge genommen und mit einem Schluck kalten Wassers heruntergespült, gegen die leicht sich einstellenden Obstructionen Pillen aus Extr. Rhei compos. Beim Nachlass der Krankheit sei man noch 24 Stunden mit der Diät vorsichtig und halte sich zunächst an pikante und magenstärkende Dinge. Da bei ruhiger See der grössere Theil der Reisenden verschont bleibt, so verdient neben der Zufälligkeit von Wind und Wetter die Jahreszeit, in welcher man reist, Berücksichtigung. Die Gegend der Aequinoctien, also die 2. Hälfte des März und des September, sodann der eigentliche Winter von Mitte November bis Mitte Februar sind die Zeiten, in denen man am meisten auf Sturm gefasst sein muss. Hat Jemand die Seekrankheit überstanden, so tritt sehr gewöhnlich ein Gefühl erhöhten Wohlbefindens ein, wobei unter Steigerung des Appetits die Kräfte wachsen. Dieser Zustand kann einen Patienten leicht dazu bestimmen, sich auf eine längere Seereise einzulassen. Allein schon nach etwa 6 Wochen gewöhnt sich der Kranke an den tonisirenden Einfluss des Seeklimas, und es tritt nun ein Stillstand, ja sogar ein Rückgang der gewonnenen Stärkung ein. Eine Seereise über dieses Zeitmass hinaus auszudehnen, ist daher im Allgemeinen nicht räthlich.

Bei der Kürze und Bequemlichkeit des heutigen Reisens bringen die Alpenpässe keine Gefahr der Verzögerung mehr mit sich und keine Nachtheile für die Gesundheit, und so ist der Anfang des October im Allgemeinen der beste Termin, um in die Winterquartiere einzurücken. Auch in südlichen Gegenden tritt der Winter mit sehr verschiedener Härte auf, und der Winterkurgast ist deshalb auch hier zum guten Theil von Glück und Zufall abhängig. Die Einwohner sind an allen klimatischen Kurorten klug genug, sobald das Thermometer sehr niedrig steht, mit aller Bestimmtheit zu behaupten, so etwas sei seit Menschengedenken noch nicht dagewesen. Wo die Temperaturbeobachtungen bereits eine längere Reihe von Jahren umfassen, besitzen wir darüber bessere Aufschlüsse und wissen zuverlässig, dass unerwartete Kälte auch dort nichts Seltenes ist. Schon Mancher, der einen anhaltenden Sommer zu finden hoffte, wurde bitter enttäuscht. Nur ein milderer und kürzerer Winter, an den wärmsten Plätzen ein ziemlich gleichmässiger Frühling ist es, worauf wir zu rechnen haben. Es ist daher nothwendig, dass der Patient sich mit warmer Kleidung, wie man sie für ganz Italien und selbst für Malaga, Algier und Aegypten braucht, wohl zu versehen hat, um so mehr als die Differenzen zwischen der Temperatur in der Sonne und der im Schatten meist bedeutend sind. Auch bringen die Tageszeiten, und bei längerem Aufenthalt die Monate Schwankungen mit sich, die man nur durch mehr oder weniger warme Bekleidung ausgleichen kann. Die Bewohner südlicher Länder geben aus diesem Grunde wollenen Stoffen den Vorzug. Für sehr Viele ist das Tragen von Flanell auf blossem Leibe der sicherste Schutz gegen Erkältungen. Unterjacken von verschiedener Stärke, von dünnen seidenen bis zu dichten wollenen sind unentbehrlich, während Tücher, Plaids, leichte Mäntel oder Ueberzieher, die man bequem über den Arm hängen kann, beim Betreten kühlerer Plätze, oder wenn man beim Spazierengehen Halt machen will, vor Erkältung schützen. Das Schuhwerk muss mindestens doppelte Sohlen haben und kann überhaupt nicht stark und dauerhaft genug gearbeitet sein. In Montreux, Meran, Gries thaut die Sonne bei Tage die Nachts gefrorenen Stellen auf, und man muss häufig auf kothigen Wegen spazieren gehen, in Mentone und an anderen Orten der Riviera sind die Fusswege mit spitzen Steinen besäet, so dass das Gehen auf dünnen Sohlen bald schmerzhaft ist. Zum Schutze gegen kalte Fussböden, wie man sie häufig im Süden trifft, dienen am einfachsten ein Paar weite Filzüberschuhe, allenfalls auch zum Einlegen bestimmte Kork- oder Filzsohlen. Auch ein Schaffell oder ein mit Pelz gefütterter Fussack ist unter Umständen sehr angenehm. Sonnenschirme von hellem Stoff, für beide Geschlechter erforderlich, sind an allen Winterkurorten in der einfachsten wie in der elegantesten Form zu haben. Ein Thermometer wird jedem Patienten angenehm, oft nothwendig sein, ein kleiner Compass, wie man ihn an der Uhr trägt, ist zur genauen Feststellung der Himmelsrichtung sehr erwünscht. Die meisten Gegenstände seines Bedarfs kann der Patient besser und für die Hälfte des Preises zu Hause kaufen, und er thut deshalb gut sich mit allem Nöthigen möglichst vollständig schon vor der Reise zu versehen. Auffallend theuer und unvollkommen sind im Süden alle optischen und physikalischen Instrumente.

Die Wahl der Wohnung erfordert eine besondere Aufmerksamkeit. Man sollte immer zuerst in einem Hôtel absteigen, sich dann selbst umsehen, und ehe man sich entschliesst, den Rath des Arztes hören. Wo Wohnungen für die ganze Saison gemiethet werden, ist das Gelingen der Kur oft hauptsächlich von einer richtigen Wahl der Wohnung abhängig. An den meisten südlichen Winterstationen, so in ganz Italien, ist es absolut nothwendig nur auf schriftlichen Contract seine Wohnung zu miethen und sich in demselben nach jeder Richtung sicher zu stellen. Wer der Sprache nicht ganz mächtig ist, bedarf hierzu eines zuverlässigen Rathgebers. Ausser der vollen Lage nach Süden für Wohn- und Schlafzimmer, gut schliessenden Fenstern, dem Schutz vor Winden kommen noch manche Verhältnisse in Betracht, in welche der Fremde nicht genügend eingeweiht ist. Neu erbaute Häuser sind am besten ganz zu verwerfen. Dem schlechten Verschluss von Thüren und Fenstern muss sofort durch Verkleben, Verstopfen oder in irgend welcher andern Weise abgeholfen werden. Die steinernen Fussböden, die an den südlicheren Orten fast allgemein sind, haben heftige Angriffe erfahren. Sie verdienen sie nicht, wenn sie, wie man es jetzt meistens trifft, mit einer Lage Stroh und darüber mit Teppichen belegt sind. Ohne ein heizbares Zimmer kann an den meisten der geschilderten Kurorte der Kranke auch während eines milden Winters nicht existiren. Wo man Oefen findet, sind diese natürlich vorzuziehen, sonst muss man sich an einem guten Kamine genügen lassen. Sehr wohl thut der Kurgast, wenn er, ehe er fest miethet, den Ofen oder Kamin zur Probe heizen lässt und sich so von der Heizkraft desselben, und ob er nicht etwa raucht, vorher überzeugt. Dabei wird er gleichzeitig über die Trockenheit des Zimmers, dessen Wände im gegentheiligen Falle beschlagen, sich Gewissheit verschaffen. Häufig genug trifft man gerade deutsche Patienten, welche die Heizung des Zimmers übertreiben und mehr Stubenluft schlucken als nöthig ist. Nachts bei offenen Fenstern zu schlafen, ist für viele Patienten gut verträglich, während andere höchstens im Nebenzimmer das Fenster offen lassen dürfen, wenn sie nicht andern Tags einen Rheumatismus davon tragen wollen. In Malaria-Gegenden verbietet sich das nächtliche Oeffnen der Fenster durchaus. Die Speisezimmer in den Gasthöfen vereinigen häufig in engen Räumen während ihrer langathmigen Diners eine dichtgedrängte Menschenmenge. Die Temperatur, die Trockenheit und die Verunreinigung der Luft erreichen dann gegen das Ende der Mahlzeit (bisweilen noch durch Gasbeleuchtung begünstigt) eine gesundheitswidrige Höhe. Es liegt im dringenden Interesse der Mittagsgäste den Wirth auf diese Uebelstände aufmerksam zu machen und energisch Abhülfe zu verlangen.

Die Betten lassen oft sehr viel zu wünschen übrig. Statt des gewohnten Federbetts muss der Kurgast sich meist mit 2—4 Wolldecken behelfen. Wer gegen Nachtkühle empfindlich ist, thut daher jedenfalls am besten ein dünnes Federbett mitzunehmen. Lediglich durch zu leichte Bedeckung während des Schlafs entstehen auch ohne alle sonstigen Diätfehler nicht selten Durchfälle. Zur Aufbesserung schlechter Lagerstätten dienen zwei Gegenstände, welche man ohne besondere Beschwerung des Reisegepäcks mit sich führen kann: ein Rosshaar- oder Federkissen und eine hirschlederne Decke, letztere neben dem persischen Pyrethrum-Pulver, ein guter Schutz gegen manche Insecten. Gegen die im Herbst und Frühjahr im Süden bemerkbaren Moscitos sind die Bettvorhänge (Moustiquaires), so sehr man dagegen auch eifert, nicht zu entbehren. Sie müssen aber, wenn sie unschädlich sein sollen, aus ganz dünnem Tüll bestehen und nicht etwa bloss den Kopf sondern das ganze Bett umkleiden. Der beste Schutz gegen diese schlimmen Peiniger besteht aber darin, dass man nie vergesse Abends, ehe man im Zimmer Licht anmacht, die Fenster zu schliessen.

Um ruhige Nachbarschaft kümmere man sich bei Zeiten und binde sich nicht eher für lange Zeit, als bis man in dieser Beziehung gesichert ist. Die Frage, ob und wo im Hause Klavier gespielt wird, ist bei dem mehr und mehr wachsenden Unfug, der mit diesem Instrument getrieben wird, nicht bedeutungslos. Nächtliche Unruhe durch Pfeiffen, Schreien, Musiciren ist durch ganz Italien eine wahre Landplage. Wer abseits der lebhaften Strassen sein Quartier nimmt, hat immerhin weniger darunter zu leiden.

Das Pensionswesen fängt an sich überall weiter auszudehnen und an Solidität zu gewinnen; es bietet dem Alleinstehenden entschiedene Vortheile. Leider sind diese Pensionen oft noch zu sehr dem ärztlichen Einfluss entzogen und daher dem Krankenbedürfniss noch zu wenig entsprechend. Der eigentliche Krankentag (journée médicale), die Zeit, während welcher die Patienten ihre Promenaden zu machen haben, beginnt um 9, 10 oder 11 Uhr und dauert bis 3 oder 4 Uhr. Zu welcher Stunde man auch zu Hause seine Mahlzeiten einzunehmen gewohnt war, an einem klimatischen Kurort sollten sie stets so geregelt sein, dass die dem Luftgenuss gewidmeten Stunden auch nicht um eine Viertelstunde dadurch verkürzt würden. Ein Frühstück um 10 oder 11 Uhr, die Hauptmahlzeit um 6 Uhr würde überall das Zweckentsprechendste sein, und der Kurgast sollte mit Entschiedenheit auf die Einhaltung dieser Stunden bestehen und der Willkür der Gastwirthe ein Ende machen. Dass der Kurgast, soviel an ihm ist, den Krankentag gehörig ausnutze, sollte sich von selbst verstehen, da hierauf ja wesentlich der Erfolg der Kur beruht. Leider wird hiergegen sehr gewöhnlich gefehlt, indem nur die wärmsten Mittagstunden, wo man im Freien sitzen kann, zur Luftkur benutzt, die Morgenstunden aber, welche Bewegung im Freien sehr wohl gestatten würden, im Zimmer verbracht werden.

Die Wahl der Nahrungsmittel und die Bereitung der Speisen steht bis zu einem gewissen Grade in einem unleugbaren Zusammenhang mit den klimatischen und endemischen Verhältnissen, woraus also folgt, dass es naturgemäss ist, sich im Allgemeinen der Mode des Landes anzubequemen. Im Süden wird der Nordländer leicht dazu verleitet mancherlei Nahrungs- und Genussmittel (wie Austern, Seefische, Früchte, Gefrorenes) in grösserer Menge zu geniessen als ihm dienlich ist. Man beherzige wohl, dass im wärmeren Klima die Verdauung und der Stoffumsatz langsamer von Statten geht als in der nordischen Heimath, und dass deshalb zur Erhaltung des Körpers nicht die gleichen Mengen stickstoffhaltiger Nahrung erforderlich sind. Man gehe also seinem Appetit von Anfang an vorsichtiger nach, und man wird bald finden, dass derselbe den klimatischen Verhältnissen gemäss sich verringert. Man vermeide auch, wenn es irgend geht, das Verlegen der Hauptmahlzeit auf eine zu späte Abendstunde. Noch ist daran zu erinnern, dass manche Moden, wie z. B. das abendliche Theetrinken und andere Verstösse gegen die Hygiene, sich hier und da durch die Engländer eingebürgert haben, dass aber Niemand, der es mit seiner Gesundheit gut meint, dies nachmachen wird, und dass schliesslich die endgültige Entscheidung über die zweckmässigste Lebensweise dem Urtheil des Arztes unterbreitet werden muss.

Der Arzt ist die Seele des Kurortes. Sein Talent, seine Energie, sein Interesse am Kranken drückt dem Orte erst den Stempel seines Werthes auf. Ohne diese Stütze wird der von der Natur bevorzugteste Aufenthalt dem Kranken selten Segen bringen, während wir auch in weniger begünstigter Lage unter der thatkräftigen Leitung eines Arztes sichtliche Fortschritte zur Genesung beobachten können. Der fremde Kurgast wird natürlich am liebsten sein Vertrauen einem Landsmann schenken, und so ist es ein wesentlicher Vorzug der italienischen Kurorte, dass dort die Regierung die fremden Aerzte frei schalten und walten lässt, und dass wir sicher sind dort überall auch guten ärztlichen Beistand zu finden. Frankreich verlangt von vornherein vom ausländischen Arzt, der seinem Landsmann in der Fremde helfen will, das inländische Staatsexamen, und noch schlimmer ist es in der Schweiz, wo vom deutschen Arzt, der dort prakticiren will, sogar die einheimische Maturitäts-Prüfung gefordert wird. Den bedeutenden Aufschwung, den einige Winterstationen genommen, verdanken sie grossentheils guten Aerzten, welche zum Theil ihrer eigenen Gesundheit wegen dort ihr dauerndes Domicil nahmen. Unter ärztlicher Leitung stehende Pensionen sind jetzt häufiger aber immer noch nicht in gewünschtem Umfange vorhanden; und doch wären sie das beste Mittel die Kranken vor Missgriffen zu bewahren und gute Erfolge zu erzielen. Aber auch hier giebt es eine Grenze, und die kolossalen Hôtels, in welchen eine Unzahl Fremder zusammengepfercht werden, sind als Winteraufenthalt für Kranke, selbst unter ärztlicher Leitung nicht ohne Bedenken. Eine vom Hausarzt verfasste Krankengeschichte möge aus begreiflichen Gründen Niemand bei der Abreise vergessen. Apotheken giebt es zwar in Frankreich wie in Italien eine grosse Menge, aber die Medikamente sind trotz und vielleicht wegen der freien Concurrenz durchweg theurer und weniger gut als bei uns. Die Preise sind dort ebenso wenig fest wie in den Kaufläden, und eine Garantie für die Güte der Waaren existirt nicht. Während der Nacht sind im Süden die meisten Apotheken geschlossen. Wer den Nutzen gewisser Medikamente in bestimmter Dosis bereits an sich erprobt hat, wird nicht übel thun, eine kleine Reise-Apotheke mit sich zu führen, in welcher die nothwendigsten Dinge (Natr. bicarb., Rheum, Aether, Tinct. Opii, Chinin) enthalten sind.

Ein Kranker, und insbesondere der Deutsche, wird sich, mag er noch so gut einquartiert, verpflegt und ärztlich berathen sein, leicht wie ein aus der Heimath Verbannter vorkommen, wenn er nicht geistige Anregungen und Anknüpfungen findet, welche ihn für die Beziehungen, die er aufgeben und abbrechen musste, entschädigen. Er trifft zwar jetzt überall Landsleute, mit denen das Band des gleichen Schicksals ihn gesellig verbindet, aber er wird immer das Bestreben haben, seine freiwillige Entfernung von der Heimath sich auch nutzbringend zu machen, und seinen geistigen Gesichtskreis zu erweitern. Nun ist im Süden die Natur in ihren von unserem Winter so abweichenden Formen allein schon genügend für längere Zeit unsere Aufmerksamkeit zu fesseln. Die Flora gewinnt auch für den, der bisher auch nicht die geringste Vorliebe für Botanik hatte, bald ein so vorwiegendes Interesse, dass es Mancher bedauert, sich nicht schon früher eingehender mit diesem Zweige der Naturwissenschaft beschäftigt zu haben. Auch geognostische und zoologische Eigenthümlichkeiten springen bei den Streifzügen schärfer ins Auge, meteorologische und klimatische Beobachtungen machen Manchem Vergnügen, und so bietet sich reichliche Gelegenheit naturwissenschaftliche Kenntnisse zu begründen und zu erweitern.

Wer irgend Lust hat sich in den neueren Sprachen zu üben, findet in dem Umgang mit Franzosen, Engländern und Italienern hierfür die beste Gelegenheit, und es liegt für Jeden ein bedeutender Vortheil darin, schon möglichst viele Vorkenntnisse für die Conversation mitzubringen. Unter den Künsten leisten die herrlichen Contouren der südlichen Gebirge, die Farben von Himmel und Meer der Malerei den grössten Vorschub, und die Zahl der Dilettanten, welche ihre Skizzenmappe füllen, ist in den Winterstationen nicht gering. Mit der Lectüre ist es, was die wissenschaftliche oder schönwissenschaftliche Literatur betrifft, durchgängig noch schlecht bestellt, und es ist daher dem deutschen Kurgast wohl zu rathen sich einige gute Bücher von Hause mitzunehmen.

Manche Kranke verlieren gegen das Frühjahr hin die Geduld und vereiteln durch eine zu frühe Abreise den Erfolg ihres Aufenthaltes. Wann und wohin ein Patient zurückreisen, ob er im nächsten Jahr den Winteraufenthalt wiederholen soll, sind Fragen von der grössten Wichtigkeit und sollten ohne die sorgfältigste Prüfung und ohne den Beirath des Arztes nie entschieden werden. Nächstdem empfiehlt es sich vor der Abreise sich über die heimischen Witterungsverhältnisse aus den Zeitungen zu orientiren, um nöthigenfalls eine anderweitige Zwischenstation zu wählen.

So viel im Allgemeinen. Auf das verschiedene Verhalten, welches die klimatischen Differenzen der einzelnen Kurorte erheischen, ist in der folgenden Beschreibung derselben im Einzelnen Rücksicht genommen.

I. Deutsche Heilanstalten für Lungenkranke mit Winterkur.

Die von Brehmer ins Leben gerufene Heilanstalt für Lungenkranke in Görbersdorf dehnte sehr bald die Kurzeit über das ganze Jahr aus, indem sie Einrichtungen traf, mittelst welcher die Pfleglinge dort dem deutschen Winter trotzen konnten. Andere Aerzte folgten seinem Beispiel, und jetzt haben wir bereits zwischen einer ganzen Reihe ähnlicher Anstalten die Auswahl. Es mussten Orte gewählt werden, wie sie im deutschen Mittelgebirge nicht selten sind, wo eine vom grossstädtischen Verkehr genügend entfernte, mässige Höhe reine Luft, Berg oder Wald aber guten Windschutz garantirten. Die inneren Einrichtungen mussten so getroffen werden, dass auch in der kältesten Jahreszeit die Kranken ungestraft möglichst lange dem Luftgenuss sich hingeben konnten. Dazu dienen gleichmässig erwärmte, gut ventilirte Wohn- und Schlafräume und offene Liegehallen, in denen die Patienten, wohl eingehüllt, der Ruhe pflegen können. Zu diesem Zweck hat der Patient einen Fusssack und warme Decken, selbst Pelze mitzubringen. Gut windgeschütze Plätze in der Nähe der Anstalt ermöglichen auch bei niederer Temperatur den Aufenthalt im Freien. Von besonderem Werth ist die zu jeder Stunde erreichbare Gegenwart des Arztes, der jedem Diätfehler zu begegnen weiss oder ihn sofort unschädlich macht und den Ernährungszustand, die Hautpflege und alle körperlichen Functionen des Kranken sorgfältig überwacht. Die klimatischen Differenzen spielen bis auf den mehr oder weniger vorhandenen Windschutz bei diesen Sanatorien nur eine untergeordnete Rolle, eine um so grössere Beachtung verdienen die inneren Einrichtungen, die man allmählich immer zweckmässiger und behaglicher zu gestalten sich bemüht hat.

Görbersdorf, schlesisches Dorf mit 930 Einw., 550 m, welches nahe der böhmischen Grenze, im Waldenburger Berglande, einer das Riesengebirge mit dem Eulengebirge verbindenden Abzweigung der Sudeten gelegen ist. Das weithin sich ausdehnende Hochthal ist von Bergzügen eingefasst, die sich bis 800 und 900 m Höhe erheben. Diese Berge und nächstdem ausgedehnte Waldungen gewähren Schutz gegen allzu heftige besonders östliche Winde und bieten eine reiche Auswahl an Promenaden.

Für die von Breslau oder Oesterreich Kommenden ist die nächste Ebst. Friedland (Lin. Breslau-Halbstadt-Braunau), welches nur 6 km (Post 3 mal tägl. in $^3/_4$ St.) von G. entfernt ist; Reisende, welche von Berlin, Dresden oder Görlitz kommen, fahren bis Ebst. Dittersbach, welches noch 12 km von G. entfernt ist (Einsp. 4—6, Zweisp. 7—9 M.). — Unterkunft in 3 Anstalten: 1. Brehmer'sche Anstalt, Arzt Dr. Achtermann, Z. 6—30, Heizung und Beleucht. 7.50, Pens. incl. Honorar 38 M. wöch.; 2. Römpler'sche Anst., Arzt Dr. Römpler, Z. 7—25, Heizung 4, ärztl. Honor. 5—10 M. wöch.; 3. Gräfl. Pückler'sche Anst., 10 Min. vom Dorf, Arzt Dr. Weicker, Z. und Pens. 26—38, Bedien. $1^1/_2$, ärztl. Honor. 3—4 M. wöch.

Reiboldsgrün ist ein auf der Höhe des sächsischen Erzgebirges, 692 m, in voller Waldeinsamkeit gelegenes, zur Kuranstalt eingerichtetes Landgut. Gegen Norden, Osten und Westen zu steigt das Terrain an, der eigentliche Windschutz wird aber durch die weithin fast nach allen Richtungen sich ausdehnenden Nadelholz-Waldungen gebildet. Nur nach Süden zu tritt der Wald etwas zurück, sonst umgiebt er in nächster Nähe die Gebäude, aus welchen die Kuranstalt sich zusammensetzt.

Von Ebst. Rautenkranz (Lin. Chemnitz-Aue-Adorf) $4^1/_2$, von Ebst. Auerbach i. V. (Lin. Zwickau-Oelsnitz und Herlasgrün-Falkenstein) 6—7 km. Bestellter Anstaltswagen von beiden Stat. 10 M. Arzt Dr. Felix Wolff; Eintrittsgeld 10, vollständ. Pens. mit Z. und ärztl. Behandl. 36.40 M. wöch.

Altenbrak am Harz, braunschweigisches Dorf und Hüttenwerk mit 400 Einw., 310 m, in einem nach Süden geöffneten, mit Tannenwaldung besetzten Kessel des Bodethals. Die Anstalt ist nur für eine beschränkte Zahl von Patienten berechnet.

Von den Ebstn. Thale und Blankenburg je $1^1/_2$ Fahrst. Arzt Dr. Pintschovius. Eintrittsgeld 10, Pens. mit Z. $4^1/_2$—5, Bedien. 1, ärztl. Honor. 5 M. wöch.

St. Andreasberg, preussische Bergstadt mit 4000 Einw., 580—630 m, in einem allseitig von hohen Bergen umschlossenen Thalkessel. Der Wald befindet sich grösstentheils in 15 bis 30 Min. Entfernung. Als Sommerfrische viel besucht, nimmt der Ort auch während des Winters (mittl. Temp. —1,05° C.) Reconvalescenten, Blutarme und Brustschwache theils in Privathäusern, theils unter directer Obhut der Aerzte auf. Der kräftigende Einfluss der Bergluft giebt sich in dem auffallend günstigen Gesundheitszustand der Einheimischen zu erkennen. Inmitten der Kuranlagen befindet sich eine für die verschiedensten Badeformen eingerichtete Anstalt.

Von Ebst. Scharzfeld (Lin. Ottbergen-Nordhausen) führt eine Zweigb. in 1 St. nach St. A. Vom Bahnhof noch 8 km zur Stadt, Omn. in $^1/_2$ St. Sanatorien des Dr. Ladendorf (33 bis 37 M. wöch.) und des Stabsarzt a. D. Dr. Jacubasch, 16 Z. (Pens. $4^1/_2$—5 M. tägl.). In den Gasthöfen vollst. Pens. $4^1/_2$ bis 5 M. Kurtaxe 6 M.

Hohenhonnef liegt, 236 m, oberhalb des am rechten Rheinufer befindlichen Städtchens Honnef (4600 Einw.), steht wie dieses gegen Norden unter dem Schutz des Siebengebirges und erfreut sich deshalb eines sehr milden Frühlings- und Herbstklimas. Die grosse etwa für 120 Kurgäste berechnete Anstalt ist äusserst zweckentsprechend und mit grossem Comfort erbaut worden. Sie besitzt centrale Warmwasserheizung, sehr ausgiebige Ventilation, Personenaufzug und schöne, geräumige Hallen zur Liegekur.

Von Ebst. Honnef (rechtsrhein. Bahn) 20 Min., von Ebst. Königswinter 45 Min. Fahrzeit. Von Ebst. Rolandseck (linksrhein. B.) mit Fähre und Wagen. Dirig. Arzt Dr. Ernst Meissen; Pens. incl. Kur 8, Z. von 2 M. tägl. an.

Falkenstein liegt, 435 m, am südlichen Abhang des Taunus, mit der Front nach Südosten, im Rücken halbkreisförmig von bewaldeten Bergzügen umschlossen, über welche der Altkönig (798 m) emporragt. Die Waldung in der Nähe besteht grossentheils aus Eichen und Buchen. Die Anstalt mit etwa 100 Betten besteht aus einem Hauptbau und 2 Nebengebäuden. Sie hat in Hallen und Pavillons eine reiche Auswahl von Liegesesseln und wird theils durch heisse Luft, theils durch Heisswasser, theils durch Oefen erwärmt. Die psychische Erziehung des Phthisikers wird als Hauptaufgabe der ärztlichen Kunst angesehen und gleichzeitig sein körperliches Befinden in jeder Beziehung genauestens überwacht und gefördert.

Von Frankfurt a./M. Eb. in 40 Min. nach Kronberg, von wo man im Wagen in 1/2 St. die Anstalt erreicht. Von Ebst. Soden nach Falkenstein 1 St. Dirig. Arzt Geh. Rath Dr. Dettweiler; Z. 1—2, Pens. und Kur 8 M. tägl.

Schömberg, württembergisches Schwarzwalddorf, 650 m, auf einem Gebirgsrücken zwischen Enz- und Nagoldthal in einer Einsenkung gelegen. Ausgiebige Waldungen, aus Laub- und Nadelholz bestehend, befinden sich in der Nähe. Zu dem älteren Anstaltsgebäude trat ein Neubau mit Veranden und geräumiger Liegehalle, und mit Centraldampfheizung.

Von Stuttgart in 2 1/2 St. nach Ebst. Liebenzell oder von Pforzheim in 3/4 St. nach Ebst. Calmbach. Von beiden Ebstn. im Wagen noch 1 1/2 St. zur Anstalt. Arzt Dr. Baudach; Pens. mit Z. und Kur 5—8 M. tägl., Bedien. 1 1/2 M. wöch. Im alten Hause für Minderbemittelte volle Pens. 3 M. tägl.

Nordrach, badisches Schwarzwalddorf, am südlichen Abhange des Moosgebirges, 450 m, aus zerstreuten Häusern und Höfen bestehend, umgeben von etwa 900 m hohen, mit Tannenwaldung bekleideten Bergzügen. Die dort nach den Grundsätzen der Brehmer-Dettweiler'schen Schule errichtete Anstalt besteht vorläufig aus 2 Häusern, die mit Dampfheizung und elektrischem Licht versehen sind.

Von Ebst. Biberach-Zell (Lin. Offenburg-Singen) 3 St. Anstaltswagen auf Bestellung. Arzt Dr. Otto Walther; Pens. für Z., Kost und Kur 8—12 M. tägl.

St. Blasien, Marktflecken im badischen Schwarzwald mit 1200 Einw., 772 m, in dem gegen Südosten geöffneten, seitlich von über 300 m hohen Bergzügen geschützten Albthal. An den dicht bewaldeten Thalwänden zieht sich ein weitmaschiges Netz wohlgepflegter Spazierwege hin, die mit ihren Ruheplätzen und Pavillons dem Ganzen das Aussehen eines herrlichen Waldparkes verleihen. Der Schutz gegen Nord- und Ostwinde, die reichliche Besonnung des breiten Thals und behagliche Wohnungseinrichtungen haben dem längst als Sommerkurort berühmten Platz auch als Winterstation Geltung verschafft.

Von Ebst. Titisee (Lin. Freiburg-Neustadt) zweimal tägl. Post über Schluchsee in 4$^1/_2$ St., von Ebst. Waldshut (Lin. Basel-Constanz einmal tägl. Post in 4$^1/_2$ St., von Ebst. Albbruck derselben Linie zweimal tägl. Post in 3$^3/_4$ St. — Zwei Anstalten: 1. Kurhaus des Dr. Haufe mit 70 Betten, grosser Terrasse, Wandelbahn und Liegehalle; Z. 2—4, Pens. 5 M. tägl., ärztl. Behandl. 30 M. monatl. — 2. Hotel und Kurhaus St. Blasien mit vortreffl. Einrichtung. Arzt Dr. Determann; Pens. mit Z. 5$^1/_2$—7$^1/_2$ M. tägl., Kurtaxe 1 M. wöch.

II. Höhenkurorte der Schweiz.

Jede einigermassen beträchtliche Erhebung über den Meeresspiegel bedingt Abnahme der Wärme und einen höheren Grad von Reinheit der Atmosphäre. Es sind das diejenigen Eigenschaften der Bergluft, die uns veranlassen im Sommer die Höhen aufzusuchen. Wer im Winter zur Höhe emporstrebt, bezweckt ebenfalls von der Reinheit der Luft zu profitiren, aber er will noch einen andern Factor der Höhenluft auf sich wirken lassen, das ist die verdünnte Luft. Entspricht am Meeresstrand der Luftdruck einem Barometerstand von 760 mm, so beträgt derselbe bei 1500 m Seehöhe nur 630 mm, und dieser stark verminderte Luftdruck und die damit verbundene Luftverdünnung sind es, die das Befinden des Menschen deutlich beeinflussen. Wir werden durch Abnahme des Sauerstoffs zu tieferen Athemzügen veranlasst, Herz und Lungen füllen sich reichlich mit Blut, der Puls wird kräftiger, die dem Athmungsprocess dienenden Muskeln arbeiten energischer, und so wird allmählich eine Erweiterung des Brustkorbes herbeigeführt. Damit müssen wir die Thatsache in Verbindung bringen, dass die Bewohner des Hochgebirges sich eines gewissen Schutzes gegen Lungenschwindsucht erfreuen, dass die Krankheit dort seltener vorkommt als im Tiefland, obwohl man bei diesem Vergleich auch dem Unterschied zwischen einer ackerbauenden und einer gewerbtreibenden und deshalb meist auf Stubenluft angewiesenen Bevölkerung Rechnung zu tragen hat.

Die meisten Höhen im Alpengebiet haben im Winter zuviel unter den Wechselfällen der Witterung zu leiden, um als Krankenasyle gelten zu können. Hierzu ist erforderlich, dass der Ort sich auf guten Windschutz berufen könne, dass er möglichst nebelfrei sei und dass er eine gewisse Beständigkeit der Schneedecke besitze. Diese Vorbedingungen sind so schwer zu erfüllen, dass Davos fast drei Decennien hindurch der einzige alpine Höhenkurort blieb, so sehr es auch durch einen Aufschwung ohnegleichen die Concurrenz herausforderte. In klimatischer Beziehung konnte zwar das obere Engadin als gleichwerthig gelten, und der windgeschützteste Punkt desselben, St. Moritz-Dorf, hat sich schon lange auf Wintergäste eingerichtet. An anderen Stellen ist das Innthal Davos gegenüber windreich, und seine Abgelegenheit von der Welt mag mit dazu beigetragen haben, dass sich das deutsche Publikum niemals in grösserer Menge dort niederliess.

Als berechtigter und keineswegs zu verachtender Nebenbuhler von Davos ist seit ziemlich 18 Jahren Arosa in die Schranken getreten.

Endlich stossen wir noch auf halber Höhe auf Les Avants, ein Punkt, der zugleich als Uebergangsstation nach dem Süden unser Interesse verdient und endlich auf Leysin, welches ganz neuerdings in die Reihe der Höhenkurorte eingetreten ist.

Davos ist ein Hochalpenthal, dessen den Kurzwecken dienender Abschnitt von zwei Häusercomplexen, nämlich Davos-Dorf, 1562 m, und Davos am Platz, 1556 m, gebildet wird. Das Thal hat die Richtung von Nordost nach Südwest, wird von beiden Seiten von 1000 bis 1200 m über der Sohle sich erhebenden Bergrücken eingefasst und von einem Flüsschen, dem Davoser Landwasser, in seiner ganzen Länge bewässert. Dasselbe entspringt aus dem kleinen Davoser See und sein Lauf ist mit grossem Kostenaufwand sorgfältig corrigirt worden. Die Thalsohle wird von Wiesenland gebildet, das sich an die Abhänge der nordwestlichen Bergzüge ziemlich hoch hinauf erstreckt, bis dahin, wo der Wuchs des Nadelholzes anfängt. Alle Häuser sind im Rücken durch eine nur von unbedeutenden Tobeln durchbrochenen Bergwand geschützt und wenden ihre Front möglichst der Sonnenseite zu. Die gegenüberliegende südöstliche Thalwand ist nicht in gleicher Weise geschlossen, sondern wird von einigen Thaleinschnitten unterbrochen, aus welchen Bäche dem Landwasser zueilen. Der erste, durch den die Poststrasse nach Süss im Engadin führt, ist das Flülathal, durch den zweiten breiten und tieferen Thaleinschnitt, das Dischmathal, geht ein Fussweg über den Scalettapass nach Capella im Oberengadin. Das anmuthige Sertigethal endlich öffnet sich bereits unterhalb Davos Platz.

Das Jahresmittel der Temperatur für Davos ist 2.53° C., das Minimum —24.7°, das Maximum 25.2°, das Wintermittel —5.86° C. Durchschnittlich ist die Temperatur des Winters also 5° niedriger als die der norddeutschen Ebene.

Eine Luftkur würde im Winter in Davos fast unmöglich sein, wenn nicht der gute Windschutz und die intensive Kraft der Sonnenstrahlen dem Ort zur Hilfe käme. Letztere ermöglicht es, dass die Kranken trotz sehr niederer Schattentemperatur Stunden lang im Freien sich aufhalten können. Ein sehr zweckmässiges Unterstützungsmittel der Freiluftkur sind die nach der Südseite geöffneten Hallen.

Das Thal gewährt dem Nordost Zutritt, dem sich noch der in derselben Richtung strömende untere Thalwind zugesellt. Von Süden her dringt zeitweise der Föhn in das Thal. Der Nordost bringt meist gutes Wetter und ist ohne Nachtheil für die Kranken, während der Föhn bedeckten Himmel, Regen oder Schnee ankündigt, kleine Schneeschmelzen zu Stande bringt, das nervose Befinden der Kranken beeinflusst, selbst Neigung zu Blutungen veranlasst. Der Thalwind richtet sich nach dem Grade der Luftwärme. Je früher die Sonne aufgeht, desto eher erhebt er sich, im Sommer schon um 9, im October um 11, im Winter sogar erst um 1 Uhr. In der kältesten Zeit ist er oft gar nicht zu spüren, und diese daher die windstillste und beste. Von den Seitenthälern giebt nur das Dischmathal bisweilen zu einem Compensationswind Veranlassung, der dann Davos-Dorf trifft, während Davos-Platz durch einen vorspringenden Berg, das Jacobshorn, gegen diesen Wind geschützt ist. Der sehr verminderte Luftdruck, der einen der bedeutsamsten Factoren des Davoser Klimas bildet, wird durch einen mittleren Barometerstand von 630 mm bekundet, d. h. also ein Minus von 130 mm gegenüber dem Meeresstrand.

Das Mittel der Luftfeuchtigkeit erscheint mit 80 % recht hoch, aber es setzt sich aus sehr weit von einander liegenden Werthen zusammen, so zwar, dass die Luft früh und abends hochgradig feucht, um die Mittagszeit dagegen sehr trocken zu sein pflegt. Der Davoser Winter zeigt im Allgemeinen ein freundliches Gesicht, doch treten zwischen den sonnenhellen Tagen auch solche mit bedecktem Himmel auf, die sich zwar nicht zum Sitzen eignen, aber windstill genug sind, um wenigstens leichteren Patienten das Gehen im Freien zu gestatten, und die dabei den Vorzug haben, dass die grellen Temperaturunterschiede zwischen Besonnung und Schatten sich nicht bemerkbar machen.

Um so gründlicher vor Uebergang in den Winter das Einschneien des Kurortes erfolgt, um so gleichmässiger und ungestörter die Schneedecke bis zur Frühlingsschmelze anhält, um so günstiger die Saison für die Kranken. Ein guter Winter zeigt deshalb anhaltende Kälte bei starkem aber nicht häufig wiederkehrenden Schneefall, wenig heftige Winde und viele heitere Tage, ein schlechter dagegen häufiges Thauwetter, öfteren Schneefall und zahlreiche trübe Tage. Man hat berechnet, dass man in der Zeit vom October bis Ende Februar auf 70 Tage zählen kann, an denen Kranke 1—4 Stunden lang im Freien sitzen, 40, an denen sie in frischer Luft sich ergehen können und 40 weitere, an denen sie das Zimmer hüten müssen. In der Regel erst im April beginnt die grosse Schneeschmelze, eine Zeit, zu welcher früher die Kurgäste meist den Ort zu verlassen pflegten. Die Nachtheile der mit der Schmelze verbundenen starken Durchfeuchtung des Erdbodens sind zum grössten

Theil durch die vorgenommene Kanalisirung und die Correctur des Landwassers gehoben worden, und da März und April durch ihre starke Witterungsschwankung für Brustkranke allerorts unangenehme Monate sind, so ist für solche, deren Kur noch nicht beendet ist, der weitere Verbleib in Davos trotz der Schneeschmelze bei guter Behandlung und Pflege wohl zu überlegen.

Es giebt Fälle, wo Lungenkranke, die in Davos eintreffen, sehr bald bemerken, dass sie die verdünnte Luft überhaupt nicht vertragen und die deshalb den Ort wieder verlassen müssen. Andere fühlen sich nur in der ersten Zeit angegriffen, akklimatisiren sich aber bei ruhigem Verhalten bald und machen dann auch sichtliche Fortschritte. Wieder andere erholen sich anfangs auffallend schnell, accommodiren sich aber später so vollständig an die dünne Luft, dass weitere günstige Resultate ausbleiben.

Die erste wohlthätige Wirkung der verdünnten Luft auf den Ankömmling pflegt sich in Steigerung der Esslust, verbesserter Ernährung und Zunahme des Körpergewichts bemerklich zu machen. Man findet deshalb in Davos eine grössere Anzahl gut genährter Individuen, deren vortreffliches Aussehen die Schwere ihres organischen Leidens keineswegs erkennen lässt. Kranke, die an reichlichem Auswurf litten, bemerken an schönen kalten Wintertagen eine überraschende Verminderung desselben, ein Symptom, das freilich bei anderem Wetter wieder verschwindet. Schlecht genährte, heruntergekommene, wärmebedürftige Patienten sind der eingreifenden Wirkung des Davoser Klimas nicht mehr gewachsen, während Schwindsüchtige mit normaler Verdauung und gutem Kräftezustand trotz umfangreicher Gewebsstörungen noch eine gute Kur machen. Man sieht sie sonnenverbrannt, rothbäckig und wohlgenährt in die Heimath zurückkehren. Was für den Süden als Vorbedingung einer guten Kur verlangt wird: fehlende erbliche Anlage, ein gewisser Fond von Lebenskraft, ein langsamer fast fieberloser Verlauf, das gilt für Davos in höhtem Masse. Wo anhaltendes oder stetig wiederkehrendes Fieber, reizbare Schwäche (Erethismus) oder ein bereits sehr gesunkener Kräftezustand, wo Complicationen des Lungenübels mit Herz-, Nieren- oder Darmleiden die Entfernung vom Hause und den Besuch eines Luftkurortes überhaupt zweifelhaft erscheinen lassen, da ist an Davos am allerwenigsten zu denken. Wo dagegen ein stark tonisirendes Verfahren angebracht erscheint, wo die Widerstandsfähigkeit des Organismus noch beträchtlich ist, da verspricht die dünne mächtig anregende Luft von Davos bessere Erfolge als wärmere Kurorte mit hohem Barometerstand. Im Einzelnen lassen sich folgende Heilanzeigen aufstellen:

1. Der kräftigende Einfluss des Davoser Klimas ist ein vorzügliches Vorbeugungsmittel für solche jugendliche Personen, die durch erbliche Anlage, durch schwächlichen Körperbau und durch Zeichen mangelhafter Blutbereitung (Scrophulosis, Rhachitis, Chlorosis) Gefahr laufen, in späteren Jahren ein Opfer der Lungenschwindsucht zu werden. Für sie ist das sehr geringe Vorkommen von Phthise unter den Eingeborenen von guter Bedeutung, und die Aussichten auf Kräftigung und Umbildung ihrer

Constitution gestalten sich bei ihnen um so günstiger je länger sie am Kurort verweilen können. Es war eine sehr zweckmässige Idee, in Davos Erziehungsinstitute ins Leben zu rufen. So können nun jugendliche Subjecte von zweifelhafter Körperconstitution und verdächtigem Aussehen dort Jahre lang sich aufhalten und ihre Gesundheit befestigen, ohne Einbusse an ihrer geistigen Entwicklung zu erleiden.

2. Einige Vorsicht erfordert die Verordnung des Davoser Winteraufenthalts bei Personen, die bereits akute Entzündungen der Lunge und Pleura davon getragen haben. Wir haben gesehen, dass das Davoser Hochthal trotz seiner niederen Temperatur vermöge der durch stärkere Sonnenstrahlung erzeugten Wärme und vermöge seiner relativen Windstille auch im Winter einen ziemlich regelmässigen Luftgenuss gestattet, und wir wissen, dass die dünne Luft ganz besonders geeignet ist einen lebhafteren Kreislauf in den Lungen zu erzeugen, den Stoffwechsel anzuregen und die Ernährung zu verbessern. Wir werden deshalb in dem dortigen Klima eines der kräftigsten Mittel begrüssen, die Rückbleibsel der Lungen- und Rippenfellentzündungen aufzulösen und damit die schlimmen Folgen zu verhüten, zu welchen eingedickte Ausschwitzungen im Bereich der Athmungsorgane so häufig Veranlassung geben. Dass die Kranken unter ärztlicher Obhut stehen und ihnen günstige sociale Bedingungen geboten werden, schützt sie einigermassen davor, dass sie nicht frische Lungenentzündungen acquiriren, wovon die ortsangesessene ärmere Bevölkerung unter den bestehenden ungünstigen Verhältnissen so leicht ergriffen wird. Solche Patienten,

die leicht zu Erkältungen disponiren, viel an Rheumatismen leiden, bei jedem Wechsel der Witterung Schnupfen oder Katarrh davon tragen und gegen Luftströmungen sehr empfindlich sind, werden sich in ihrem ganzen Verhalten genau an die Vorschriften des Arztes zu halten haben, wenn sie nicht ein Recidiv erleiden wollen. Für derartige leicht anfällige Personen ist schon der meist gegen 1 Uhr Nachmittags als Nordost sich erhebende Thalwind bedenklich.

3. Dass frische katarrhalische Affectionen der Athmungsorgane nicht in ein kaltes Klima und speciell nicht nach Davos passen, ist leicht ersichtlich. Aber auch wo im Gefolge bereits abgelaufener Entzündungen die Schleimhäute sich noch in einem hochgradig gereizten Zustand befinden, bei ausgesprochenen Katarrhen des Kehlkopfs und der Luftröhren überwiegt die Gefahr der lokalen Schädlichkeit den Nutzen, den man sich von dem Klima für das Allgemeinbefinden versprechen könnte. In vielen Fällen von chronischem Lungenkatarrh wird sich demnach dem Arzt die Frage aufwerfen, ob nicht der verlängerte Krankentag in einer weniger intensiv wirkenden Luft (wie an der Riviera etc.) einen besseren Erfolg garantire. Biermer suchte in dieser Beziehung den Unterschied zwischen dem Höhenklima und dem südlichen Klima so zu präcisiren: „Der Süden heilt die Katarrhe, das Höhenklima bessert die Constitution.“ Dieser Ausspruch enthält viel Wahres, ist aber nur so zu verstehen, dass der Süden ein vortreffliches Mittel ist, chronische Katarrhe, besonders solche mit reichlichem Auswurf, zur Heilung zu bringen,

dass aber deshalb durchaus nicht ausgeschlossen ist, dass durch die Luftkur auch dort die Constitution gebessert werde, freilich nicht in so energischer Weise wie im günstigen Falle in Davos. Und umgekehrt schwinden in Davos manche Katarrhe, selbst solche des Kehlkopfs, mit Besserung des Allgemeinzustandes. Sind grössere Partien der Lunge katarrhalisch afficirt, so dass Kurzathmigkeit vorhanden ist, oder haben sich bereits Bronchiektasien und ausgedehntes Emphysem ausgebildet, so verbietet sich die Kur in Davos.

4. Die chronische Entzündung der Lungenspitzen, welche sich als Katarrh oder Verdichtung zu erkennen giebt, gewährt, im richtigen Moment und mit der nöthigen Ausdauer unternommen, häufig in Davos die glänzendsten Kurresultate. Die dankbarsten Fälle sind solche, wo ein Stillstand eingetreten ist, wo die Kranken fieberlos sind oder nur abendliche Temperatursteigerungen leichteren Grades aufweisen, und wo, wie schon bemerkt, ein guter Kräftezustand vorhanden ist. Solche Krankheitspausen können in Davos zu vorzüglichen Kuren benutzt werden. Eine der wichtigsten Fragen ist die, ob Kranke, welche zu Lungenblutungen disponiren oder schon an solchen gelitten haben, das Höhenklima benutzen können. Nach den Erfahrungen, die von Luftschiffern gemacht wurden und nach dem, was wir von Orten mit 3000 m Erhebung, wie Leadville in Colorado wissen, wo nach Schlagintweit Blutspucken schwächliche Personen zum Verlassen des Ortes zwingt, war man wohl berechtigt, Neigung zu Lungenblutungen als Gegenanzeige gegen Davos anzusehen. Dem ist indessen von

Davoser Aerzten sehr entschieden widersprochen worden, indem sie erklärten, dass nach ihren Erfahrungen auch vorausgegangene Blutungen keine Gefahr mit sich brächten, und dass selbst eine so nahe liegende Vorsichtsmassregel wie das schrittweise, durch Zwischenstationen unterbrochene Versetzen des Flachländers auf die Höhe, dabei überflüssig erscheine.

5. Von Bronchialasthma ohne begleitendes Emphysem werden Fälle berichtet, wo das Davoser Klima einen auffallend günstigen Erfolg hatte.

Davos ist so ausschliesslich eine Station für Lungenkranke geworden, dass andere Kranke, für welche das Höhenklima sonst passend wäre (Reconvalescenten, durch geistige Ueberbürdung Abgespannte etc.) sich kaum dort wohl fühlen dürften. Die ärztliche Behandlung stützt sich auf das von Brehmer, Dettweiler und Anderen aufgestellte Heilverfahren: Reichliche gemischte Kost, gute Milch und Butter, Veltliner Wein, Hautpflege durch Abreibungen und Bäder, Ruhe bis nach eingetretener Akklimatisation, dann vorsichtige methodische Bewegung im Freien.

Man hat gegen Davos zwei Vorwürfe erhoben: Die mit allzugrosser Ausdehnung des fast städtischen Kurortes und der Menge der Feuerstellen zusammenhängende Rauchbelästigung und der übertriebene Hang zu geselligen Vergnügungen, der Sport, dem dort gefröhnt werde. Der erste Vorwurf ist nicht ganz abzulehnen, besonders seitdem die früherhin ausschliessliche Holzfeuerung ihr Ende erreichte, wenn auch die Luft immerhin nicht so unbeweglich ist, um es an Abhülfe fehlen zu lassen. Der zweite lässt sich mit dem Bestreben, eine so zahlreiche von allem sonstigen Verkehr abgeschnittene Gesellschaft bei guter Laune zu erhalten und zu verhindern, dass sie nicht den frischen Lebensmuth verliere, genügend entschuldigen. Dem Zuviel zu steuern muss den Aerzten überlassen bleiben.

Von Ebst. Landquart (Lin. Rorschach-Chur) Schmalspurbahn in 3 bis 3¾ St. bis Davos-Dorf, in ca. 10 Min. von hier nach Davos-Platz. — Davos-Platz besitzt ein nach deutschem Muster eingerichtetes Sanatorium (Dr. Turban, 70 Z., vollst. Pens. von 12 fr. tägl. an), in welchem die Kranken sich unter steter ärztl. Obhut befinden. Nächstdem giebt es dort eine bedeutende Zahl hauptsächlich von Deutschen besuchter Hotels und Pensionen, so die Kuranstalt Holsboer (180 Z.), Rhätia (70 Z.), Schweizerhof (50 Z.), Strela (54 Z.), Post (30 Z.), Eisenlohr (25 Z.), Bergadler (15 Z.), ein Diaconissenhaus für Schwerkranke und eine ganze Reihe kleinerer Pensionen von 5—20 Betten. Einige darunter, wie Rhätia, Buol, Schweizerhof, Strela, Bergadler haben zweckmässig eingerichtete Liegehallen. In Davos-Dorf haben wir den Seehof (80 Z. mit Liegehalle) und Pens. Mühlhof (40 Z.). Preise im allgemeinen durchschnittlich 5—16 fr. tägl. — Von Bedeutung sind ferner die 2 dort bestehenden Schulsanatorien, das eine für Knaben (Director Dr. Mühlhäuser, Arzt Dr. Peters, Jahrespension 2500 bis 3000, später 2200—2500 fr.), das zweite für Mädchen (Leiterinnen Frl. A. und B. Dickes, Arzt Dr. Pradella, Jahrespens. 2400—3000 fr.). — Aerzte in Davos-Platz: Beeli, Buol, Heusser, Huggard (Engländer), Peters, Pradella, Schibler, A. Spengler, C. Spengler, L. Spengler, Turban (nur consultat.), Walz; in Davos-Dorf: Volland.

St. Moritz-Dorf, 1856 m, ist der windstillste Platz im Oberengadin. Die klimatischen Verhältnisse stehen denen von Davos sehr nahe. Die Trockenheit der Luft tritt noch deutlicher hervor. Ueber 5 Monate lang deckt eine meist beständige Schneedecke den Boden. Am kürzesten Tage geht die Besonnung auf 5 Stunden (10—3 Uhr) zurück. Als Akklimatisations-Beschwerden hat man bei Ankömmlingen Schlaflosigkeit, asthmatische Beklommenheit und Eingenommenheit des Kopfes beobachtet. Der kräftig anregende Einfluss des Klimas auf den Stoffwechsel verspricht gute Erfolge bei Leuten, die am Sumpffieber litten, bei Erschöpften und Reconvalescenten (Typhus, Diphtheritis etc.), die sich lieber nach dem Engadin wenden als nach einer so ausschliesslich von Phthisikern besuchten Station wie Davos. Das zur Winterkur mit Centralheizung versehene Hotel beherbergt hauptsächlich Engländer und Amerikaner.

Von Davos über Süss ca. 10 St., von Chur 13, von Chiavenna (Lin. Colico-Chiavenna) 8½, von Ebst. Landeck (Arlbergbahn) 18 St. Postfahrt. — Hotel Engadiner Kulm, Z. 1—7, Pens. 10½ fr.; Arzt Dr. Berry.

Arosa, Dorf in Graubünden, in dem von Nordost nach Südwest streichenden, allseitig von hohen Bergen eingefassten Hochthale des Plessur, 1800 bis 1850 m, also über 200 m höher gelegen wie Davos, hat sich schnell zu einem Höhenkurort ersten Ranges entwickelt. Die mittlere Temp. des Winters ist wie in Davos —5.3° C., der Barometerstand 610 mm. Bezüglich der Winde hat man zwischen dem von West nach Ost streichenden unteren oder Thalwind (der nur selten durch grosse Heftigkeit unangenehm wird, und gegen den überdies Bergvorsprünge Schutz gewähren) und dem oberen Wind zu unterscheiden. Dieser belästigt das Thal nur dann in höherem Grade, wenn er wie das nicht häufig der Fall ist als starker Föhn oder als sturmartiger Ostwind sich erhebt. Die relative Feuchtigkeit wird mit 65 %, also um 10—20 % niedriger angegeben wie in Davos. Nebel in Form tieflagernder Schneewolken kommen im Winter 4—5 mal vor, sind aber übrigens so selten wie in Davos. Die Einschneiung erfolgt im November, und die Schneeschmelze tritt in der Regel erst Ende April oder Anfang Mai ein. Die Zahl der Niederschläge ist höher wie die von Davos, die Zahl der heiteren Tage scheint an beiden Orten dieselbe zu sein. Die Besonnung dauert im Hochwinter durchschnittlich eine halbe bis ganze Stunde länger wie in Davos. Als Nebenbuhler von Davos beruft sich Arosa auf die geringere Rauchbelästigung in Folge der Kleinheit des Orts und der Dislokation der Feuerstellen, und auf das ruhigere Leben, also die fehlende Gelegenheit zu Excessen aller Art, während Davos wieder zu seinem Gunsten geltend macht, dass es in Arosa wegen der Abschüssigkeit des Terrains an ebenen Spazierwegen mangele, so dass nur Kranke, die gut steigen könnten, die Freiluftkur gehörig betreiben könnten.

Für beide Orte gelten dieselben Heilanzeigen: schwächliche Constitution, aus welcher sich Phthisis zu entwickeln droht, Reconvalescenz nach Entzündungen der Athmungsorgane, beginnende Schwindsucht, desgleichen ausgebildete mit Stillstand oder sehr chronischem Verlauf, endlich nervöses Asthma. Und fast noch ängstlicher wie vor Davos hat man vor diesem Alpenkurort abzurathen bei zweifelhafter Beschaffenheit der Arterien älterer Personen, bei ausgedehntem Emphysem, bei ausgesprochener Neigung zu Rheumatismen, bei stürmisch auftretender Schwindsucht, bei Complication von Lungenleiden mit Darm- oder Nierenkrankheit und bei grosser Erregbarkeit des Nervensystems.

Von Ebst. Chur Post über Langwies in 6 St. bis Arosa. Wagen für 2 Pers. 30, für 3 Pers. 40, für 4 P. 50 fr. bei Fuhrhalter Mallepell in Chur. Unterkunft in folg. Hotelpensionen mit Winterbetrieb: Seehof, Belvedere, Rhätia, Germania, Post, Victoria, Zürrer, Dr. Herwig, Kurhaus Arosa, Sanator. Arosa (Dr. Jacobi), Bellevue. (Durchschnittl. überall Z. 1—3, Pens. 4—5½ fr.) — Erziehungsanst. für Knaben bei Dr. Janssen in Villa Frisia. Aerzte: Dr. Dr. Fischer, Schneider, Jacobi; Kurzeit: Das ganze Jahr.

Les Avants, Bergdorf oberhalb Montreux, 985 m, auf einer kleinen gegen Ost, Nord und Nordwest durch hohe Berge vollständig geschützten sonnigen Hochebene. Die mittlere Wintertemperatur ist —2.24°. Montreux gegenüber ist die Luft wesentlich trockener. Seenebel dringen im Winter nicht hinauf, während das Frühjahr nicht gänzlich davor gesichert ist. Der vortreffliche Windschutz des wie in einer Nische eingebetteten Ortes, die reiche Besonnung, die ziemlich trockene anregende Luft und sehr behagliche Unterkunfts-Verhältnisse machen Les Avants für Reconvalescenten, Blutarme, an chronischen Katarrhen Leidende und Nervenschwache zu längerem Aufenthalt wohl geeignet. Für die Uebersiedlung nach dem Süden dient es als geeignete Zwischenstation.

Von Ebst. Montreux Post in 1¾ St. (Einsp. 12, Zweisp. 18 fr.) — Hotel des Avants, Pens. 6—10 fr. Aerzte in Montreux.

Leysin, Dörfchen im Kanton Waadt, 1264 m, auf sonniger Höhe gelegen, wurde schon seit einer Reihe von Jahren als Sommeraufenthalt benutzt und hat vor kurzem ein noch höher gelegenes Sanatorium für Brustkranke, 1450 m, nach deutschem Vorbilde erhalten, an welches sich in benachbarten Häusern einige kleinere Pensionen anschliessen. Gegen Osten und Süden freiliegend und deshalb lange besonnt ist diese Hochebene gegen Nord und West durch Berghäupter geschützt. Ganz in der Nähe befindet sich der Wald, der von Fusswegen durchzogen wird. Die meteorologischen Beobachtungen, die täglich um 7, 1 und 4 (!) Uhr gemacht werden, sind noch zu lückenhaft, um ein sicheres Resultat zu ergeben. Die Luftfeuchtigkeit soll sehr gering sein, die Schneedecke 5—6 Monate andauern. Die Anstalt ist mit Niederdruck-Dampfheizung, Liegehallen und Bädern versehen und besitzt eigenes Quellwasser und Kanalisation.

Von Ebst. Aigle (Lin. Lausanne-St. Maurice) 3 Fahrst. Unterkunft: Sanatorium mit 110 Z., Pens. 8—15 fr., Arzt Dr. Burnier; Hot. du Mont Blanc, Pens. de l'Espérance, Pens. Cullaz. Arzt Dr. Morel.

III. Winterkurorte am Südabhang und südlichen Fuss der Alpen.

Meteorolog. Tabelle.	See-höhe	Mittl. Temp. nach C.			Jährliche Relat. Feuchtigkeit	Niederschläge v. 1. Oct. bis 30. April	
		Herbst	Winter	Frühling		Regentage	Schneetage
Gries	275	11.7	1.5	12.9	70	41	13
Meran	324	12.2	1.8	12.2	68	22	7
Arco	93	12.6	4.0	12.6	71	41	4
Gardone R.	69	12.5	4.1	12.5	78	62	3
Lugano	275	12.1	2.5	11.5	76	47	4
Locarno	204	11.8	3.2	11.8	—	—	—
Pallanza	193	13.1	3.9	12.4	70	55	2
Montreux	372	10.6	2.4	10.3	77	55	14

Ueberschreiten wir den Hauptkamm der Centralalpen, so stossen wir jenseits desselben auf Orte, die sich unter dem directen Windschutz des mächtigen Gebirgsstockes befinden. Bis gegen die Südspitze der oberitalischen Seen reicht dieser Windschatten, dann senkt sich der Sturm aus Norden und fegt unbehindert über die Lombardische Ebene.

In einer Höhenlage von 70 bis fast 400 m sich dicht an das Gebirge anschmiegend, besitzen diese vor dem Nordwind geschützte Orte die wichtigsten Eigenschaften des subalpinen Klimas: eine reine und frische Luft, wie sie ihnen aus den Thälern oder über die Flächen der Binnenseen zuströmt. Diese, der mehr oder weniger vollkommene Windschutz und eine nur sehr mässige Wärmesteigerung unterscheiden sie vom cisalpinischen Gebiet. Kann man diesseits der Alpen die mittlere Temperatur der 3 Wintermonate (Dec., Jan., Febr.) mit ungefähr $+0.5^0$ C. bezeichnen, dort erhöht sie sich bis auf 2—4°. Das sind, wie leicht ersichtlich, keine Wärmeverhältnisse, bei welchen man die Winterkleidung entbehren könnte, denn sie entsprechen im Allgemeinen denjenigen unseres Märzmonats. Wer in einem dieser Kurorte ein südliches Klima zu finden hofft, wird bitter enttäuscht. Wegen ihrer relativ niederen Wärmegrade hat man sie als Uebergangsstationen bezeichnet. Für manche Wärmebedürftige sind sie es in der That; diese finden dort im Herbst und Frühling bei gleichzeitiger Trauben- oder Molkenkur ein vortreffliches Asyl. Aber schlechtweg ist ihr Wirkungskreis mit diesem Namen keineswegs genügend bezeichnet; denn Hunderte von Kranken bleiben dort den ganzen Winter, machen eine recht gute Kur, und man findet manche Winterflüchtlinge, die zu wiederholten Malen in Meran, Gardone Riviera, Montreux etc. waren, und weil sie ihnen gut thaten, immer wieder auf diese Orte zurückkommen. Es giebt eben Viele, denen reine Luft, Windschutz und ein geringes Wärmeplus vollständig zur Winter-Luftkur genügen und die sich dabei weniger verweichlichen und die Differenzen des heimathlichen Klimas bei der Rückkehr weniger stark empfinden, als wenn sie den Winter an der Riviera oder noch weiter im Süden zubrachten. Vergleichen wir die Kurorte dieser Gruppe untereinander, so finden wir, dass Meran unterm 46°41′ Grad n. Br. der nördlichste, Gardone Riviera unterm 45°41′ der südlichst gelegene ist, dass ferner Arco die geringste, Montreux und Meran die beträchtlichste Seehöhe besitzen. Die Herbst- und Frühlingstemperaturen befinden sich bei allen in der angenehmen Lage von 11—12½° C., im Winter aber sind Gries und Meran die mindest warmen, Arco und Gardone R. die um 2° wärmeren. Ein wichtiger klimatischer Unterschied besteht bezüglich der Feuchtigkeit zwischen den Seeorten Gardone und Montreux einerseits und dem Bergorte Meran andrerseits.

Von den wegen ihrer landschaftlichen Schönheit kaum je genug gepriesenen oberitalischen Seen müssen wir den beliebtesten, den Comersee, als Winterstation ausschalten. So hoch auch der Strom der Reisenden im Frühjahr und Herbst seine Ufer überfluthet, im Winter hat es selbst der günstigste Punkt, Cadenabbia und die Tremezzina, nicht dahin gebracht, Kurgäste auf längere Zeit festzuhalten.

Gries, eine Gemeinde von 3000 Seelen, liegt, 275 m, Bozen gegenüber am andern Ufer des Talfernbaches. Bozen, eine Stadt von 11000 Einw. und als Zwischenstation zwischen Deutschland und Italien voll regen Verkehrs, macht auf den Fremden zunächst einen sehr günstigen und ihn zu längerem Aufenthalt einladenden Eindruck. Und doch ist Bozen nicht geschützt genug gegen kalte Luftströmungen und zu ungleich in seinen Temperatur-Verhältnissen, um als Winterstation für Leidende in Frage zu kommen. Anders verhält es sich mit Gries, das sich durch den etwa 650 m hohen steil abfallenden Guntschnaberg eines vorzüglichen Windschutzes gegen Norden erfreut. Am besten gedeckt, und gegen Süden zu dem Anprall der Sonne am meisten ausgesetzt, sind die Viertel Fagen und Dorf der Gemeinde Gries, und hier ist es deshalb, wo sich die meisten Villen und die Kuranlagen befinden. An der Berglehne emporsteigend bemerkt man, dass sie, ein Beweis der hier herrschenden hohen Wärme, mit einer kleinen Cactusart (Opuntia vulgaris) wie mit Unkraut überzogen ist. Herbst und Frühling sind in Gries behaglich warm, der Winter zeigt zwar einen starken Abfall der Temperatur (Mittel $1._5{}^0$ C.); aber die Windstille, die ziemlich trockene Luft (70 $^0/_0$) und viel sonnenhelle Tage machen ihn leicht erträglich. Reconvalescenten jeder Art, Geschwächte, fieberfreie Brustkranke finden in Gries ein sehr leicht erreichbares und nöthigenfalls als Uebergangsstation nach dem Süden sehr geeignetes Asyl. Auch ist Gries für Herzleidende nach Oertel'schem System zum Terrainkurort eingerichtet. Die Unterkunfts-Verhältnisse und das gesellige Leben haben sich allmählich immer besser gestaltet. Meran hat allerdings eine weit reichere Abwechslung in seinen Promenaden, und so angenehm Gries als Familien-Aufenthalt für Ruhebedürftige auch ist, Einzelne und besonders jüngere Patienten, die Anschluss suchen und Zerstreuung lieben, finden in Meran besser ihre Rechnung. Für Leichtkranke ist in Gries übrigens an weiteren Ausflügen (Moritzing, Siegmundskron, Runkelstein etc.)

kein Mangel. Sommerflüchtlingen bieten Oberbozen, der Ritten, Jenesien und das Sarathal die nächsten bescheidenen Stationen.

Gries ist vom Bahnhof Bozen nur $^1/_4$ St. entfernt. Wagen bei jedem Zug. Unterkunft: In bestgeschützter Lage am Fusse des Guntschnaberges, vortrefflich eingerichtet und von anmuthigen Gartenanlagen umgeben befindet sich das grosse Hotel Austria. Ein 2. grosses Haus ist der ebenfalls sehr gut gehaltene Sonnenhof. Andere Gasthöfe sind Grieserhof, Bellevue, Badl (Wasserheilanst.), Trafojer und Kreuz; Pensionshäuser: Habsburg, Gruber, Navratil, Wenter, Frick (Pens. $2^1/_2$—$3^1/_2$ fl.). Möblirte Zimmer 15—20 fl. monatl. — Aerzte: Dr. Dr. Capellmann, Rath Höffinger (im Sommer in Gleichenberg), Malfer, Navratil, Perl, Urbaschek. In Gries eine, in Bozen 3 Apotheken. Kurzeit: 15. Sept. bis 15. Mai, Beginn der Traubenkur am 1. Sept.

Meran, österreichisches Städtchen in Südtirol mit 5400 Einw., 324 m, an der Passer, $^1/_2$ St. vor deren Einmündung in die Etsch. Das hier $1^1/_2$ St. breite Thal dieses Flusses wird gegen Norden hin von 2500 bis 3000 m hohen Gebirgszügen eingefasst, an deren Vorberg, dem Küchelberg (250 m) Meran sich unmittelbar anschmiegt. Von Norden her wird der Gebirgswall von der Passer, von Nordwest von der Etsch durchbrochen, aber die von dorther in das Meraner Thal einbrechenden Winde werden durch kulissenartig sich vorschiebende Berge mehrfach aufgehalten und abgeschwächt. Längs des rechten Passerufers erstreckt sich das beliebteste Fremdenviertel Merans (Steinach). Weiter östlich im Rücken der Winteranlage machen sich Winde aus dem Passeierthal fühlbar, weiter westlich aber über die Gisela-Promenade fort gegen das

Kurhaus zu befindet sich der gegen beide Flussthäler am besten geschützteste Theil der Stadt. Noch weiter westlich, wenn man vom Rennwege her am Fusse des Küchelberges fortschreitet, gelangt man, nach Gratsch und Algund zu, in eine Gegend, die als die Treibhauslage Merans bezeichnet werden kann. Am linken Ufer der Passer, dem Schutze des Küchelberges etwas entrückt, liegen die Vororte Untermais und Obermais. Letzteres, auf freier mit geschmackvollen Anlagen geschmückter Höhe (370 m), wird von den Winden des Passeierthales zeitweise bestrichen, und ist 1 bis $1^1/_2{}^0$ kühler wie Meran selbst. Trotzdem ist es nicht nur für Frühling und Herbst ein gesuchtes Quartier, sondern erweist sich auch im eigentlichen Winter als gut geeignet für Kranke, welche, wie die Skrophulösen, Bleichsüchtigen, Herzkranken, ein anspornendes Klima gut vertragen. Sogar im Sommer lassen sich manche von der hochgradigen Wärme (bis 32° C.) nicht von dort vertreiben. Meran hat mit einer mittleren Temp. von nur 1.8°C. seinen vollständigen Winter, ja man hat schon 10°C. unter Null verzeichnet. Auch beginnt im Hochwinter die Besonnung erst gegen 11 und dauert nur bis um 3 Uhr. Dabei hält sich der Unterschied zwischen Sonnen- und Schattentemperatur in sehr mässigen Grenzen (4—6°). Das Temperaturmittel des Frühlings und Herbstes beträgt gleichmässig 12.2° C. Von hervorragender Bedeutung ist die grosse Trockenheit der Luft, und damit Hand in Hand geht die geringe Menge der Niederschläge, denn Meran hat im ganzen Jahre nur 45 Regen- und 7 Schneetage. Die meisten Regentage hat der Mai (8.5), nächstdem der

October (7.9), die wenigsten der December (0.5) und der Februar (0.9). Eine ausgezeichnete Seite des Kurortes bleibt immerhin das seltene Auftreten heftiger Winde in der Zeit vom October bis Februar. Das macht in Verbindung mit der grossen Zahl sonnenheller Tage gerade den eigentlichen Winter zur Luftkur besonders geeignet. Von Süden her, wo die Thalöffnung nur von niederen Höhen eingefasst ist, macht sich zuweilen ein abgeschwächter Wind bemerkbar, aber dieser Süd ist keineswegs von der nervösen Abspannung begleitet, wie sie dem schweizer Föhn oder dem italienischen Scirocco mit Recht zugeschrieben werden. Gegen die lokalen Berg- und Thalwinde, die bisweilen die Ruhe unterbrechen, ist Gratsch und Algund mehr wie Meran geschützt. Im Herbst ist bei untergehender Sonne ein kalter Thalwind bemerklich, der Empfindliche nach Hause treibt. Am meisten zeigen sich locale Winde aber in den Monaten März und April.

Man hat berechnet, dass es in den 5 Monaten November bis März durchschnittlich 72 Tage giebt, wo Kranke im Freien sitzen, 51 wo sie sich im Freien ergehen können, während sie an 28 Tagen das Zimmer hüten müssen.

Vergleichen wir den Winter Merans mit dem der deutschen Ebene, so finden wir, dass in Meran der Winter einige Wochen später anfängt und einige Wochen eher sein Ende erreicht, dass die kältesten Monate dort um 2, die Mittage um 5° wärmer sind, und dass ein längeres, wochenlanges Liegenbleiben des Schnees zu den Seltenheiten gehört. Wer in Meran einen südlichen Kurort erwartete, sieht sich freilich enttäuscht und greift fröstelnd nach Mantel und Pelz. Wärmebedürftige fühlen sich wohler an der Riviera, Kranke aber, denen eine windstille, trockene wenn auch frische Luft und ein meist wolkenloser Himmel zur Luftkur genügt, werden mit Meran sehr zufrieden sein. Der März ist allerdings ein böser Monat, den der aber ohne zu murren mit in den Kauf nimmt, der die guten Wintermonate dort verlebte.

Die Luftkur in Meran äussert einen günstigen Einfluss auf schlecht genährte in der Entwicklung zurückgebliebene Kinder, auf die Ausheilung überstandener Lungen- und Brustfellentzündungen, auf die Beseitigung reizloser von reichlichem Auswurf begleiteter Katarrhe. Falls Herzkranke eine Oertelkur gebrauchen wollen, so bietet hierfür Meran eine ausgezeichnete Gelegenheit, indem die Trockenheit der Luft die durch methodische Körperbewegung auf den hierzu eingerichteten Wegen und durch Diät beabsichtigte Steigerung der Herzarbeit bestens unterstützt. Auch bei Blasenkatarrhen ist die geringe Feuchtigkeit der Luft recht günstig, bei Nierenleiden wird meist ein wärmerer Kurort erwünscht sein. Für das Malaria-Siechthum ist Meran ein geeigneter Platz, und endlich passen von Nervenkranke solche Fälle dorthin, wo ein reizendes, anregendes Verfahren angezeigt ist.

Als Gegenanzeigen müssen hervorgehoben werden: Grosse Erregbarkeit des Nervensystems (Erethismus) verbunden mit Schlaflosigkeit, anhaltendes und starkes Fieber, frische Katarrhe des Kehlkopfes, frische Lungenblutungen und ausgesprochener Kräfteverfall.

Den südlichen Kurorten gegenüber müssen die gute

Unterkunft und Verpflegung der Kranken, die hölzernen Fussböden, die vortrefflichen Oefen, die mannichfachen auf die deutschen Ansprüche berechneten Hilfsmittel der Unterhaltung und Zerstreuung in Anschlag gebracht werden. Als therapeutische Hilfsmittel dienen die Kuren mit Molken, Kumys, Kefir und Kräutersäften und endlich die Traubenkur (siehe übrigens unter Montreux).

Die Zweigbahn Bozen-Meran führt uns viermal tägl. im Anschluss an die in Bozen von Norden und Süden eintreffenden Züge in einer Stunde zum Kurort. Directe Wagen ohne Wagenwechsel von Berlin, Leipzig, Wien und München. Das Hauptzollamt ist in Bozen. Meran hat 3 Kurzeiten, die Herbstsaison, d. h. die Zeit der Traubenkur, dauert vom 1. Sept. bis letzten Oct., die Wintersaison vom 1. Nov. bis 31. März, die Frühlingssaison, zugleich die Zeit der Milch-, Molken- und Kefirkur vom 1. April bis 15. Juni. — Die Kurvorstehung (von Pernwerth) leitet in musterhafter Weise alle die Kranken interessirenden Verhältnisse. An sie kann man sich auch brieflich wegen Bestellung guter Zimmer wenden. Die Kurtaxe unterscheidet 3 Klassen, je nach welcher der Kurgast 1, 1½ oder 2 fl. wöch. zahlt. Unterkunft zunächst in den Hotels. In der Nähe des Bahnhofs: Habsburger Hof, Tiroler Hof, Stadt München. In der Stadt: Erzherzog Johann, Graf v. Meran, Hassfurther u. a.; in Obermais: Erzherzog Rainer, Austria; in Untermais: Maiserhof. Sehr zahlreiche Villen und Pensionen (Z. 12—50 fl. monatl., Pens. mit Z. 2½—5 fl. tägl. — Aerzte: Dr. Dr. Ballmann (Wasserheilanstalt), Bermann, Binder, v. Braitenberg, Brühl, Felderer, Fischer, Frank, San.-R. Hausmann, Hönigsberg, Huber, v. Jarmay, v. Kaan sen. und jun., Kirchhammer, Koref, Kaufer, Kuhn, Ladurner, Lippa, San.-R. Mazegger, v. Messing, Oppenheim, Pazeller, Pollak, Prünter, Veninger, Vögele, Wallerstein, Weisz, Kais. Rath Schreiber, Reibmayr, Hofr. Rochelt. — 3 Apotheken. Lesehalle mit etwa 80 Zeitungen, Kurhaus-Theater etc.

Arco, österreichisches Städtchen im südlichsten Tirol, welches als Gemeinde etwa 3000 Einw., zumeist italienischer Abkunft, zählt. Es liegt, 93 m, im Sarcathal, das sich hier gegen den Gardasee zu öffnet. Die Thalsohle ist gegen 4 km breit und bildet eine Campagna, die von allen Seiten von Berghöhen eingefasst ist. Nach Norden lehnt sich der Ort dicht an den mit Oliven besetzten, 120 m hohen Schlossberg, östlich und westlich begrenzen Bergzüge das Thal und gegen Süden wird die Aussicht nach dem See durch den kulissenartig sich vorlagernden Monte Brione (361 m) verdeckt. Die Wärmeentwicklung zur Winterzeit ist besonders dem ziemlich nahen Meran gegenüber eine recht auffallende. Das Mehr an Winterwärme beträgt zu Gunsten Arcos mehr wie 2° C. Arco ist mit Rücksicht auf seine geographische Breite (42° 52′) ein hervorragend warmer Ort, der zu gleicher Zeit in den 3 Wintermonaten ein ausgesprochen windstilles Klima besitzt. Im Herbst und Frühling dagegen machen sich die periodischen Winde vom Gardasee recht bemerkbar. Am unbequemsten ist die Ora, ein vom Gardasee kommender Unterwind, der am meisten von Mitte März bis Ende April zwischen 10 und 4 Uhr sein Spiel treibt. Es ist daher unrichtig, Arco als Uebungsstation, also als Frühlings- und Herbststation, besonders hervorzuheben, weil gerade die 3 Wintermonate Arcos beste Zeit sind, Frühling und Herbst aber ihre Schattenseiten haben. Auch kann das Frühjahr schon recht heiss werden, und dann sind die Unterschiede zwischen Sonnen- und Schattentemperatur sehr bedeutend. Arco liegt 230 m niedriger als Meran und ist mit 71 %

Feuchtigkeit erheblich dampfreicher wie jenes. Auch die Zahl der winterlichen Niederschläge ist in Arco (16) höher wie in Meran (11). Schnee fällt etwa viermal im Jahr. Im Vergleich mit dem höheren, kühleren und trockeneren Meran hat das wärmere und feuchtere Arco ein milderes, weniger reizendes Klima, und ist deshalb geeigneter für Schwächliche, Heruntergekommene und Greise, die keine zu starken Eingriffe vertragen und bei denen deshalb Schonung geboten ist. Bei träger Verdauung und Unterleibsvollblütigkeit können Feigen, Trauben, Milch und Molken kurgemäss gebraucht werden, auch sind Einrichtungen für verschiedene Badeformen, zu Inhalationen etc. vorhanden. Trockene, staubfreie Wege führen am Schlossberg aufwärts in die Olivenwaldung und können von Herzkranken zu Terrainkuren benutzt werden. Südzimmer und Zimmerheizung sind keinenfalls zu entbehren.

Von Ebst. Mori (Lin. Kufstein-Verona) Lokalbahn in etwa 1 St. nach Arco. — Das Hauptzollamt ist in Riva. — Unterkunft in Hotels, Pensionen, Villen und Privathäusern. Zum Absteigen: Kaiserkrone, Olivo; am Kurplatz: Kurhaus, Kurkasino, Strasser, Rainalter. In bester Lage aufwärts: Olivenheim, Hot. Arco, Villa Amalienheim, Bellaria und viele andere (Z. 20—50 fl. monatl., volle Pens. mit Z. 3—5 fl. tägl.). Aerzte: Dr. Dr. San.-R. Schider (Gastein), Gager (Gastein), v. Kottowitz (Ischl), Kuntze (Madonna di Campiglio), Spitzmüller, Wollensack, Bresciani. — Kurzeit: 1. Sept. (Traubenkur) bis 1. Juni; Kur- und Musiktaxe: 4 fl. monatl.; Kurmittel-Pavillon mit Einricht. zu Bädern, Inhalationen, elektrische Kuren.

Gardone-Riviera, italienische Commune mit etwa 1500 Einw., aus zerstreuten Häusern und Weilern bestehend, liegt, 69 m, am westlichen Ufer des Gardasees, am Eingange in die westlich einschneidende Bucht von Salò. Gegen Nordwest und Nord gewährt der San Bartolomeo einen vortrefflichen Windschutz, aber auch gegen Südwest und Süd wird er durch den die Bucht umgürtenden Kranz von Bergen hergestellt, so dass der Kurort hauptsächlich nur vom Südost und überdies nicht häufig getroffen wird. Unter den Lokalwinden des Gardasees erreicht der gefürchteste, die von Süden heranrückende Ora, erst in dem schmäleren nördlichen Theil des Beckens ihre volle Stärke und hält sich dabei zumeist in der Längsachse des Sees. Nach Sonnenuntergang stellt sich, wie Königer berichtet, an warmen Tagen ein Landwind ein, der eine Viertelstunde andauert und empfindlichen Kranken Vorsicht auferlegt. Gardone-Riviera hat im Herbst und Frühjahr weniger unter den Unbilden der Aequatorialzeit zu leiden als viele andere Orte. Die Luft ist rein und staubfrei. Obgleich in den Wintermonaten der wärmste Punkt der oberitalischen Seen (mittlere Temperatur 4.1° C.) ist der Winter immerhin noch relativ kalt, und der Kranke kann Südzimmer mit guter Heizung nicht entbehren. Die Wärmeschwankungen des Tages betragen in den Monaten October bis April durchschnittlich nur 5—6° C. Was die Feuchtigkeit anbetrifft, so schwankt diese vom October bis April zwischen 71 und 82 % und Gardone R. stellt sich damit neben Montreux zu den mässig feuchten Kurorten. Wärmer als dieses theilt es mit ihm auch den Reichthum an Niederschlägen. Regentage hatte Gardone R. im Oct. 13, Nov. 12, Dec. 6, Jan. 6, Febr. 5, März 10 und April 10, dazu 3 Schneetage. Die dem Südwinde folgenden Seenebel sind nur von kurzer Dauer. Auch am kürzesten Tage findet eine achtstündige Besonnung statt.

Lungenkranke bilden stets einen grossen Bruchtheil der in Gardone R. überwinternden Kranken. Kehlkopfkranke befinden sich hier meist besser als an den trockneren Orten des Südens. Auch Kranke mit chronischen Bronchialkatarrhen und Asthmatiker haben gute Resultate. Reconvalescenten, Schwächlinge, geistig Ueberbürdete werden durch die Anmuth der Gegend und die relative Windstille zu längerem Luftgenuss eingeladen, nur muss man einigermassen steigen können, weil die Auswahl an ebenen Spazierwegen sehr beschränkt ist. Auf das Nervensystem hat das Klima einen besänftigenden Einfluss. Wie Montreux ist Gardone ein guter Schlafort, und mancher, der vom Mittelmeer zurückkehrt, findet hier wieder die vergeblich ersehnte Nachtruhe.

Wer über den Gotthard kommt, fährt von Mailand in 2½ St. nach Desenzano und von hier im Dampfboot in 1¼ St. nach G. R. Den Weg über Brescia und weiter mit Trambahn über Salò zu gehen, ist nicht zu rathen. Ueber den Brenner fährt man bis Ebst. Mori, von dort mit Lokalbahn in 1 St. nach Riva und von Riva mit Dampfboot in 2½ bis 3 St. nach G. R. Ueber den Semmering benutzt man die Bahn über Pontebba bis Verona und weiter in 1 St. bis Desenzano, von wo das Dampfboot in 1¼ St. G. R. erreicht. — Unterkunft: Hot. und Pen. Gardone-Riviera mit 150 Z., Holzfussböden, Kachelöfen, elektrischer Beleucht. Pens. von 7½ fr. an. Ueber die zu geringe Rücksichtsnahme auf die erforderliche Trennung Schwerkranker von Leichtkranken wird geklagt; Pens. Aurora, gut eingerichtetes Haus mit deutscher Bedienung, Pens. 7 bis 10 fr. Der Besiter, Medini, giebt auch gute Privatquartiere ab;

Pens. Häberlin 6 fr. tägl. Im benachbarten Fasano Alb. Gigola, ebenfalls deutsch, einfach. In Salò das italien. Hot. Salò (Pens. 8 fr.). — Aerzte: Dr. Dr. Koeniger (Lippspringe), San.-R. v. Frantzius (Kreuznach), Heinzelmann und Krez (beide in Reichenhall). Kurzeit: 15. Sept. bis 15. Mai. Kurtaxe: 10 fr.

Lugano, der Hauptort des Kantons Tessin mit 8000 Einw., liegt, 275 m, in einer gegen Südost geöffneten Bucht des gleichnamigen Sees. Die Tiefe dieses Ausschnitts begünstigt den Zutritt der Sonne, weil andernfalls Lugano durch die am gegenüberliegenden Seeufer aufsteigenden Bergwände des Monte Caprino und Colmo di Crezzio an Besonnung viel Einbusse erleiden würde. Im allgemeinen ist der Ort gegen Norden gut geschützt, doch sind die 300 bis 600 m hohen Berge in seinem Rücken nicht hoch genug, um Nordwinde gänzlich abzuhalten, die sich deshalb im Frühling und Herbst manchmal stark bemerklich machen. Auch von den Seitenthälern und vom See her finden öfters leichte Luftströmungen statt. Zur Zeit der Windstille, wenn Berg- und Thalwind sich ausgleichen, bemerkt man eine Stagnation in der Atmosphäre, die sich am Quai durch den bekannten Küchengeruch italienischer Städte, manchmal noch als etwas Schlimmeres zu erkennen giebt. Lugano gehört trotz seiner Lage am Südabhange der Alpen und trotz seiner italienischen Vegetation noch zu den kühlen Winterstationen. Die mittlere Temperatur der 3 Wintermonate ist 2.5° C., als höchster Kältegrad wurde —10° beobachtet, und die täglichen Schwankungen betragen im Winter ca. 8° C. Die Feuchtigkeit der Luft ist im Jahresmittel ziemlich hoch, nämlich 76 %. Damit stellt sich Lugano bezüglich des

Dampfreichthums der Luft zwischen Montreux und Gardone Riviera. Auch die Zahl der Niederschläge ist nicht unbeträchtlich, der März hat deren 8, der April 10, die Monate October bis April 47, einschliesslich von 4 Schneetagen aufzuweisen.

Das Klima ähnelt dem von Montreux, ist aber wegen der geringeren Seehöhe weniger anregend. Noch grösser ist natürlich der Unterschied mit Meran. Die üppige südliche Vegetation, besonders die herrlichen Kastanienwälder, die Schönheit der Formen, in welchen See, Berge und Thäler dem Auge sich darstellen, verleihen der Landschaft einen unbeschreiblichen Reiz. Für Patienten mit Katarrhen und chronischen Entzündungsprocessen der Athmungsorgane und als Vorbeugungsmittel für Brustschwache, ferner wegen des calmirenden Einflusses auf das Nervensystem für reizbare Patienten ist Lugano ein guter Aufenthalt, und besonders eignet es sich seiner geographischen Lage nach als ein ungemein bequemer Uebergangspunkt nach dem Süden. Die vortreffliche blaue Muskatellertraube ladet im Herbst zu Traubenkuren ein. Will man sich in der heissesten Zeit nicht allzuweit vom Kurort entfernen, so findet man eine angenehme Sommerfrische auf dem mittelst Dampfboot und Zahnradbahn leicht zu erreichenden Monte Generoso (1209 m).

Die Ebst. Lugano ist auf der Gotthardbahn von Luzern in 5½—6½, von Mailand in ca. 2½ St. zu erreichen. — Unterkunft. Am Seeufer: Hotel du Parc, von dessen 3 Dependancen die Villa Beau Sejour während des ganzen Winters geöffnet ist (Pens. 8—11 fr.), H. Splendide, H. Lugano. Oben in der Nähe des Bahnhofs, von wo Drahtseilbahn zu Stadt: H. Beauregard (Pens. 7½—10 fr.), St. Gotthard, Erica, Pens.

Parkay, H. Washington, H. de la Ville et Bon Air. Im Paradiso, 15 Min. vom Ort: H. Reichmann (Pens. 7—9 fr.) Bellevue, H. National. In Cassarate, 20 Min. entfernt; Villa Castagnola (6½—8½ fr.), du Midi, Moritz u. a. m. — Aerzte: Dr. Dr. Cornils, Zbinden, Reali u. a.; 6 Apotheken. — Kurzeit: October bis Mitte Mai.

Am Lago Maggiore (Langensee) interessiren uns zwei Winterkurorte, der eine, Locarno, dem Kanton Tessin zugehörig, ist neueren Datums, der andere, schon auf italienischem Gebiet, Pallanza, ist eine längst gekannte und geschätzte Station.

Locarno, schweizer Stadt mit 3400 Einw., 204 m, am Nordende des Lago Maggiore und zwar zwischen den Ausmündungen des Tessin und der Verzasca einer- und der Maggia andrerseits. Diese ganze Gegend hatte früher den Ruf sumpfig und ungesund zu sein, doch sind seitdem bedeutende Fluss-Correctionen vorgenommen worden, die noch nicht vollständig beendet sind. Von Malaria ist jedenfalls in der Stadt nichts bekannt; auch scheint sie durch Rückendeckung von den aus den Flussthälern hervorbrechenden Winden weniger bedroht zu sein, als man befürchten könnte. Man schiebt die relativ hohe Wintertemperatur (3.2° C.) zum Theil darauf, dass der See einen constant hohen Wärmegrad (6.8° C.) besitzt, d. h. fast 2° wärmer ist als der Genfersee. Die meteorologischen Beobachtungen umfassen einen nur kurzen Zeitraum und müssen noch in grösserem Umfange weiter geführt werden. Es genügt nicht, sich auf das Lob irgend eines Romancier zu berufen, der stets da seine Leier am lautesten ertönen lässt, wo man ihm den meisten Weihrauch streute. Auch der Beiname „das schweizer Nizza“ ist sehr ungeschickt, da Locarno doch nicht so staubig ist, und jedenfalls auch nicht so trocken wie dieser Punkt der Riviera. Die Feuchtigkeits-Verhältnisse sind noch nicht untersucht, aber es ist wahrscheinlich, dass sie sich denen von Lugano nähern, mit dem Locarno auch bezüglich der anmuthigen Umgebungen und der reichen südlichen Vegetation wetteifert. Man rechnet vom October bis Ende April 85 heitere und 60 trübe Tage. Herbst und Frühling (Mitteltemp. 11.8°) sind sehr angenehme Zeiten, und die reiche Auswahl an Promenaden, die sich mit Hilfe des Dampfboots weithin ausdehnen lassen, wirkt dann so anlockend auf den Fremdenverkehr, dass die vortrefflichen Gasthäuser oft überfüllt sind und Vorausbestellung nothwendig ist. Für Erholungsbedürftige und Reconvalescenten leistet Locarno dasselbe wie Lugano.

Locarno ist Kopfstation der Gotthardbahn, von Luzern über Bellinzona in 6¼ St. zu erreichen. Unterkunft: Als Absteigequartier H. Suisse. Hotels auf halber Höhe in schöner Lage: Gr. H. Locarno (Pens. 8—12½ fr.), H. du Parc (Pens. 7—10 fr.), Villa Muralto, noch höher hinauf Villa Righetti mit grossem Garten. Dicht am See: H. P. Reber, Beau Rivage, Corona, (Pens. in allen diesen 5—7 fr.). Arzt: Dr. Strauss. Badeanstalt am See.

Pallanza, italienisches Städtchen mit 3200 Einw., 193 m, am rechten westlichen Ufer des Lago Maggiore, gerade in dessen Mitte im Angesicht der Borromäischen Inseln gelegen, und zwar auf einer nach Süden vorspringenden Landzunge, an welcher die 3 Zipfel des Sees von Norden, Süden und Westen zusammenstossen. Das östliche Ende des Städtchens hat gegen Nordost einen directen Schutz durch den bis in die Spitze der Landzunge vordringenden Castagnola-Hügel (115 m), an dessen südlicher Lehne er sich befindet. Eine schmale Ebene trennt den nördlichen Abhang der Castagnola von dem 850 m hohen Monte Rosso, einem Berg, der gegen Nordwest einen wirksamen Windschutz gewährt. Endlich zieht sich eine über 2000 Meter hohe Bergkette südwärts vom Valle Canobbino vom Seeufer bis zum Monte Zedda hin und umspannt darüber hinaus in weitem Bogen die im Norden Pallanza's gelegene Ebene. Nach Süden dagegen liegt dieser etwa 2 Kilometer lange Uferstrich ganz frei und ist auch im Winter schon in früher Morgenstunde und bis in den späten Nachmittag hinein der Besonnung zugänglich. Dieser nach Norden windgeschützten sonnigen Lage entspricht der Zustand der Vegetation, über welche die wohlgepflegten Gärten der Hotels und Privatvillen mit ihren Palmen, Agrumen, Oliven, Eucalypten, japanischen Mispeln etc. einen schnellen Ueberblick gewähren. Der unter der Humusschicht befindliche Boden stellt ein Gemenge von Sand mit zerbröckeltem Gestein (Gneis und Schiefer) dar und ist nach Regengüssen schnell wieder trocken. Starke Niederschläge ergiessen ihr Wasser in die Betten der beiden Bäche (San Bernardino und San Giovanni), welche bei Intra den See erreichen. Vor Ueberschwemmungen ist Pallanza durch seine Erhebung über den Seespiegel und durch einen guten Quai genügend geschützt. Bezüglich seiner Winterwärme steht der Kurort Arco am nächsten; er ist um 1.5^{0} wärmer wie Montreux und über 2° wärmer wie Meran. Im Herbst und Frühling sinkt die Temperatur niemals unter den Gefrierpunkt, im Winter war —6.8° C. der niederste Stand des Thermometers. Die Differenzen zwischen den einzelnen Tageszeiten sind nicht bedeutend. Die Winde treten am Langensee in ganz ähnlicher Weise auf wie an den übrigen oberitalischen Seen. Gegen directen Nord unter Bergschutz herrscht in Pallanza im Herbst und Winter mehr der Nordost, im Frühling und Sommer mehr der Nordwest vor. Heftige Westwinde machen sich zeitweise bemerklich und sind wie am Luganosee nicht selten von massigen Niederschlägen begleitet, so dass sie einen ganzen, manchmal 2—3 Regentage im Gefolge haben. Springt dieser Wind wechselnd in Süd oder Südost um, so giebt es in Intervallen Schauerregen von unbestimmter Dauer. Hierzu kommen nun die periodischen Lokalwinde, zunächst der Südost, der am Gardasee als Ora, am Como- und Luganosee als Breva bekannt ist, am Lago Maggiore aber Inverna (Inferna) genannt wird. Dieser Wind, gegen welchen Pallanza ganz offen liegt, ist gleichwie die Ora Arco's der schwächste Punkt unseres Kurortes. Er soll zwar meist erst Ende März bisweilen sogar erst im April häufiger werden, gewöhnlich erreicht er aber Anfang April schon seinen Höhepunkt und setzt sich dann in mässigen Stössen bis zum September fort. Seine Dauer ist von 10 oder 11 Uhr Vormittags bis um 3 oder 4 Uhr Nachmittags; dann tritt vollständige Windstille ein. Zu dem dann während der Nacht von Norden her wehenden Ausgleichwind steht die Inverna bezüglich der Stärke ihres Auftretens in geradem Verhältniss. Aus den Beobachtungen der relativen Feuchtigkeit ergiebt sich, dass Pallanza mit nur 70 % Meran sehr nahe steht, also trockener ist wie Lugano, Gardone R. und Montreux. Auch die Erfahrungen des gewöhnlichen Lebens, z. B. das leichte Springen der Möbel bestätigen die Angaben des Psychrometers. Die Zahl der heiteren Tage ist in den Wintermonaten, und besonders im Januar und Februar eine relativ grosse, Mai und October, im Uebrigen Pallanza's schönste Monate, sind zugleich seine ausgesprochene Regenzeit, während auf die 3 Wintermonate nur 17 Regentage kommen. Durchschnittlich schneit es im Winter zweimal und der Schnee bleibt 3—5 Tage lang liegen. Auf der vollständigen Beschneiung der umgebenden Berge (an der Nordseite bis auf 600 bis 1000 m hinab) beruht zumeist die weitere Beständigkeit des Wetters.

Der Einfluss des dortigen Klimas auf Gesundheit und Leben der Eingeborenen ist ein günstiger. Epidemien sind unbekannt und trotz eines zahlreichen Proletariats, trotz vielfach mangelhafter Ernährung und ungesunder Wohnungen ist die Sterblichkeitsziffer doch nur 16.2 vom Tausend. Für den Kurgast, der längere Zeit in Pallanza verweilen will, lässt sich der Gesammteffect der Jahreszeiten in Folgendem zusammenfassen. Im Spätsommer und im beginnenden Herbst sucht eine grössere Menge von Reisenden am Lago Maggiore Erholung und Genuss. Wer eine Traubenkur brauchen will, findet hierfür im schönen Octobermonat die beste Gelegenheit. Der Anfang November bezeichnet einen wesentlichen Abschlag der Temperatur und bedeutet für

Wärmebedürftige und reizbare Patienten die richtige Zeit sich weiter südwärts zu wenden. Wer sich gut eingerichtet hat und den ärztlichen Vorschriften genau nachlebt, wer nicht blos auf Sitztage im Freien angewiesen ist, sondern bei nöthiger Vorsicht auch einen Spaziergang in der kühlen mässig anregenden Luft gut verträgt, der braucht jetzt Pallanza noch nicht zu fliehen. Von Mitte December bis Mitte Februar herrscht eine niedere aber bezüglich der Tagesextreme gleichmässige Temperatur. In der 2. Hälfte des Februar beginnt mit dem Auftreten der Inverna die für Kranke bedenklichste Zeit; der März ist fast so launisch wie unser April, dieser aber trägt ein einigermassen italienisches Gepräge, er gleicht unserm Mai und bildet mit diesem die beste Uebergangszeit für Kranke, welche von der Riviera zurückkehren. Zu einem vollen Winteraufenthalt in Pallanza eignen sich am meisten Personen von schwacher Constitution, mag dieselbe erblich bedingt oder im Gefolge von Blutarmuth oder erschöpfenden Krankheiten auftreten. Solche finden hier in einer den Stoffwechsel leicht anregenden Luft, unter steter ärztlicher Aufsicht und guter Pflege recht günstige Bedingungen zu ihrer Erholung. Scharrenbroich, dem wir genaue Witterungsbeobachtungen verdanken, und der den Wirkungskreis Pallanza's gegenüber den südlicheren Kurorten durchaus rationell begrenzt hat, stellt nach seinen Erfahrungen noch folgende specielle Indicationen auf: Chronische Pneumonie und Pleuritis, Spitzeninfiltration ohne tuberculöse Grundlage auch bei Neigung zu Blutungen, chronische Rachen-, Kehlkopf- und Luftröhrenkatarrhe, chronische Bronchialkatarrhe der Emphysematiker und Herzkranken, Wechselfieber, chronische Nierenentzündung und Diabetes. Als directe Gegenanzeigen müssen hochgradiges Fieber und besonders eine ausgesprochene Reizbarkeit des Nervensystems (Erethismus) angesehen werden.

Was die Gelegenheit zur Bewegung im Freien anbetrifft, so muss ich ausdrücklich dem Urtheil widersprechen, dass der Kurgast in Pallanza auf den Besuch einiger Gärten und auf die häufig staubige Chaussée nach Intra beschränkt sei. Es zweigen sich vielmehr von der nach Intra führenden Landstrasse verschiedene ebene und sanft ansteigende Fusswege zur Linken ab, die hier im Rücken der Castagnola gegen den unangenehmen Südost einen wirksamen Schutz gewähren; aber auch sonst fehlt es nicht an abwechselnden Promenaden.

Von Bellinzona, Ebst. der Gotthardbahn, führt eine Zweigb. in $^3/_4$ St. nach Locarno, von wo das Dampfboot in $3^1/_2$ St. nach Pallanza fährt. Von der Ebst. Laveno der Gotthardbahn braucht das Dampfboot nur $^3/_4$ St., von Luino $1^1/_2$ St. — Unterkunft: Das Grand Hotel Pallanza verfügt mit seinen Dependancen über 250 Betten und erfreut sich mit seinen Holzfussböden, guten Heizvorrichtungen und elektrischer Beleuchtung eines alten Rufes, Besitzer Seyschab, Arzt San.-Rath Dr. Scharrenbroich. Ein zweites gut eingerichtetes Haus ist Hot. Eden, Besitzer Rössler, Arzt Dr. Frenkel. Winterpension in diesen beiden etwa 7—11 fr. Einfacher sind die Hot. Posta, Milano, S. Gottardo und die Pens. Villa Maggiore. Kurzeit: Oct. bis Ende Mai.

Montreux im Kanton Waadt, 372 m, ist der Collectivname für eine Anzahl am Ufer des Genfersees gelegenen Ortschaften wie: Clarens, Vernex, Kirchmontreux, Territet,

Veytaux etc. Die meisten Winterkurgäste wohnen aber nicht in Kirchmontreux, wo alles mit alten Häusern, die zu wenig Comfort bieten, besetzt ist, sondern in Vernex, Clarens und andern Ortschaften. Der westliche Theil des Genfersees ist einem sehr kalten und stürmischen Nordostwinde, der sog. Bise preisgegeben, während der nordöstliche Uferrand durch gewaltige Bergkämme, wie der Moléson (2005 m), die Dents de Jaman (1872 m), die Rochers de Nage (2040 m) einen vorzüglichen Windschutz geniesst, der noch durch die bis an das Seeufer sich vorschiebenden Vorberge erhöht wird. Je ungestümer und frostiger die Bise in der Gegend von Genf bis Lausanne haust, um so deutlicher ist der Unterschied zwischen diesem gesicherten Uferstrich und den angrenzenden Bezirken. Vevey ist von Genf aus der erste Ort des nördlichen Seeufers, an dem man auf die Einrichtung von Winterstationen Bedacht genommen hat. Als Stadt von nahezu 8000 Einwohnern mit lebhaftem Verkehr war es hier am leichtesten für Alle, welche im Sommer oder Herbst diese von der Natur wie von der Romantik gleichbegünstigten Seeufer liebgewonnen hatten, sich auch den Comfort eines Winteraufenthaltes zu verschaffen. Aber die Erfahrung, dass die Bise sich in dem westlichen nach Lausanne zu liegenden Theil noch recht unangenehm bemerkbar macht, haben den Zug der Wintergäste mehr und mehr nach Osten geleitet, und das ganze Ufer von Vevey bis zu dem alten weltberühmten Schlosse Chillon ist jetzt eine fast ununterbrochene Reihe von Wohnhäusern, welche den Winter hindurch der gastlichen Aufnahme von durchschnittlich 15000 Fremden geöffnet sind.

Von Vevey dem Ufer des Sees ostwärts folgend wird die Luft allmälig weniger bewegt. An La Tour-de-Peilz vorbei erreicht man in 1 $^1/_4$ St. Clarens. Vor Clarens, etwa $^3/_4$ St. hinter Vevey, erblicken wir links, abseits vom Ufer, auf der Höhe ein stattliches Gebäude, das aus 2 im rechten Winkel mit einander verbundenen Flügeln und einer isolirten Villa im Schweizerstyle besteht: die Pension Ketterer. Hier ist es, wo die Bise ihr Ende hat, hier beginnt die Region der Windstille, welche bis über Veytaux hinausreicht, und deren Centrum zu sein Montreux's klimatischen Ruf begründet hat. Kranke, welche den Luftzug vermeiden müssen, thun daher am besten sich über Clarens westwärts nicht hinaus zu wagen, jedenfalls aber den nach Vevey führenden Quaiweg zu vermeiden und sich lieber der windstillen Berglehne zuzuwenden. Ausser der Bise, die also bei Vevey ihre Kraft grösstentheils schon einbüsst, sind von Norden her einbrechende Strömungen nicht möglich, und es kommen nur noch die Südwinde in Frage, von denen der Föhn mit seiner erschlaffenden Wirkung glücklicherweise nicht häufig bemerkt wird; im November und December tritt er kaum jemals ein, und im Januar, Februar und März gehört er immerhin zu den seltenen Erscheinungen. Die Pensionen, die sich an diesem etwa 1 $^1/_4$ St. langen windgeschützten Ufer aneinanderreihen, sind auch in ihrer Lage zum See und zum Gebirge für den Kranken von verschiedener Bedeutung. Montreux mit seinen Gemeinden liegt an einer nach Südwesten geöffneten Bucht, deren Uferlinie zu dem in ziemlich gerader Richtung von Norden nach Süden dahinziehenden Hochgebirge sich so verhält, dass ihr nordwestliches Ende (bei Clarens) über eine Viertelstunde von den Felswänden sich entfernt hält, während ihr südwestliches bei Veytaux sich dicht an das Hochgebirge anschmiegt. Wer von Clarens über Vernex, Kirchmontreux etc. nach Veytaux geht, nähert sich also auf dem immer schmaler werdenden Ufer mehr und mehr den Felswänden. Territet und das hoch überm See und dicht an der Alpenmauer gelegene Veytaux bleiben von allen Luftströmungen verschont, entbehren aber länger als Clarens die Morgensonne, während die Abendsonne diese Höhen noch erwärmt, wenn das nordwestliche Uferland noch im Schatten liegt. Vernex-Montreux bilden zwischen beiden Extremen die Mitte; sie haben die aufgehende Sonne früher wie Veytaux, die untergehende länger als Clarens. Sie sind in mässiger Seehöhe gelegen, und ihre Lage ist daher unter Erwägung aller Umstände die günstigste. Ueber Schloss Chillon hinaus bis Villeneuve am östlichen Ende des Sees, ist man der sumpfigen Umgebung der Rhonemündung schon zu nahe; die ganze Gegend bei Roche, obgleich ebenfalls gegen Nordwinde geschützt, ist deshalb ungesund und für längeren Aufenthalt unbrauchbar.

Die meteorologischen Verhältnisse der einzelnen Saison-Monate finden wir in folgender Tabelle veranschaulicht.

Montreux	Oct.	Nov.	Dec.	Jan.	Febr.	März	April
Mittl. Temp.	10.5	5.1	2.5	0.8	3.9	5.1	10.6
Temp. um 1 Uhr	14.0	9.1	5.2	4.8	6.8	8.2	15.6
Rel. Feucht.	81.5	81.0	82.9	81.8	78.9	78.8	75.5
Regentage	3	5	4	3	3	7	7

Montreux besitzt eine Winter-Temperatur, welche im Monatsmittel nur etwa 2.5°, um die Mittagszeit 5—6° C. wärmer ist als diejenige des nördlichen Deutschlands. Dabei ist die Wärme-Entwicklung noch so sehr von der Einwirkung der Sonne abhängig, dass die Differenzen zwischen Maximal- und Minimal-Temperatur in jedem der eigentlichen Wintermonate gegen 12—16° C. betragen. Trotz des fast absoluten Schutzes gegen die Nordwinde hat also Montreux seinen vollständigen Winter, und hierauf hat der Kurgast in jeder Beziehung sich einzurichten. Für seine Wohnung wie für seine Promenaden braucht er unbedingt die Sonnenwärme; diese Rücksicht muss er daher vor allen anderen bei seiner Niederlassung in Montreux vorwalten lassen, doch ist sie nicht die einzige, die er zu nehmen hat. Montreux besitzt bis zu einem gewissen Grade den Charakter eines Gebirgsklimas, theils durch die unmittelbare Nähe der Alpen, von denen sich kühlere, wenn auch immerhin an den warmen Felswänden sich erwärmende Luftschichten herabsenken und die unteren Regionen erfrischen, theils dadurch, dass der Spiegel des Sees bereits 375 m über dem Meeresspiegel liegt, und dem Flachlande gegenüber eine dünnere und reinere Atmosphäre vorhanden ist. Dieser Effect kommt in verschiedener Weise zur Geltung, je nachdem ein Patient höher oder niedriger an den Bergabhängen seine Wohnung nimmt. Im oberen Vernex und Montreux und in Veytaux ist man den reizenden und belebenden Einflüssen einer dünneren Luft mehr ausgesetzt als in den unmittelbar an der Landstrasse zwischen Clarens und Villeneuve gelegenen Pensionen. Damit sind denn noch andere Unterschiede verbunden. Wer auf der Höhe wohnen will, muss steigen können. Solche, welche ihre Promenaden nur in der Ebene zu machen gezwungen sind, sind auf die unmittelbar an der Landstrasse befindlichen Wohnlichkeiten angewiesen. Das grosse Wasserbecken des Sees bedingt, da es an austrocknenden Winden fehlt einen ziemlich hohen Feuchtigkeitsgrad der Luft, der in den Wintermonaten über 80 % beträgt. Schneetage fallen 15 auf den Winter. Die Zahl der Regentage, nur 12 in den 3 Wintermonaten, ist eine sehr geringe und auch Nebel sind nicht häufig, doch ist Montreux im December und Januar keineswegs nebelfrei und in einzelnen Jahrgängen kann der Nebel recht unangenehm werden. Bisweilen lagern sich im Spätherbst und Winter Nebelschichten auf den mittleren Höhen wie auf Glion, ohne dass sie den See erreichen. In noch höheren Schichten kann dann Sonnenschein herrschen. Das Frühjahr tritt zeitig ein, und die Vegetation legt dann Zeugniss ab für die hochgradige Wärme-Entwicklung.

Hohes Lebensalter ist häufig. Die Krankheiten zeigen selten einen stark entzündlichen Charakter, akute Pneumonien und Bronchiten kommen in manchen Wintern gar nicht vor, während die verschiedenen Formen katarrhalischer Erkrankung und Rheumatismus, letzterer besonders in den niederen Schichten der Bevölkerung, ziemlich verbreitet sind. Unter den chronischen Krankheiten ist Bleichsucht sehr gewöhnlich und häufig wurde beobachtet, dass bei jungen Mädchen mit chlorotischer Anlage die Krankheit zum Ausbruch kam, nachdem sie am Kurort sich niedergelassen hatten. Auch in seinem beruhigenden Einfluss auf das Nervensystem macht sich der höhere Feuchtigkeitsgehalt der Luft, der Montreux mit Pau, Pisa und Venedig auf eine Stufe stellt, geltend. Kranke mit nervöser Reizbarkeit, deren Nachtruhe an den Kurorten der Riviera gestört war, finden in Montreux den ersehnten Schlaf wieder. Nächstdem ist die Erfahrung von Bedeutung, dass Lungenphthise am Genfersee selten ist und dass der Verlauf der Pneumonien und chronischen Katarrhe gewöhnlich ein günstiger ist. Diese Erfahrung wird durch die grosse Zahl von Brustkranken bestätigt, welche seit Jahren habituelle Winterkurgäste in Montreux sind und sich nirgends besser und wohler fühlen als gerade dort. Der Kurort, der elektrisch beleuchtet ist, bezieht von Les Avants ein vortreffliches Trinkwasser, und zwar wird das Wasser bis in die obersten Stockwerke der Häuser geführt. Für Reinlichkeit in den Strassen und Strassenbesprengung sorgt die Société d'utilité publique. Die Schwemmkanäle für die Abwässer münden in weiter Entfernung vom Ufer in den See.

In Ober Vernex existirt eine schwach erdig-alkalische Quelle (Calc. bic. 0.44, Magnes. bic. 0.07, Natr. bic. 0.04 $^0/_{00}$), die häufig gegen Verdauungsstörungen, Nieren- und Blasenleiden in Mitgebrauch kommt. Eine wichtige Rolle spielt endlich noch die Traubenkur, die von Anfang September bis Ende November betrieben wird. Man benutzt dazu den weissen Montreuxer Gutedel. Im Vergleich mit Meran verdienen die Trauben von Montreux wegen ihres Zuckerreichthums bei Brustkranken den Vorzug, denn während die Meraner Traube wegen ihres stärkeren Säuregehalts eine abführende Wirkung besitzt, beschränkt die Traube von Montreux die Sekretion und wirkt anbildend auf den Organismus. Der wesentlichste Unterschied zwischen diesen beiden, übrigens klimatisch so nahe verwandten Kurorten, besteht darin, dass der relat. Feuchtigkeitsgehalt der Luft am Genfersee etwa 10% höher ist. Deshalb passt das Seeufer von Montreux besser für erethische Subjecte und für Kranke mit trocknen Katarrhen und Congestivzuständen, während für Kranke von torpider Constitution und phlegmatischem Temperament, für Skrophulöse und Bleichsüchtige und für solche mit profusen Katarrhen Meran und Obermais geeignetere Stationen sind. Die höher gelegenen Punkte in der Umgegend von Montreux, wie Glion, Les Avants, Chesières etc. eigenen sich am besten für September und Mai, wo es unten am See oft recht heiss ist.

Von Berlin erreicht man Montreux in 30, von Wien in 32, von Dresden in 26, von München in 20 St. Die Genfersee-Orte Clarens, Montreux-Vernex, Territet und Veytaux sind Stationen der Eb.-Linie Genf-Lausanne-St. Maurice. — Unterkunft: Bei der grossen Zahl von etwa 60 Pensionen thut man am besten zunächst in einem dem Bahnhof nahe gelegenen Hotel abzusteigen. Pens. mit Z. kostet in den grösseren Hotels 8—15, in den kleineren Pensionen 5—6 fr. tägl. Den Mittelpunkt des Kurlebens bildet das hart am See gelegene Kurhaus. — Aerzte: Dr.Dr. Nolda (Deutscher), Bertholet, Carrard père et fils, Chatelanat, Dannegger, Lussy, Masson, Mehlem, Mercanton, Monnier, Tucker, Wise. 5 Apotheken. Kurzeit: Oct. bis April; Kurtaxe: $1^1/_2$—2 fr. wöch.

Bex, Städtchen mit 4400 Einw., liegt, 435 m, am Flüsschen Avençon unweit des rechten Ufers der Rhone. Dieser Fluss tritt 5 km oberhalb Bex bei St. Maurice in eine 4—5 km breite Thalebene, welche sich wohl 18 km lang bis zur Einmündung der Rhone in den Genfersee hinzieht. In einem weiten von allen Seiten von hohen Bergen umschlossenen Thalkessel gelegen lehnt sich der Ort östlich an die steilen Abhänge des von der Dent de Morcles nordwärts streichenden Bergkammes von Javernaz, welcher ihn mit seinen Ausläufern gegen Ost und Nord in der vollkommensten Weise schützt, während nach Süden und Westen die Berge des linken Rhoneufers weit zurücktreten. Gegen die Nord- und Ostwinde besitzt also Bex einen recht guten Windschutz, weniger ist dies gegen den aus dem oberen Rhonethal vordringenden Föhn der Fall. Die Nähe von Montreux lässt Bex in klimatischer Beziehung nur als eine Filiale dieses Kurortes erscheinen; durch seine kräftige $17\frac{1}{2}$ procentige Kochsalzquelle hat es als Soolbad seine besondere Bedeutung. Montreux gegenüber zeigt Bex manche der im Allgemeinen zwischen Binnen- und Seeklima wahrzunehmenden Differenzen. Bex liegt schon ausserhalb der Einwirkung des Genfersees, seine Tageswärme ist deshalb grösseren Schwankungen unterworfen, und seine mittlere Wintertemperatur ist $1\frac{1}{2}^{0}$ unter der von Montreux. Dieses Plus an Wärme schöpft aber Montreux wesentlich aus der höheren Temperatur seiner Morgen- und Abendstunden, Mittags 1 Uhr hat Bex fast gleiche, gegen das Frühjahr hin sogar höhere Temperaturen aufzuweisen. Die Ziffern für diese

Tagesstunde ergeben im December noch ein Minus von 0.5^0 für Bex, im Januar stehen sich beide Orte mit 4.2^0 gleich, im Februar ist Bex Mittags 1 Uhr schon um 1.5^0 und im April sogar um 3.1^0 wärmer als Montreux. Bex liegt 50 m höher als Montreux. Es ist sehr wahrscheinlich, dass in dem hoch und weit abseits des Rhonethals gelegenen Hot. des Salines die Luft etwas trockener ist wie in Montreux. Damit stimmt wenigstens der Eindruck überein, den Kranke empfinden, welche Montreux mit Bex vertauschen. Bex hat auch auffallend weniger Niederschläge. Seine jährliche Regenmenge beträgt 890 mm mit 108 Regentagen, Montreux mit 1280 mm Regenmenge hat 136 jährliche Regentage. Bex ist gänzlich nebelfrei, die Rhonenebel erreichen die Hochlagen des Kurortes nicht. Im Vergleich mit Montreux muss man Bex ein mehr erfrischendes stärker anregendes Klima zuschreiben. Die vortrefflichen Wohnungs- und besonders auch Heizungsverhältnisse im Hôtel des Salines halten den Patienten für die etwas höheren Temperaturen der Genfersee-Stationen schadlos, und es giebt deshalb in jedem Winter einige Familien, welche Bex den Vorzug geben, so deutlich auch Herbst und Frühjahr dort die günstigsten und zuträglichsten Jahreszeiten sind. Mit Berücksichtigung der Soolbäder sind Skropheln, chronische Hautausschläge, rheumatische Anlage, chronischer Rheumatismus die für diesen Kurort besonders geeigneten pathologischen Formen. Aber man rühmt ihm auch nach, dass sich Asthmatische mit und ohne Emphysem dort auffallend wohl und wesentlich besser befänden wie in Montreux.

Bex ist Eb. Stat. der Lin. Lausanne-St. Maurice und von Genf auf dieser 5, von Vevey 1½, von Montreux 1 St. entfernt. — Unterkunft: Gr. Hot. des Salines 40 Min. vom Bahnhof auf hoher Terrasse inmitten eines Parks (Pens. 8 bis 14 fr.); Gr. Hot. des Bains, Union, Hot. des Alpes (in diesen Pens. für 5—7 fr.). — Aerzte: Exchaquet, Hünerwadel, Testaz; Kurzeit während des ganzen Jahres.

IV. Südliches Frankreich und die beiden Rivieren.

Mit der Reihe der Winterstationen, welche uns in diesem Kapitel beschäftigen, machen wir einen Schritt weiter nach Süden. Alle diese Orte liegen zwischen 43° und 44° 20′ nördlicher Breite d. h. über 2° südlicher wie Meran, Arco, Lugano und Montreux. Schon damit ist die höhere Wärmeentwicklung angezeigt. Dazu kommt ein anderes beachtenswerthes Moment. Südlich von der lombardischen Ebene erhebt sich eine zweite Felsenmauer, die Seealpen und die ligurischen Alpen, den Nordstürmen, welche die Alpen übersteigend durch die Po-Ebene dahinjagen, von neuem Halt gebietend. Pau allerdings nimmt, wie wir bei der Schilderung dieses Ortes sehen werden, eine Ausnahmestellung ein, alle übrigen hierher gehörigen Stationen tragen in topographischer wie in meteorologischer Beziehung ein ziemlich gleichmässiges Gepräge. Von Marseille aus führt uns die Eisenbahn jetzt in ununterbrochenem Zuge über Hyères, Cannes, Nizza, Mentone und San Remo bis nach Genua und weiter über Nervi, Rapallo, Spezia und Viareggio nach Pisa. Eine Reihe prachtvoller Naturscenen fliegt an diesem Wege im Zeitraum weniger

Stunden an uns vorüber. Genua liegt an der Spitze eines Meerbusens, dessen nach Südosten weisende Küste die Riviera di Levante heisst, während das nach Südwesten bis Nizza sich erstreckende Ufer Riviera di Ponente oder kurzweg die Riviera genannt wird. Seiner klimatischen Natur nach kann auch Pisa in den Rahmen dieser Gruppe mit eingeschlossen werden. Dieser ganze wohl 500 km lange Ufersaum trägt unverkennbar einen sehr gleichartigen klimatischen Charakter. Nach Norden durch die gewaltigen Seealpen, durch die ligurischen Alpen, den Apennin und durch einige minder hohe Gebirgszüge gedeckt und vor kalten Winden geschützt, nach Süden dem vollen Anprall der Sonne geöffnet, gleicht er einem grossen Treibhause, und entwickelt in der That eine Vegetation, wie sie unter gleichem Breitengrade sonst nirgends gefunden wird. Hier gewinnt der Oelbaum einen kräftigeren Wuchs und ein üppigeres Laub als sonst in der Provence, ja selbst als in Mittelitalien. Die Feige, der Johannisbrodbaum, der Mandelbaum sind hier ebenso gewöhnlich wie die Cactus und die Dattelpalmen. Durch seine riesenhafte Höhe und sein schnelles Wachsthum erregt der Eucalyptus globulus (Blaugummibaum), der sich in den Gärten der Provence und überall an beiden Rivieren bereits vollständig eingebürgert hat, unser Erstaunen. Orangenbäume prangen in dichten Plantagen mit einer Fülle von Früchten, und in günstiger Lage giebt sogar der zarte Citronenbaum eine reichliche Ernte. Auch hier noch geht der Kranke den Strahlen der Sonne nach, aber sie spendet ihm schon früher die wohlthätige Wärme, und entzieht sie ihm später. Die mittlere Temperatur der 3 Wintermonate, die sich an den Kurorten am südlichen Fuss der Alpen zwischen 1.5 und 4° C. bewegt, erhöht sich an der Riviera auf 9—10° C. Der Krankentag gewinnt um 2 Stunden; er fängt selbst für den Schwerkranken schon um 10 Uhr an, und hört erst um 4 Uhr des Nachmittags auf. Doch ist keineswegs jeder Platz an diesem hochbegünstigten Ufer zum Winteraufenthalt passend, und zwischen den bewährtesten Punkten existiren noch allerlei Differenzen. Die schützende Bergwand ist bald höher bald niedriger, wird von Schluchten und Thälern, den Zutrittsstellen der Winde unterbrochen, nähert sich bald mehr der Küste und fällt steil zum Meere ab, nur ein schmales angeschwemmtes Uferland dem Fuss des Menschen überlassend, und tritt dann wieder als ein mächtiges Amphitheater weit zurück, ein üppiges Thal mit sanfteren Abhängen bildend, in welchem je nach der Entfernung vom Strande verschiedene Klimate neben- und hintereinander sich abgrenzen. Der Schutz gegen die Winde bleibt für alle diese Stationen das wesentlichste Erforderniss, und bedingt, je nachdem er mehr oder weniger vollständig ist, hauptsächlich den Werth des Kurortes. Von den Winden der mit Recht gefürchtetste ist der Mistral. Vom Nordwesten her in das Rhonethal eindringend, rast er an den Abhängen der Cevennen dahin, erreicht Avignon, schickt einen Seitenstrom nach Osten in das Thal der Durance, belästigt in hohem Grade Beaucaire und Arles, setzt sich weiter über die Ebene von la Crau bis zum Meere und als reiner Nordwind über Minorca nach

Algier fort und bestreicht nach Westen abweichend Languedoc, nach Osten über Marseille hinaus die Provence und selbst die Riviera. Im Rhonedelta ist jeder zweite Tag ein Mistraltag, in Marseille weht er 175 Tage im Jahr. Von dem gewöhnlichen Nordost, dem Maestro der Italiener, unterscheidet er sich wesentlich durch die Intensität seiner Wirkung. Diese reicht westlich von Barcelona bis östlich nach Genua, und zwar ist es das Küstengebiet, welches er mit Vorliebe bestreicht. In einiger Entfernung vom Lande meerwärts wird er nicht mehr wahrgenommen. Sein eigentlicher Tummelplatz ist die Provence, von San Remo bis Genua tritt er nur selten und sehr abgeschwächt auf. Für die enorme Heftigkeit dieses kalten, trocknen Windes hat man verschiedene Gründe angeführt. Man beobachtet ihn häufig, nachdem Stürme im nördlichen Europa geherrscht haben. Die dort in Bewegung gesetzte kalte Luft, indem sie nach dem südlichen Frankreich vordringt, wird zwischen den Alpen einerseits, und Sevennen und Pyrenäen andererseits zusammengepresst, und stürzt sich nun mit verdoppelter Gewalt in die von der Sonnenhitze erwärmten und verdünnten Luftschichten der Crau-Ebene und weiterhin des nördlichen Africas. Verfolgen wir die Abzweigung des Mistral, welche die Küsten der Provence und die Riviera berührt, so finden wir dass diese Strömung in ihrem Laufe durch die sich ihr entgegenstellenden Berge allmälig an ihrer ursprünglichen Kraft, durch das Bestreichen der erwärmten Küsten an ihrer Kälte, und durch die Nähe des grossen Wasserbeckens an ihrer Trockenheit Einbusse erleidet. Häufig beginnt der Mistral nach einem Regentage, nach vorausgegangener Windstille und tiefem Barometerstand; seine Dauer ist sehr verschieden, äusserst selten nur 24 Stunden, häufiger 3, 6, 9, 12 Tage und darüber. Er erhebt sich um 10 Uhr früh und hält an bis Sonnenuntergang; überdauert er aber die Abenddämmerung, dann pflegt er nach einer alten Erfahrung um Mitternacht ganz zu erlöschen, während im umgekehrten Fall er sich anderen Tages um 10 Uhr mit erneuter Kraft erhebt. Hat er aufgehört, so folgt in der Regel eine Reihe schöner Tage, ein Trost wenigstens für den Kranken, der von dieser Geissel des Landes mit getroffen wird. Dem Mistral gerade entgegengesetzt zeigt sich an der Riviera ein zum Ostwind (levante) abgelenkter Nordost, der, von viel geringerer Intensität und Trockenheit als jener, umgekehrt in San Remo und Mentone fühlbarer ist als in Cannes oder Hyères. Dem Scirocco entzieht der Ocean während seines Laufs einen grossen Theil seiner lästigen Trockenheit, so dass er an der Riviera nur als der feuchte regenbringende Aequatorialstrom auftritt und nichts mehr von der austrocknenden und abspannenden Wirkung besitzt, welche den Scirocco Siciliens kennzeichnet. Land- und Seewinde spielen an der ganzen Küste eine Rolle. Die Seebrise herrscht von 12—3 Uhr und wird von Schwerkranken dadurch gemieden, dass sie ihre Promenadenzeit vor 12 und nach 3 Uhr festsetzen, oder sich vom Strande möglichst entfernt halten. Man sieht, dass der Windschutz der Seealpen keineswegs ein absoluter ist, dass die Riviera vielmehr genug Winde zu verzeichnen hat, aber selten von solcher Stärke, dass der Luftgenuss dadurch wesentlich eingeschränkt würde.

An allen Kurorten der Riviera ist bei der geringen Erhebung der Wohnstätten über den Meeresspiegel ziemlich derselbe hohe Barometerstand wahszunehmen.

Der Grad der relativen Feuchtigkeit ist für die ganze Reihe der uns beschäftigenden Orte von der wesentlichsten Bedeutung. In Pau und Pisa haben wir es mit zwei hochgradig feuchten, sonst an allen Plätzen der Riviera trotz der Seenähe mit vorwiegend trockenen Stationen zu thun. Es beruht dies darauf, dass an diesem ganzen Küstenstrich abgelenkte Landwinde von grosser Trockenheit vorherrschen. Es ist kaum zu bezweifeln, dass die Riviera di Ponente etwas trockner ist wie die Levante, obgleich an dieser die Messungen der relativen Feuchtigkeit (und auf diese allein kommt es an), nicht umfangreich genug betrieben wurden, um ein wissenschaftlich feststehendes Resultat zu erzielen. Indessen spricht noch ein anderer Umstand, nämlich die von West nach Ost sich stetig steigernde Menge und Zahl der Niederschläge dafür, dass die Südwinde ihren Ueberschuss an Feuchtigkeit mit Vorliebe an den ligurischen Apennin absetzen, die südlichen Abhänge der Seealpen aber unberührt lassen. So beträgt die jährliche Regenmenge für Hyères 746, für Nizza 811 für Genua 1317 mm und Nizza hat in derselben Zeit, vom November bis April, 36 Regentage, wo Mentone deren 44, Genua deren 67 zählt.

Meteorol. Tabelle.	Pau	Cannes	Nizza	Mentone	S. Remo	Nervi	Pisa
Mittl. Temp. Lec. Jan. Febr.	6.3	9.7	9.4	9.9	10.5	9.2	7.0
Rel. Feucht. Oct. bis April	79	65	62	71	66	64	81
Regentage Dec. Jan. Febr.	33	18	17	16	15	26	31

Die Grundlage des Terrains, welche fast an der ganzen Küste dieselbe ist, nämlich der Kalkstein, trägt durch lebhafte Aufnahme und Abgabe der Sonnenstrahlen dazu bei die Temperatur der unteren Luftschichten zu erhöhen und bedingt durch seine Undurchlässigkeit für Wasser den Vortheil der Trockenheit. Andererseits giebt der Kalkstein durch seine geringe Härte und durch seine Verwendung zu Strassenbauten zu lästigem Staub und nach Regengüssen vorübergehend zu kothigen Wegen Veranlassung. Der Kalkstaub bildet ohne Zweifel die unangenehmste Seite der Riviera; er ist für die Kranken eine directe Schädlichkeit, zu deren Bekämpfung durch Strassensprengung an den grösseren Kurorten, wie Mentone und San Remo, schon viel geschehen ist. Die Reinheit der Luft wird zeitweise auch durch die Kultur der Olivenbäume geschädigt. Ungefähr alle 3 Jahre werden sie mittelst wollener Lumpen und Hornabfälle, welche zu diesem Zwecke massenhaft aus Italien eingeführt werden, in der Weise gedüngt, dass um den Stamm eines jeden Baums ein Graben gezogen wird, in welchen die Lumpen und Abfälle geworfen und mit Jauche getränkt werden. Nur dem täglich und regelmässig wiederkehrenden Luftaustausch zwischen Meer und Ufer ist es zu verdanken, wenn meist nur die Nasen davon unangenehm afficirt werden Das mittelländische Meer hat bekanntlich keine oder eine kaum bemerkbare Fluth und Ebbe. An Salzgehalt (4.1 %) übertrifft es die Nordsee (3.3 %) und den atlantischen Ocean (3.8 %). Seine Temperatur ist hoch genug, um an Orten, wo der Strand hierfür günstig ist, von Mitte April bis Mitte October mit Vortheil Seebäder nehmen zu können. Neben der reizenden und anregenden Wirkung, welche in der Meeresnähe die stärkere Bewegung der Atmosphäre ausübt, kommt bei lebhafter Brise und in unmittelbarer Nähe des Strandes hier noch der Salzgehalt der Luft in Betracht, welcher für eine Reihe von Fällen als Heilmittel benutzt werden kann. Als eine unangenehme Zugabe des Aufenthaltes an der Riviera gelten mit Recht die Moskitos. Sie können bis in den November ja sogar bis in den December hinein die Kurgäste belästigen. Nächst der unerlässlichen Vorsicht die Fenster zu schliessen, ehe man Abends im Zimmer Licht anmacht, sind Bettvorhänge (Moustiquaires) das sicherste Schutzmittel.

Heilwirkung. Die beiden feuchtwarmen Kurorte dieser Reihe, Pau und Pisa, unterscheiden sich von einander dadurch, dass Pau nur 6.3°, Pisa 7.0° C. mittl. Winterwärme besitzt. Beide befinden sich im ausgesprochensten Gegensatz zu den sämmtlichen übrigen von uns angeführten Orten. Man nimmt nicht ohne Grund an, dass Pau und Pisa auf den trocknen Katarrh des Kehlkopfs und der Bronchien und auch auf das Asthma einen günstigen Einfluss haben. Noch deutlicher tritt der sedative Einfluss beider Orte auf das Nervensystem hervor, ein Einfluss, der sich in erhöhtem Phlegma, im Eintritt festen Schlafes, in der Heilung von Neuralgien äussert. Ganz anders an der Riviera. Was in Pau und Pisa die Gegenanzeige bildet: Katarrhe mit reichlicher Absonderung, Blennorhoen, Albuminurie, chronischer Rheumatismus und Gicht, das wird wegen der austrocknenden, aufsaugenden und tonisirenden Kraft des Klimas hier Heilobject. In früherer Zeit bildeten Phthisiker das grösste Contingent der Riviera-Besucher. Das ist insofern anders geworden, als die schweren Fälle sich jetzt meist an die Sanatorien wenden. Oft scheuen sich die Kranken, die nach dem Süden gehen, jetzt vor Orten und Häusern, wo sie Phthisiker in grösserer Menge antreffen, und doch ist die Ansteckungsgefahr gerade da am geringsten, wo die Regeln der Reinlichkeit am strengsten durchgeführt werden, und das ist sicherlich nur an den besuchtesten Plätzen der Fall. Und wieder sind es auch zumeist die grösseren Kurorte und die grösseren Häuser, die dem Kranken eine so behagliche Existenz bieten wie sonst nur die Sanatorien. Der Procentsatz der an der Riviera geheilten und gebesserten Phthisiker ist ziemlich hoch, und dabei stimmen sämmtliche Beobachter darin überein, dass die Resultate weit günstigere sein würden, wenn die Patienten den Krankentag besser ausnutzten, wenn sie nicht viel zu viel Zeit in abgeschlossenen, schlecht ventilirten Räumen verbrächten, wenn sie nicht durch ihren Leichtsinn sich häufig intercurrente Katarrhe und Entzündungen oder Blutungen zuzögen und wenn sie nicht im Frühjahr durch eine voreilig angetretene Rückreise die erlangten Fortschritte wieder in Frage stellten. Wie gefährlich ist nicht allein für Viele die Nähe von Monte Carlo! Das sind Dinge, die bei der Aufnahme in ein Sanatorium von selbst fortfallen. Soll man sich also vorsehen, charakterlose jüngere Patienten ohne Begleitung nach dem Süden zu schicken, so ist andrerseits mit Rücksicht auf den Einzelfall die grosse Verschiedenheit seelischer Eindrücke wohl in Betracht zu ziehen. Denn es ist etwas wesentlich anderes, ob ich von einer Liegehalle aus, die Füsse im Fusssack, den Oberkörper mit Pelzen zugedeckt, in den Schnee hinausschaue, oder ob ich, leicht gekleidet, im Freien, unter einem Olivenbaum hingestreckt, den Blick auf das ferne Meer hinaus oder zum blauen Himmel empor richte.

Da, wie gesagt, schwerere Fälle von Phthisis jetzt weit seltener an die Riviera geschickt werden, kommt dies phthisisscheuen Patienten wesentlich zu gute, und Kranke mit chronischen Katarrhen, Pneumonien, Pleuriten, Emphysem werden sich recht behaglich fühlen. Chronischer Rheumatismus und so manche Schwächezustände der Reconvalescenz und des Alters sind ebenfalls sehr am Platze, und ebenso Gichtische, falls sie sich nicht den Chianti zu gut schmecken lassen, oder wenigstens gleichzeitig von den alkalischen Wässern von Vichy, Vals, Uliveto reichlichen Gebrauch machen, oder sich mit Hülfe des Siphon eine Natronlösung bereiten.

Pau im Département des Basses Pyrénées, die alte Hauptstadt von Béarn mit 33000 Einw., liegt unterm 43°20′ n. B., 207 m, im südwestlichen Winkel von Frankreich, und zwar am südlichen Abhange einer Hochebene, unterhalb welcher der Gave de Pau dahinfliesst, 45 km entfernt von dem im Süden sich erhebenden Kamme der Pyrenäen. Nach Osten, Nordosten und Norden existirt ein höherer Bergwall nicht, sondern nur sanfte Abhänge führen auf das im Rücken der Stadt befindliche Plateau. Die Windstille, deretwegen Pau so oft emphatisch gerühmt wird, ist deshalb keineswegs eine absolute. Nur sind starke Windstösse im Ganzen selten, und besonders ist das Frühjahr weniger windreich wie die Riviera, und abgesehen von seinen massenhaften Niederschlägen eine recht günstige Kurzeit. Die Wintertemperatur (Dec., Jan., Febr.) von Pau beträgt im Mittel 6.3° C., ist also höher wie an den oberitalischen Seen aber um 3° niedriger wie an der Riviera. Pau ist ebenso sehr durch hochgradige Feuchtigkeit (79% im Wintermittel) wie durch die Menge seiner Niederschläge ausgezeichnet. Besonders sind November, März und April sehr regenreich. Wechselfieber sind eine einheimische Krankheit. Das feuchtwarme Klima eignet den Ort gut als Winteraufenthalt für trockene Katarrhe, seine calmirende sedative Wirkung äussert sich auf Neuralgien und Neurosen, besonders solche erethischer Subjecte. Als Gegenanzeigen machen sich geltend: Blutarmuth und Bleichsucht, die torpide Phthise, Rheumatismen, Herzkrankheiten (besonders Fettherz) und Bronchitis mit reichlichem Auswurf. Deutsche stellen sich selten in Pau ein, das Hauptcontingent der Kurgäste sind Franzosen und nächstdem Engländer und Amerikaner.

Von Paris erreicht man Pau in 17—23, von Bordeaux in $5^1/_2$—8, von Toulouse in $6^1/_2$—8 St. — Unterkunft in mehr wie 20 Hotels und Pensionen. In den grösseren Hotels I. Ranges (Gassion, Belle Vue etc.) beträgt die Pension 12 bis 15 fr., in den kleineren Pensionen 8—12 fr. Südzimmer sind unbedingt erforderlich. — Aerzte: über 20; Kurzeit: 1. Oct. bis Ende Mai.

Hyères, im Départ. du Var, Stadt mit 15000 Einw., unterm 43.° 7′ n. Br. gelegen, ist einer der ältesten klimatischen Winterkurorte. Es liegt 4 km vom Mittelmeerstrande am Abhange eines 230 m hohen Hügels, des zur Bergkette der Maurettes gehörigen Schlossberges. Der Windschutz, den diese Berge gewähren, ist ein sehr unvollkommener, und der Mistral beunruhigt den Ort sehr häufig und setzt nicht nur die Temperatur plötzlich stark herunter, sondern trocknet die Luft in empfindlicher Weise aus und wirbelt Staubmassen in die Höhe. Das Wintermittel der Temperatur beträgt $8._5$° C. Bei Windstille kann das Thermometer mitten im Winter zur Mittagszeit 28° C. zeigen, aber der Abstand wird um so unangenehmer, wenn dann der Mistral sich erhebt. Von der Brise wird Hyères wegen seiner Entfernung von der Küste nur unmerklich berührt. Nebel sind im Herbst und Frühling in den Vormittagsstunden nicht selten. Sie nähern sich von Süden her, über den Salinen und Sümpfen aufsteigend, allmählich der Stadt und zertheilen sich an den Bergen. Die angenehmste, weil windstillste Gegend ist das im Süden der Stadt seewärts gelegene Thal von Costebelle, doch haben auch dort die kalten Winde und plötzlichen Fröste der Vegetation enorm geschadet. Im allgemeinen hat Hyères ein trocknes, tonisirendes, bei windstillem Wetter recht warmes Klima, und passt für wärmebedürftige, nicht zu empfindliche und keineswegs erethische Personen, welche der Kälte und Feuchtigkeit des nordischen Winters ausweichen wollen. Die Engländer, die den Kurort früher sehr begünstigten, haben sich zum grossen Theil ostwärts nach Cannes und Mentone gewendet, so dass die jetzige Kurgemeinde meistentheils aus Franzosen besteht.

Auf der Eb.-Lin. Marseille-Nizza führt bei La Pauline eine Zweigb. in ca. $^1/_2$ St. nach Hyères. Von Marseille aus verlässt man die Hauptlinie bei Toulon und braucht $2^1/_4$ St. Der Bahnhof ist 20 Min. von der Stadt entfernt. Unterkunft in mehr wie 12 grossen Hotels (H. des Hespérides, H. des Iles d'Or, H. des Ambassadeurs etc., Pens. 10—16 fr.). Gutes Absteigequartier in dem H. de la Méditerranée. Wegen Privatwohnung wende man sich an das Syndicat. Die besten Lagen sind an der Place des Palmiers, Place de la Rade, in der Rue d'Orient und am Boulevard St. Dénis. 9 Aerzte, 5 Apotheken.

Cannes, eine Stadt von 20000 Einw. liegt unterm 43° 34 n. B. am Golf von Napoule, den sie in mehreren parallelen Strassen umspannt. Ein vorspringender Hügel, der Mont Chevalier, theilt die Stadt in 2 Theile und der Hafendamm, der von seinem Fusse aus bis zum Leuchtthurm weit in's Meer hineinragt, den Golf in 2 Buchten, eine westliche und eine östliche, in welcher letzteren die Rhede von Cannes sich befindet. Mit ihrer Fronte dem vollen Süden zugewendet, hat die Stadt in ihrem Rücken ein sanft ansteigendes welliges Terrain, welches in weitem

Halbkreis von einer Reihe von Hügeln eingefasst wird. Am nördlichen Ende dieses weit geöffneten Thaleinschnitts liegt das Dorf le Cannet. Kein Fluss von irgend welcher Bedeutung durchschneidet diese Thalsohle und öffnet sein Bett dem Zutritt der Winde, sondern nur dürftige Bäche (ruisseaux), von Bäumen eingefasst und für gewöhnlich trocken, führen nach Regengüssen ihr Wasser dem Meere zu. Um einen vollständigen Ueberblick und Einblick in das Amphitheater von Cannes zu gewinnen, muss man sich auf die Citadelle der dem Hafen gegenüberliegenden Insel Ste. Marguerite begeben. Man sieht dann zur Linken (westlich) den scharf in das Meer vorspringenden Kamm des Esterelgebirges und weiter nach Nordwesten einen tiefen sattelförmigen Einschnitt, die Stelle, von welcher her der Mistral bei heftigem Ausbruch die Küste bestreicht. Gerade nach Norden dringt unser Blick tief hinein in den Thaleinschnitt bis nach le Cannet, und stösst dabei überall auf dichte Orangen- und Oelbaumpflanzungen und höher hinauf auf das dunklere Grün der Aleppo-Kiefern. Der nördliche Abschluss des Thals durch Bergwände ist ein ununterbrochener; nicht so der östliche. Dieser wird vielmehr durch eine Gruppe einzelner Hügel gebildet, welche oft durch wilde Schluchten getrennt erscheinen, aber ohne dass diese in durchgehende, dem Ostwinde offenstehende Thäler sich fortsetzten.

Der Nordwind ist zwar häufig, bringt aber dem Ort keine Gefahr, weil er stets mit schönem und keineswegs kaltem Wetter verbunden ist. Er trifft die Küstengegend nicht, sondern in der Höhe über sie fortströmend, bewegt er oft meilenweit südlicher das Meer, dessen sich thürmende Wellen dem bewaffneten Auge den dort hausenden Sturm verrathen, während kein Lüftchen im Hafen von Napoule den Wasserspiegel kräuselt. Dagegen ist Cannes gegen den Nordostwind (Greco) grossentheils nicht genügend gesichert; denn nach dieser Richtung sind die Bergwände weder hoch noch zusammenhängend genug. Am wenigsten haben noch unter diesem Winde diejenigen Villen zu leiden, welche die zwischen dem Chemin de la Californie und dem Boulevard du Cannet sich erhebenden Hügel bedecken. Glücklicherweise ist der Nordost nicht gerade häufig, doch tritt unter seinem Einfluss etwa alle 3 Jahre einmal Schneefall ein. Weniger kalt und schwankend in seiner Richtung zeigt sich der Ostwind, der in der Regel bald nach Südost umspringt, Wolken sammelt, und nun zum eigentlichen Regenwind der Gegend wird. Nur ausnahmsweise herrscht im Winter der Scirocco, der, in seiner austrocknenden Wirkung abgeschwächt, mit solcher Gewalt an das Ufer schlägt, dass der Wasserstaub hoch in die Luft spritzt. Der Südwestwind, von dem einzelne Theile der Stadt ebenfalls betroffen werden, soll veränderlich, bald feucht, bald mehr oder weniger trocken sein. Cannes wird vom Mistral nicht verschont, und besonders im März kann man diesen trocknen und kalten Wind dort in der schlimmsten Weise toben sehen; nur empfindet man ihn nicht ganz so kalt wie in Hyères und kann ihm leichter ausweichen. Aber wie dort treibt er bei klarem Himmel Staubwolken vor sich her und dauert mindestens einen ganzen Tag, oft genug aber auch 2—5 Tage.

Bei schönem sonnenhellen Wetter macht sich im Laufe des Vormittags und bis Nachmittag andauernd, ihre Richtung von Südost durch Süd nach Südwest nehmend, die Brise bemerkbar. Ihre Wirkung nimmt natürlich mit der Entfernung vom Strande gradweise ab. Der Windschutz, welchen Cannes geniesst, ist im Allgemeinen wesentlich verschieden von demjenigen, unter welchem Mentone und auch San Remo sich befindet. An diesen beiden Orten erhebt sich ein ziemlich geschlossener Bergkamm dicht hinter ihnen, während in Cannes ein lockeres Hügelland weit vom Meeresufer zurücktritt. Die am Fuss oder an den Abhängen dieser Hügel sich erhebenden Gebäude haben am wenigsten von Winden zu leiden.

Die mittlere Temp. der 3 Wintermonate ist 9.7° C. und pflegt auch in den kältesten Tagen zwischen 11 und $3^1/_2$ Uhr das Thermometer nie weniger als 12° C. zu zeigen. Im Dec., Jan. und in der ersten Hälfte des Febr. können dagegen die Nächte recht kalt sein. Das Gras ist dann gelegentlich mit Reif bedeckt, und man kann auf den Plätzen dünne Eisschichten bemerken. Schnee fällt durchschnittlich nur einmal im Winter und verschwindet schnell. Der niedere Stand der rel. Feuchtigkeit (65 %) hängt insbesondere von der austrocknenden Wirkung des Mistrals ab, der sie bis auf 22 % herabdrücken kann. Geht dann der Mistral in den Südost über, so stellt sich das gewöhnliche Feuchtigkeitsverhältniss schnell wieder her. Der eigentliche Regenmonat ist der März, wo die Südostwinde vorherrschen, nächstdem der October. Vom Oct. bis April kommt durchschnittlich auf 5 Tage ein Regentag. Bei Sonnenuntergang, wo die Temp. sehr plötzlich sinkt und ein Theil des atmosphärischen Dunstes sich verdichtet, pflegt sehr starker Thaufall einzutreten. Das ist ein Zeitpunkt, den die meisten Kranken nicht im Freien zubringen sollen. Durchschnittlich die Hälfte der Tage der Saison ist schön und sonnig, so dass reichlicher Luftgenuss stattfinden kann.

Die geologischen Verhältnisse von Cannes und seiner Umgebung weichen von denen der übrigen französischen Winterstationen einigermassen ab, und sind für die Salubrität nicht ohne Bedeutung. Während die Kette der Seealpen aus Tertiärkalken besteht, zeigt das Esterelgebirge, wie die Mtgnes. des Maures, als Grundform den Granit und Glimmerschiffer, und wo es südlich nach dem Meere zu abfällt, tritt der Porphyr in imposanten Formen zu Tage. Die Hügelreihe, welche sich vom Esterel aus längs des Golfs von Napoule bis zum Hafen von Cannes fortsetzt, besteht aus Gneis, dagegen zeigen die nordwärts um le Cannet sich herumziehenden Bergreihen wieder die Kalkformation. Das Ufer ist in seiner ganzen Länge sandig und bildet einen Strand, wie er sich an keinem der andern Mittelmeerorte in solcher Vorzüglichkeit wiederfindet, und der in seiner allmählichen Abschüssigkeit in das Meer hinein etwa mit dem von Ostende sich vergleichen lässt. Wenn man bei heftigem Mistral von der Pointe de la Croisette aus nach Westen zu den Strand entlang geht, so kann man sich dem hoch aufwirbelnden feinen Sande entgegen kaum fortbewegen, und doch ist er für die Lungen weniger angreifend als der Kalkstaub von Hyères und Nizza.

Entfernt man sich aber von dem am Strande hinlaufenden Boulevard de la Croisette nach der nächsten dem Ufer parallel laufenden Poststrasse von Fréjus nach Antibes, nach der Rue d'Antibes, der Hauptstrasse von Cannes, so fühlt man nicht nur die Gewalt des Mistrals viel weniger, sondern man ist sofort gar nicht mehr vom Staube belästigt, weil diese Strasse mit Porphyr macadamisirt ist. Die Strassen nach le Cannet, die Route de Grasse und die Seitenstrassen der Route d'Antibes sind wiederum, weil aus Kalkstein gebaut, durchaus nicht staubfrei; doch hat hier der Wind noch weniger Gewalt.

Wie fast an allen Orten der Mittelmeerküste, wo Winterflüchtlinge sich einstellten, hat man auch in Cannes die Kurhotels zuerst möglichst nahe dem Meere aufgeführt, aber allmählich ist man immer weiter meerabwärts in der Richtung nach le Cannet vorgerückt. In dieser so glücklich gelegenen Ortschaft herrscht selbst beim heftigsten Mistral Windstille und eine üppige Vegetation giebt Zeugniss von der Milde des Klimas. Hier mischt sich der Citronenbaum mit stattlichen Früchten unter die Orangen und der Oelbaum zeigt einen besonders kräftigen Wuchs. Von der Terrasse des Platzes Bellevue in le Cannet geniessen wir eine entzückende Aussicht; wir überblicken einen Orangenhain, der sich weiter abwärts in Oelbaumpflanzungen verliert, und zwischen diesen immergrünen Abhängen erscheinen in der Ferne rechts der Esterel, links die Lerin'schen Inseln, und gerade vor uns bis zum Horizont die weite blaue Fläche des Meeres.

Zwar haben einige harte Winter des vorigen und

dieses Jahrhunderts den Orangen und Oliven geschadet, aber doch lange nicht in dem Masse, wie in Hyères, wo der Winter von 1820, der in Cannes nur hier und da den Orangen verderblich war, sogar den Oelbaumwuchs total vernichtete. Was die Zucht der Orangen in Cannes selbst und in der Nähe des Golfs betrifft, so treibt sie keine wohlschmeckenden Früchte, sondern wird nur der Blüthen wegen unterhalten. Cannes und das benachbarte Grasse sind die Hauptorte für die Gewinnung der Parfümerien, zu welchen ausser den Orangen, die Rosen, die Cassien, der Jasmin, die Veilchen ihren Blüthenduft hergeben.

Das rasche Aufblühen des Kurortes hat zur Folge gehabt, dass sich bald die höheren Gesellschaftskreise vorzugsweise nach Cannes wandten, und dass selbst fürstliche Häupter mit Vorliebe ihren Winter dort zubrachten. Der hierdurch hervorgerufene Luxus spricht sich auch in dem Ueberfluss an Equipagen aus, ein Umstand, der den Strassen der inneren Stadt in den Nachmittagsstunden stetig das Ansehen eines Corso verleiht. Wer staubfreie Wege aufsuchen will, muss sich darauf einrichten häufiger vom Fuhrwerk Gebrauch zu machen. Ist er so den staubigen und nach Regenwetter kothigen Strassen der alten Stadt entflohen, so erwarten ihn in der Campagne die mannichfachsten Naturgenüsse. Dem Rüstigen bietet die Umgegend nach allen Seiten eine genügende Auswahl an hübschen Spaziergängen, unter denen er je nach der Richtung des Windes seine Wahl zu treffen hat. Mit Mentone und S. Remo verglichen ist Cannes, wenn sich auch die Mitttelwerthe der Temperatur sehr nahe stehen, entschieden kühler. Es kann deshalb auch Ende März oder Anfang April von denen vorgezogen werden, welchen zu dieser Zeit die Luft von Mentone oder S. Remo schwül und drückend erscheint und welche daran sind den Appetit zu verlieren. Um diese Zeit ist Cannes luftiger und erfrischender. Die Luft ist ziemlich trocken und deshalb anregend und für viele Kranke besonders in der Seenähe zu reizend. Wo man aber den Effect eines milden aber gleichzeitig tonisirenden, die Sekretionen beschränkenden Klimas wünscht, da ist das von Cannes ausnehmend geeignet, und man begreift es, wie einzelne derartige Kranke sagen können, dass sie sich während des Mistrals, natürlich im Zimmer, am wohlsten befänden. Kinder und Greise, bei denen eine Anspornung des Stoffwechsels erwünscht ist, sind in der Strandgegend am besten aufgehoben. Auch Kranke mit chronischer Nierenentzündung, Diabetiker, Fieberlose und wenig erregbare Brustkranke gehören in die Nähe des Meeres. Alle fiebernde Patienten, alle erethische Personen, Alle welche an Schlaflosigkeit oder neuralgischen Symptomen leiden, sind vom Meeresufer fort an die windstillen Plätze des Hügelsaumes zu verweisen. Je mehr der Kranke vom Strande aus sich le Cannet nähert, desto milder, windgeschützter, aber auch desto weniger anregend und weniger tonisirend wirkt die Atmosphäre, eine Thatsache, welcher die Patienten bei der Wahl ihrer Wohnung unbedingt Rechnung zu tragen haben. Auch Grasse, eine, 325 m, reizend gelegene Stadt, mit der Eisenbahn nur 40 Min. von Cannes entfernt, kann in Frage kommen. Scrophulose, Schwächezustände der Reconvalescenz und des Alters, mancherlei rheumatische und gichtische Leiden sowie überhaupt alle chronischen Zustände, welche einer Ansporung des Stoffwechsels bedürfen, finden also in Cannes ihre Heilung, Phthisiker haben nur bei chronischem Verlauf des Uebels gute Aussichten, und sollten dann nach le Cannet verwiesen werden. Schon im März und mehr noch im April wird der schöne Strand für Seebäder und Sandbäder benutzt, welche als wichtige Unterstützungsmittel der Kur bei Einzelnen in Betracht kommen. Die Zahl der jährlichen Kurgäste ist über 6000, und zwar sind daran nächst den Franzosen die Engländer am meisten betheiligt.

Von Marseille dauert die Eisenbahnfahrt bis Cannes $4^3/_4$, von Genua $6^1/_4$ St. Unterkunft in über 60 Hotels und Pensionen (viele davon von Deutschen oder Schweizern geführt und in den meisten deutsche Beamte und Kellner), in welchen man für 10—25 fr. tägl. volle Pension erhält. Als Absteigequartier bei den Deutschen beliebt ist H. d. Suisse (Pens. 9 bis 13 fr.) sonst in der Ostbucht und in Nähe des Bahnhofs: Gonnet et de la Reine, de la Plage etc. Wie weit entfernt von der Küste man später seinen dauernden Aufenthalt nimmt, das richtet sich nach den oben gegebenen Anweisungen. — Für Familien stehen gegen 500 Privatwohnungen und Villen offen. Man zahlt für die Saison (Oct. bis Mai) 1200 bis 2000 fr. und mehr für eine meublirte Etage, 2500—20000 fr. für eine Villa. Ein deutscher Arzt fehlt, 17 französische und englische Aerzte.

Nizza, die Hauptstadt des Dép. des Alpes maritimes mit fast 90000 Einw. liegt in der nach Süden geöffneten Baie des Anges unterm 43° 41′ n. Br. Etwa 7 km nordwärts vom Ufer erhebt sich kegelförmig der Mont Chauve

(Monte Calvo) 900 m hoch, und bildet nebst anderen staffelförmig emporsteigenden Bergen eine Schutzwand gegen die Nordwinde. Sie wird von dem Paillon (Paglione) durchbrochen, dessen ziemlich 300 m breites, wasserarmes, oft fast trocknes Bett mitten durch die Stadt sich hinzieht. Hügel, die vom Mont Chauve gegen Südost und Südwest gegen das Meer vorrücken, schützen das Delta des Paillon ziemlich gut gegen Nordost aber ungenügend gegen Nordwest. Die Ausdehnung der auf dem linken Ufer des Paillon gelegenen alten Stadt wird durch einen isolirten bis dicht an das Meer vorspringenden Berg, den Schlossberg, beschränkt, während auf dem rechten Ufer, von dem als Promenade des Anglais bekannten Strandweg landeinwärts, ein immer weiter sich entwickelndes Fremdenviertel seinen freien Lauf nimmt. Das Strandquartier wird von allen Seiten von Winden bestrichen, so von dem zum West abgelenkten Mistral, vom Ostwinde und von den längs des Flussthals vordringenden Bergwinden. Der Hohlweg des Paillon (denn er ist in der Regel so wasserarm, dass man sein Bett zum Trocknen der Wäsche benutzt) ist mit Steinen besät, die von den Sonnenstrahlen erhitzt werden, und dient besonders dazu, den Austausch der Luftschichten zu vermitteln und eine Ebbe und Fluth kalter Strömungen hervorzurufen. Somit ist der Vorwurf der stets beweglichen Atmosphäre von Nizza gerechtfertigt. Je weiter man sich aber landeinwärts in die nach den Hügeln zu belegenen Quartiere begiebt, um so mehr schwächt sich der stimulirende Eindruck der Strandgegend ab. Die mittlere Wintertemperatur erreicht mit 9.4° C. fast die von Mentone.

Die durchschnittliche Minimaltemperatur ist —3° C., doch ist bisweilen schon grössere Kälte vorgekommen. In guten Jahren, wie sie die Regel bilden, sinkt das Thermometer nicht unter Null, und der Winter bleibt milde. Wohl zu beachten sind die starken Wärmedifferenzen zwischen Sonne und Schatten (10—15° und darüber), zwischen Morgen und Mittag, zwischen windigen und windgeschützten Orten und die geringe Zunahme der Wärme, die trotz des höheren Standes der Sonne in dem meist windreichen März stattfindet. Die mittlere rel. Feuchtigkeit beträgt nur 62 % und vorübergehend kann die Trockenheit der Luft hochgradig werden. Die jährliche Regenmenge (698 mm) ist zumeist das Ergebniss gewaltiger Güsse, welche in der Aequinoctialzeit fallen. In den 3 Wintermonaten beschränkt sich die Zahl der Regentage auf 17. Schneefall ist selten und der im December 1886 gefallene massenhafte Schnee geradezu eine Ausnahme. Nebel sind selten und weichen der Vormittagssonne. Der Thau tritt in derselben intensiven Weise auf wie in Cannes, und legt dem Kranken wenigstens ebenso grosse Rücksichten auf. In der Stunde nach Sonnenuntergang findet ein so starker Niederschlag des suspendirten Wasserdampfes statt, dass man im Freien das Gefühl hat, als würde uns ein feuchter Mantel über die Schulter geworfen.

Geologische Untersuchungen haben erwiesen, dass das Meer einstmals bis an den Fuss des Hügels von Cimiez reichte und den Schlossberg ringsum bespülte, und dass die Ebene von Nizza, ein Product von Anschwemmungen des Paillon und des Meeres, sich erst im Laufe des Jahrhunderts gebildet hat. Heute bemerkt man an der nach dem Meere zu sanft absteigenden Ebene die Kennzeichen einer ausgetrockneten Bucht, die mit einer etwa 3 m hohen Alluvialschicht bedeckt ist. Trümmer der benachbarten aus Tertiärkalken bestehenden Gebirge haben einen wesentlichen Bestandtheil dieser Schicht abgegeben, welche mehr oder weniger mit Sand, Thon oder Humus gemischt ist. Die poröse Beschaffenheit des Bodens bewirkt, dass die atmosphärischen Niederschläge schnell in demselben verschwinden, während die Abschüssigkeit nach dem Strande zu den Abzug des Wassers erleichtert und die herrschenden Winde, vorzüglich der Westwind, ihn schnell wieder austrocknen. Wo umfangreichere Thonlager sich finden, stösst man schon in geringer Tiefe auf Wasser und sieht sich deshalb sogar öfter genöthigt die Bauten auf Pfahlwerk auszuführen. In manchen Stadttheilen braucht man nur 1—2 m tief zu graben, um Grundwasser zu treffen. In solchen Gegenden sind vorsichtshalber die Parterre-Wohnungen zu vermeiden, so wenig man sonst im Allgemeinen Nizza für feucht und fieberreich erklären kann. Die Strassen, mit Kalksteinen chaussirt, geben zu dem berüchtigten Staube Veranlassung, der die unangenehmste Seite des Kurortes ausmacht, und den man jetzt durch Strassensprengung zu beseitigen bemüht ist.

Die Fruchtbarkeit des Paillon-Delta's ist berühmt. Die Hügel, welche das Becken von Nizza einschliessen, sind dicht mit Obstbäumen besetzt, den Orangen begegnet man in Menge, und hier und da in günstiger Lage fehlt auch der Citronenbaum nicht. Daneben stehen im Schmucke ihrer Blätter der Johannisbrodbaum und der Lorbeer, und in grosser Verbreitung der Maulbeerbaum und die Feige. Die Flora, so reich sie ist, steht der von Cannes und San Remo etwas nach. Schon in der Mitte des Winters blühen Veilchen und Reseda; bald schliessen sich die Hyazinthen an, der Mandelbaum und viele andere wohlriechende einheimische und exotische Gewächse. Neben dem Reichthum an immergrünen Bäumen und aromatischen Pflanzen, deren Farbe und Duft uns wohlthuend berühren, ist die ausgebreitete Kultur der Küchengewächse, die grosse Auswahl an schmackhaften Gemüsen eine für den Kurgast nicht zu verachtende Zugabe.

Ueber den Gesundheitszustand der einheimischen Bevölkerung erfahren wir nicht viel Erfreuliches. Lungenphthise wird oft beobachtet, Krankheiten der gastrischen Organe kommen meist nur im Sommer epidemisch vor, doch hat die Cholera Nizza schon wiederholt heimgesucht. Der excitirende Charakter des Klimas bringt es mit sich, dass Augenentzündungen, Congestionen zum Kopf, intermittirende Neuralgien und Psychosen häufig sind. Selten beobachtet man dagegen Herz- und Rückenmarks-Leiden, Albuminurie, Nierensteine, Gicht und Diabetes. Diese Erfahrungen sind auch für den Fremden, der in Nizza überwintern will, nicht ohne Bedeutung. Eine Wasserleitung liefert der Stadt gutes Trinkwasser.

Nizza ist ein kleines Paris, eine Stadt mit allem Comfort des modernen Lebens ausgestattet. Es hat gegenüber den anderen Winterstationen des Mittelmeers seine Schattenseiten wie seine Vorzüge. Das breite Thal des

Paillon trägt, wie wir sehen, die Hauptschuld an der selten ruhigen Luft. Ziemlich in der Mitte zwischen Genua und Marseille gelegen, hat Nizza einen Strand, der grösstentheils Ost- wie Westwinden offen liegt. Die Trockenheit oder vielmehr der häufige Wechsel zwischen den verschiedensten Saturationsgraden der Luft, macht das Klima von Nizza für viele reizbare Kranke nicht zuträglich. Der Kalkstaub, der sofort von den Winden aufgewirbelt wird, ist wegen des regen Strassenverkehrs an keiner Mittelmeerstation so unangenehm wie gerade in Nizza. Passanten, welche an einem unfreundlichen Tage und zu ungünstiger Stunde ihre Schritte zuerst nach der Promenade des Anglais richteten, haben in ihren Reise-Erinnerungen den abscheulichen Eindruck von Wind und Staub kaum übertrieben; aber sie haben oft übersehen, dass nicht jede Stunde und nicht jeder Ort gleichmässig darunter zu leiden haben. Nur das ist leider zu wahr, dass man die den Winden am meisten exponirten Stellen zu allererst und mit Vorliebe bebaut, und so das Centrum des geselligen Lebens dorthin verlegt hat. Endlich ist noch zu erwägen, dass das grossstädtische Leben vielen Kranken die Versuchung Diätfehler zu begehen näher rückt.

Bei der Wahl der Wohnung ist die Zuziehung eines durch längeren Aufenthalt in die localen Verhältnisse eingeweihten Arztes sehr zu empfehlen. Ebenso muss die Eintheilung des Tages, die Richtung der Promenaden, die Diät etc. genau nach ärztlichen Vorschriften geschehen, wenn der Kranke Vortheile von seinem Aufenthalt haben will. Sehr viele Patienten stehen zu spät auf, um die besten Vormittagsstunden von 10—12 Uhr, ehe noch die Brise sich erhebt, benutzen zu können. Sie machen ihre Promenaden, die im Beginn und gegen das Ende der Saison schon am frühen Morgen ausgeführt werden können, bisweilen erst, während die Luft schon anfängt, bewegt zu werden, oft in der brennendsten Mittagshitze, steigern dabei die Empfindlichkeit der Haut, und erkälten sich dann um so leichter, wenn sie ein kühles Zimmer, eine schattige Strasse betreten, oder an einer zugigen Ecke stehen bleiben, besonders wenn sie es versäumen sich zu rechter Zeit wärmer zu bekleiden. Der Gebrauch des Sonnenschirms ist in den Mittagsstunden nicht zu umgehen, wenn man sich nicht Congestionen zum Kopfe zuziehen will. Um 4 Uhr, ehe noch die Thaubildung stattfindet, sollte jeder Patient, insbesondere der an Rheuma und Gicht leidende, zu Hause sein. Es giebt immer Solche, die, so krank sie auch sein mögen, sich nicht gern Beschränkungen gefallen lassen. Diese pflegen die Nachtheile, welche sie durch eine falsche Lebensordnung oder durch Unachtsamkeiten davon getragen haben, dem Klima zur Last zu legen.

Der tiefe halbelliptische Einschnitt des Bassins von Nizza gewährt gegen Mentone und Sanremo den Vortheil, dass man, ohne erst besonders steigen zu müssen, sich weit vom Meere entfernen kann, und dass man in Carabacel und mehr noch in Cimiez klimatische Stationen findet, die vor der Brise und Seeluft geschützt sind. Kranke, die in Mentone an Blutspeien, an Schlaflosigkeit, an nervöser Erregbarkeit litten, werden sich öfter in Carabacel und Cimiez wohler fühlen und mit Vortheil nach dorthin übersiedeln, aber sie müssen die Nähe des Meeres und des Paillonufers unter allen Umständen vermeiden. Skrophulöse, Anämische, Rheumatische, Gichtische, auch manche Kranke mit chronischer Nierenentzündung, viele Diabetiker, kurz Alle, welchen eine stimulirende Atmosphäre vortheilhaft ist, werden bei einiger Vorsicht die Meeresnähe gut vertragen. Manche müssen der stärkeren Winde wegen im März nach Cimiez übersiedeln. Wer geistiger Anregungen bedarf, wer an viel Comfort gewöhnt ist, wer es liebt die Genüsse, welche eine grossartige Natur uns bietet, mit denen der Kunst und einer freien Geselligkeit zu vereinen, für den ist Nizza der richtige Ort, um sich zu vergnügen, zu erfrischen, zu stärken, und um mancherlei Nachtheilen des nordischen Winters aus dem Wege zu gehen.

Von Marseille nach Nizza braucht der Schnellzug $5^{3}/_{4}$, von Genua $5^{1}/_{4}$ St. — Unterkunft: Man findet in N. Gasthöfe, Pensionen und Privatwohnungen in grosser Auswahl und zu den verschiedensten Preisen. Vor Anfang Oct. in N. einzutreffen ist der dann noch herrschenden Hitze wegen nicht rathsam. Im März, sobald die Winde sich unangenehm bemerkbar machen, sieht der grösste Theil der Wintergäste sich nach geschützteren Plätzen um. — Deutsche Aerzte: Dr. Dr. Bardach, Aronsohn, Rosenthal, v. Tymowsky, Zürcher (Schweizer). Hydrotherapeut. Anstalt von Dr. P. Glatz.

Beaulieu, kleines Dorf an eine Felswand sich anlehnend, in der Tiefe einer nach Südost geöffneten Bucht. Der Reichthum an kräftigen Oliven und Agrumen legt Zeugniss ab für die Milde des Klimas. Vielfach sind die Obstgärten mit Geraniumhecken eingefasst. Geht man in nordöstlicher Richtung an der Bucht weiter, so trifft man jene bevorzugte Treibhauslage, die man bezeichnend „Petite Afrique" genannt hat. Südwärts erreicht man in $^1/_2$ St. das anmuthige St. Jean. Für Winterflüchtlinge, welche Ruhe in der Atmosphäre und Ruhe im Hause suchen, ist Beaulieu ein vortreffliches Appendix von Nizza.

Von Nizza erreicht man Beaulieu per Eb. in 20 Min., per Wagen (Omnibus jede Stunde) in etwa einer Stunde. Unterkunft in den Hotels Méditerranée, des Anglais, Beaulieu und Beau Rivage.

Monaco würde als Kurort erst in Betracht kommen, wenn es den Bestrebungen der Gegenpartei gelungen sein sollte, die mächtigen Gönner und Schützer der Spielbank von Monte Carlo zu Fall zu bringen. Der Ort geniesst einen werthvollen Windschutz gegen den Mistral durch den Mont Angel (1149 m) und seine Ausläufer, die sich südwärts bis zur Tête du Chien erstrecken. Einige Strassenzüge wie der Boulevard de la Condamine stehen auch nach Südwest unter dem Schutze des Schlossberges. Einstweilen ist aber Monaco nur eine Schädlichkeit für die Kurgäste von Nizza und Mentone, die selten der Versuchung dem Spiel ganz aus dem Wege zu gehen wiederstehen können.

Mentone, Stadt im Dép. des Alpes maritimes mit 11000 Einw., liegt unterm 43° 47′ n. B. in einem gegen Südsüdost geöffneten Golf der Riviera. Dieser Golf wird in seiner Mitte durch einen seewärts sich vorschiebenden Hügel in 2 kleine Buchten, in eine östliche und eine westliche gespalten. Gegen Nordost, Nord und Nordwest steht Mentone unter dem Schutz eines 1200—1600 m hohen Kammes der Seealpen. Ueberdies bildet eine östlich vom Col di Tenda südwärts vordringende Bergkette einen vorzüglichen fast bis an das Ufer herantretenden Windschirm. Von den Westwinden ist, wie überall an der Riviera der Mistral der unangenehmste, er tritt aber im Vergleich mit Hyères und Cannes hier schon sehr abgeschwächt auf, und ist nicht sehr häufig, nämlich durchschnittlich 14 mal im Laufe des Winters. Am meisten hat Mentone vom Ostwind zu leiden, der im März von Regengüssen begleitet ist. Manchmal führt auch die Seebrise die ins Meer herabfallenden Nordwinde wieder an das Ufer zurück. Man sieht, dass Mentone durchaus nicht besonders windstill ist, doch giebt es immer local geschützte Plätze, wo Kranke sich unbehelligt im Freien bewegen können. Am besten windgeschützt ist die Ostbucht. Hier kann man der Seebrise dadurch ausweichen, dass man den mit der Chaussée parallel laufenden Weg oberhalb der Villen einschlägt oder besser noch, indem man sich in die oberhalb der Bahn befindlichen Olivenwaldungen zurückzieht. Auch ist die Obstbucht durch die von der Felswand zurückstrahlende Sonne um $1\frac{1}{2}^0$ wärmer als die Westbucht. In dieser aber befinden sich die meisten Hotels und weit mannichfaltigere Spazierwege, auf denen man ebenfalls gegen die Brise sich schützen kann. Immerhin ist für sehr Wärmebedürftige die höhere Temp. der Ostbucht, welche im Mittel $9._9\,^0$ C. erreicht, von Bedeutung. An Gleichmässigkeit der Wärme übertrifft Mentone Cannes und Nizza. Die relative Feuchtigkeit der Luft schwankt je nach der Windrichtung sehr bedeutend. Bei Nordwind hat man ein Minimum von 18% beobachtet, das Jahresmittel beträgt 71%. Tage mit heiterem wolkenlosen Himmel sind sehr gewöhnlich, denn die 3 Wintermonate haben nur 16 Regentage. Schnee kommt etwa einmal im Jahr vor und verschwindet bald wieder, Nebel sind unbekannt, mässiger Thaufall findet öfters nach Sonnenuntergang statt. Der aus festem Kalkstein bestehende Boden ist nach dem Meer zu abschüssig und begünstigt so den Abfluss des Wassers. Der auf der Hauptstrasse bei bewegter Luft aufwirbelnde Kalkstaub hat zu ausgiebiger Strassenbesprengung geführt, die mit Hilfe der vortrefflichen Wasserleitung keine Schwierigkeiten bereitet. Um für den Citronenbaum Boden zu gewinnen hat man Terrassen gebildet und Bewässerungskanäle angelegt.

Das Klima von Mentone wirkt durch die gleichmässige Wärme seines Winters und durch den geringen Feuchtigkeitsgrad der Luft tonisirend und roborirend. Manche Kranke empfinden ohne weiteres binnen kurzem diesen wohlthuenden Einfluss, indem ihr Appetit sich steigert, ihr Körpergewicht und Kraftgefühl gleichmässig zunimmt. Andere bedürfen einige Zeit ehe sie sich akklimatisiren und die stimulirende Atmosphäre gut vertragen. Verrieth sich die Schwäche der Nerven durch erhöhte Reizbarkeit, so nimmt diese anfangs zu. Das Rauschen des Meeres, die Nähe der Seealpen, ein mässiger Wind machen solchen Patienten schon Beängstigungen oder Schlaflosigkeit und es bedarf einiger Zeit, ehe besseres Befinden eintritt. Dann wird der Puls kräftiger und schneller und bei erhöhter Energie des Herzens sieht man venöse Stockungen und Drüsenschwellungen verschwinden. Bei fieberlosen und von nur mässigen Fiebererscheinungen begleiteten Katarrhen, bei katarrhalischen Lungenentzündungen, bei alten pleuritischen Ausschwitzungen, bei chronischer Lungenphthise, wenn eine längere Remission der Reizerscheinungen eingetreten ist, kann eine erhebliche Kräftigung der Constitution und vollständige Heilung erzielt werden. Bei chronischer Nephritis ist die trockenwarme Luft Mentone's von günstigem Einfluss auf das schonungsbedürftige Organ. Dagegen wirkt bei gesteigerter Herzaction, bei acuten Entzündungen mit der Tendenz weiter um sich zu greifen, bei deutlichem Erethismus des Nervensystems und bei bereits sichtlich heruntergekommenen Kranken der dortige Aufenthalt nachtheilig. Hämoptoë tritt bei bereits vorausgegangenen Anfällen derselben und in Folge von Excessen auf, aber keineswegs besonders häufig. In Fällen, wo das Strandklima Mentone's durchaus nicht vertragen wird, können zurückgelegenere Plätze wie Cimiez oder le Cannet leicht erreicht werden. Auf den Unterschied in den klimatischen Verhältnissen der Ostbucht von denen der Westbucht ist bei der Wahl der Wohnung bereits Rücksicht zu nehmen. Wir wiederholen deshalb: die Luft der Ostbucht ist wärmer, windstiller, vielleicht auch um ein Geringes trockner. Selbst ihre vom Meer etwas zurückgelegneren Häuser halten sich in grösserer Strandnähe als die meisten Pensionen der Westbucht. Man hat also in der Ostbucht die anregende Seeatmosphäre aus erster Hand und mit dieser stärkeren und vielleicht erwünschten Klimawirkung verknüpft sich als Nachtheil das Rauschen der Wellen, die Nähe der nicht immer staubfreien Landstrasse und die geringe Auswahl an Spaziergängen. In der Westbucht ist die Auswahl guter Pensionen vom Strande bis auf die Turiner Landstrasse und bis weit in die Thäler hinein eine grössere. Die besten darunter sind diejenigen, die sich nach Norden an die vorspringenden Hügel anlehnen und von den seitwärts aus den Thälern hervortretenden Strömungen nicht getroffen werden (z. B. Iles Britanniques, Hot. National), als die wenigst guten kann man die an der Turiner Landstrasse bezeichnen. Der Rath des Arztes wird vor Abschluss des Miethscontractes dem Kurgast sehr zu statten kommen. Die bequemen Spazierwege, für den der den Strand sucht an der Promenade du Midi, im Jardin public und bis an das Cap Martino, für den der ihn flieht in die reizenden Thäler voll Blüthenduft und goldener Früchte bilden einen grossen Vorzug der Westbucht. Der Fehler des zu frühen Abreisens wird, man mag dagegen eifern so viel man will, natürlich auch in Mentone in jedem Frühjahr von Vielen begangen. Der ganze April, die erste Hälfte und häufig genug auch die zweite des Mai sind an der Riviera oft die herrlichste, bei uns aber die von Kälterückfällen heimgesuchte unangenehmste und für Patienten geradezu gefährlichste Zeit.

Wer die Kosten nicht zu scheuen hat und sehr ruhebedürftig ist, fährt über Paris, Lyon, Marseille, wo man Schlafwagen für die ganze Route hat. Von Berlin ist man beispielsweise bei zweistündigem Aufenthalt in Paris in 40 St. in Mentone (I. Klasse im Schlafwagen ca. 250 M.). Billiger stellt sich der Weg über Genf, Lyon, Marseille und noch wohlfeiler fährt man über Verona, Genua oder über Genf, Turin, Savona. Von Marseille bis Mentone braucht der Schnellzug 6½, von Genua 4½ St. — Unterkunft: Gasthöfe und Pensionen (Pens. 6 bis 15 fr.) giebt es gegen 70. Viele darunter werden von Deutschen oder Schweizern gehalten und haben deutsche Bedienung. Das Gr. Hot. des Ambassadeurs ist Hotel des deutschen Officier-Vereins. — Aerzte: Dr. Dr. San.-Rath Stiege, v. Cube, Francken (im Sommer in Scheveningen).

Bordighera, italienisches Städtchen mit gegen 2000 Einw., welches zwischen Mentone und San Remo und zwar auf einer in das Meer vorspringenden felsigen Landzunge gelegen ist. Schon dieser Umstand bedingt den in der Tiefe einer Bucht zurückgezogenen Winterstationen gegenüber das frischere Klima des Ortes. Erst seitdem das Erdbeben von 1887 die grossen Hotels in Strandnähe zerstörte, fing man allgemein an ein zurückgezogenes Fremdenquartier zu begründen. Dieses lehnt sich an 100 bis 300 m hohe mit Oliven und Pinien bepflanzte Bergzüge an, und da auch seitwärts gegen Ost und West Hügel sich strandwärts vorschieben, so geniesst man hier eines mässigen Windschutzes besonders gegen Nordost, während von West und Nordwest der Mistral sich Zutritt verschafft und im März recht unangenehm werden kann. Das Wintermittel der Temp. bleibt mit 8.9° C. um einen Grad hinter der Ostbucht von Mentone zurück. Am Fusse der Hügel mitten durch Olivenplantagen führt parallel der Uferstrasse ein staubfreier Fahrweg, die jetzt in einen Boulevard umgewandelte alte Römerstrasse (Via Aurelia). Die Feuchtigkeit, die in der Nähe des Meeres unter der Einwirkung trockner Winde niedrig ist (66%), wächst je mehr man sich den bewaldeten Hügeln nähert. Bordighera gilt als besonders regenarm; Schneefall erfolgt etwa alle 4 Jahre. Neben den Olivenbäumen, die gegen Wind und Sonne gleichmässig Schutz gewähren, bilden bekanntlich die Palmen eine Zierde der Landschaft. Im allgemeinen befinden sich in Bordighera nicht so viel Brustkranke wie an den andern Rivieraorten, ein Umstand, der Touristen und Leichtkranke in grösserer Menge heranzieht. Alle Patienten mit chronischen Katarrhen der Luftwege, mit chron. Pneumonie und Pleuritis und mit beginnender oder stationärer Phthise, die in Bordighera zu überwintern gedenken, werden die zurückgezogenen Lagen aufsuchen müssen. Aber auch wer wegen Nierenleidens, Diabetes, Rheuma oder Gicht die Riviera aufsucht, wird in Bordighera der Hügelregion der Strandgegend gegenüber den Vorzug geben.

Von Genua bis B. braucht der Schnellzug $4^1/_2$, von Nizza einschliesslich der Grenzvisitation in Ventimiglia $2^1/_2$, von Mentone $1^1/_2$ St. — Unterkunft: Das vornehmste Hot. an der Strada Romana ist das H. Angst (Pens. 10—15 fr.), ferner Hot. Belvedere. Eine einfach gute Pens., deutschen Damen bestens zu empfehlen, ist die P. Constantia der Frl. v. Schrötter (Pens. 6—9 fr.). Ganz östlich an der Römerstrasse liegt H. Bella Vista. An der Landstrasse in grossem Garten das recht gute Hot. Lozeron. Bescheidene Pensionen sind des Oliviers und Jolie. (6 fr.). — Aerzte: Dr. Kerez (Schweizer), Dr. Herschel (Oesterreicher), Dr. Agnetti (Italiener).

Ospedaletti, ärmliches kleines Dorf mit 300 Einw. zwischen Bordighera und S. Remo, oberhalb dessen am Bergabhang ein pallastartiges Casino als Concurrenz-Spielhölle von Monte Carlo erbaut wurde. Als die italienische

Regierung nach Vollendung des Baus hierzu ihre Einwilligung versagte, versuchte man 1882 daraus einen klimatischen Winterkurort zu machen. Die Bedingungen hierfür sind nicht ungünstig, insofern ein vorfrefflicher Windschutz besonders gegen den Mistral besteht und die Wärmeentwicklung und ebenso die Trockenheit der Luft denen von Mentone und San Remo sicherlich gleich stehen. Die Zahl der Regentage beschränkt sich in den 3 Wintermonaten auf ca. 15. Zu diesen klimatischen Vorzügen kommen sehr behagliche Einrichtungen in den Gasthöfen. Trotzdem ist bis jetzt der Ort eine Art schweizer Enclave: schweizer Wirth, schweizer Arzt und schweizer Gesellschaft. Für jemand, der abgesondert von der Welt ganz still nur seiner Gesundheit leben will, mag Ospedaletti am Platze sein. Auf dem sogenannten Corso Regina Margherita kann er lange verweilen, ohne dass ihm ein menschliches Wesen begegnet, und falls sich Bergsteigen mit seiner Gesundheit verträgt, kann er auch höher auf die Olivenhügel vordringen. Im übrigen bekommt er von der Welt so gut wie nichts zu sehen. Nur alle Bahnzüge halten unten an der Station, aber selten, dass jemand aussteigt. Im letzten Winter hat man versucht dann und wann im Casino ein Concert zu geben, aber kaum ist der letzte Ton verklungen, so versinkt der unheimliche Bau wieder in Totenstille. Vielleicht gelingt es noch einmal aus Ospedaletti ein Seebad zu machen, wozu der kleinkieselige fast sandige Strand mir sehr geeignet scheint.

Von Bordighera ist O. 6, von S. Remo nur 5 km entfernt. Unterkunft: H. de la Reine, 150 Z. mit hölzernen Fussböden, Kachelöfen und Federbetten (Pens. 8—16 fr.); H. P. Suisse (Pens. 7—9 fr.); H. P. Rhodes (Pens. von 6 fr. an). Klinik des Dr. Altichieri (Pens. von 8 fr. an); einige Häuser, in denen Privatwohnungen zu haben sind. Arzt: Dr. Enderlin, eine Apotheke.

San Remo, lebhafte Stadt mit 20000 Einw. ist für deutsche Kurgäste der wichtigste Ort der Riviera. Es liegt in einer sanftgeschwungenen Bucht, zu welcher das Capo Nero den westlichen Eintrittspunkt bildet. In wellenförmiger Linie zieht sich das Gestade bis zum östlich gelegenen Capo Verde hin, indem es einen 5 km langen Bogen von geringer Tiefe dem vollen Süden öffnet. Ziemlich in der Mitte der Bucht springt die neue Stadt an der Küste meerwärts vor und giebt zur Bildung einer West- und Ostbucht Veranlassung. Hinter dieser neuen Stadt am Abhange eines Hügels erhebt sich mit engen winkeligen Gassen die alte. Die an den Stadthügel westlich und östlich angrenzenden Thäler werden nach Norden, Osten und Westen durch ansehnliche Hügelzüge geschlossen und gewähren in dem wellenförmigen Terrain ihrer Abhänge windstille Lagen und hübsche Plätze für eine immer weitere Ausdehnung des Kurortes. Nirgends treten wie in Mentone steile Felswände bis in die Nähe des Meeresufers sondern nur Hügelreihen umspannen terrassenförmig die Bucht. Durch diesen stufenförmigen Aufbau verstecken sich gegen Norden die Schneegipfel der Seealpen vor der Stadt; sie sind vor den etwa 1200 m hohen Bergen, welche den Horizont des Amphitheaters abschliessen, nicht sichtbar, aber sie gewähren nach dieser Richtung den ersten bedeutenden Schutz gegen die Winde. Auch gegen Nordost und gegen Nordwest ist ein beinahe absoluter Schutz vorhanden; indessen macht sich der Nordost (Greco) zuweilen in der Bucht bemerklich und bezeichnet eine etwa vierzehntäge kältere Periode des Winters. Ost- und Westwinde haben ein ebenso freies Spiel wie in der Westbucht von Mentone, und zwar ist der Ost der energischste und häufigste von den San Remo berührenden Winden. Gegen das Ende des Februar und im März steigert sich der Ostwind bisweilen zum Sturm, und da er um so viel trockener auftritt, als der Westwind, der in seinem weiteren Verlauf an der Küste an Feuchtigkeit gewonnen hat, so ist er reizbaren Patienten, besonders den Blutspuckern, gefährlich. Vom Mistral ist in San Remo kaum mehr die Rede; er tritt niemals als eigentlicher Nordwest sondern schon mehr als West, bisweilen sogar als Südwest auf. Einzelne starke Stösse werden im November, im Februar und März gespürt. Zeigt er sich auch nie in seiner ursprünglichen Kälte und Trockenheit, so ist sein Einfluss auf Sinken des Psychrometers und Steigen des Barometers doch unverkennbar. In der Regel dauert er nicht lange, sondern geht bald in anderen Luftströmungen unter. Die Südwinde, die eigentlichen Regenbringer, treten am häufigsten in der Zeit der Aequinoctien auf, leider nicht oft genug, um die Bucht mit ihren kostbaren Produkten nicht die Nachtheile der Trockenheit empfinden zu lassen. Die Brisen können gegen das Frühjahr hin recht unangenehm werden und durch ihre Heftigkeit die Strandpromenade verkümmern. Von Manchen sind solche stürmischen Seewinde fälschlich als Mistral aufgefasst worden.

San Remo ist der wärmste Ort der ganzen Riviera. Mit einem Wintermittel von 10.5° C. übertrifft es noch die Ostbucht von Mentone. Als absolutes Min. beobachtet man im Dec. oder Jan. eines jeden Winters einmal oder einige Male während der Nacht —2 und sogar —4° C. Die Monate Febr. und März zeigen die grössten barometrischen Differenzen und beeinflussen damit nicht selten das Befinden der Kranken. Die Werthe für die relat. Feuchtigkeit, deren Mittel in der Saison nur 66% beträgt, sind erheblichen Schwankungen unterworfen.

Die Beobachtung der mehr oder weniger starken Bewölkung des Himmels und der Niederschläge ergiebt das günstige Resultat, dass unter den 212 Tagen der Saison 75 heitere, 95 halbheitere und 42 trübe Tage vorkommen, und dass an 36 von ihnen Regenfall stattfindet. In der Hälfte der Fälle tritt der Regen bei Nordwind ein; die Herbstregen (von Mitte October bis Mitte November), wie sie der Südwest bringt sind oft sehr heftig. Bisweilen erfolgen nächtliche wolkenbruchähnliche Regengüsse. Bei Tage regnet es im Laufe des Winters selten länger wie einige Stunden, und der Boden ist dann schnell wieder trocken. Es vergehen manche Winter ohne jeden Schneefall, und fällt ausnahmsweise welcher, so schmilzt er sofort wieder. Nebel erscheinen nur als zarte Wolken, welche in der Höhe der Berge dahin ziehen.

Gegen das Frühjahr hin gleicht die Bucht von San Remo einem Garten. Das Hochgebirge ist mit Eichen,

Lärchen, Buchen und Nadelholz, weiter abwärts mit Oliven bedeckt, die Thäler sind mit Orangen- und Citronenhainen ausgefüllt. Und diese schönen kräftigen immer grünen Bäume stehen, wenn die junge Vegetation sich zu entwickeln beginnt, inmitten eines Rasens und Blumenteppichs, wie ihn kein anderer Ort der Riviera aufzuweisen hat. Diese üppige Vegetation hat ihren Grund darin, dass eine Schicht lehmhaltiger Dammerde von ausreichender Stärke den steinigen Untergrund bedeckt. Aus derselben Ursache ist nur in der Nähe der einen grossen Hauptstrasse, die mit Kalksteinen chaussirt ist, Staub zu bemerken; alle übrigen Wege sind nur Pfade, mit Ziegeln gepflastert, die in der Gegend in grosser Menge fabricirt werden, oder einfache rasenbewachsene Feld- und Fusswege und daher vollkommen staubfrei. Oliven und Citronen sind die hauptsächlichsten Produkte der Gegend, und auch mit Palmenzweigen wird bekanntlich von hier aus ein einträglicher Handel getrieben. Für den Getreidebau ist kein Platz und man bezieht die Feldfrüchte von Genua her, wohl aber sind für die Viehzucht bei der Menge von Futterkräutern, welche die Wiesenflächen in unaufhörlichen Ernten liefern, die Verhältnisse günstig und die Milch ist deshalb gut und nicht theuer. Eine Wasserleitung liefert aus weiter Höhe vortreffliches Quellwasser für alle Häuser.

Mit Mentone theilt San Remo die gleichmässig warme, mässig trockene, tonisirende Atmosphäre und hat damit die gleichen Anzeigen als Krankenaufenthalt. In Bezug auf Windstille ist, wie es scheint, die Ostbucht von Mentone bevorzugt. In San Remo ist der Himmel noch klarer und wolkenloser, der Regen noch seltener, die rel. Feuchtigkeit etwas höher; die Scenerie des Gebirges ist weniger grotesk, aber die Vegetation noch üppiger, der Boden auf dem wir wandeln, noch reicher geschmückt mit Grün und einer überaus mannichfaltigen Flora. Das Trinkwasser ist frischer und weniger kalkhaltig, als in Mentone. Es giebt hier viele fast ganz staubfreie Wege. Was den Unterschied zwischen Ost- und Westbucht von San Remo betrifft, so hat die Ostbucht einige unverkennbare Vorzüge, sie ist windstiller, staubfreier und hat Abends die Sonne länger als die Westbucht. Diese wurde von den Engländern, welche bewegte Luft und Meeresnähe weniger zu scheuen pflegen, von Anfang an bevorzugt. Die Umgegend fordert nach allen Richtungen hin zum Luftgenuss auf, und die Zahl der Tage ist eine sehr geringe, an denen der Kranke durch Witterungseinflüsse verhindert wäre die Wohlthat desselben zu empfinden. December und Januar sind ganz besonders durch eine überwiegende Menge windstiller und sonnenheller Tage mit der Möglichkeit im Freien zu sitzen ausgezeichnet. Bröking berechnete aus der Wintersaison 1874/75 (Monate November bis März) 69 Tage, wo die Kranken im Freien sitzen konnten, 72 Tage, an welchen sie Spaziergänge unternehmen konnten und nur 10 Tage, wo sie zu Hause bleiben mussten. Für weitere Promenaden und herrliche Bergpartieen nach San Romulo, Perinaldo, Pigna, Taggia etc. stehen solchen, die sich nicht zu sehr ermüden und nicht steigen dürfen, Esel und Maulthiere zur Verfügung.

Erinnern wir gelegentlich dieser hervorragenden Winterstation noch einmal an die Heilanzeigen, welche der Riviera im Allgemeinen zukommen. Die gleichmässig warme, mässig trockene, lebhaft ventilirte aber nur selten stürmisch bewegte Strandluft von San Remo hat einen günstigen Einfluss auf solche Individuen, bei welchen es darauf ankommt durch verlängerten Aufenthalt im Freien den Stoffwechsel anzuspornen, die Aufsaugung von Entzündungsrückständen zu unterstützen, übermässige Secretionen zu beschränken und Verschwärungsprocesse zum Stillstand zu bringen. Die Hebung des Stoffwechsels äussert sich hier ebensowohl bei Kindern mit angeborener Anlage zu träger Blutbildung und zu Säftestockungen (torpide Scrophulose), wie bei Reconvalescenten und Greisen mit erworbener Functionsschwäche. Im Besonderen gelten der chronische Katarrh der Bronchien mit mässigem oder starkem Auswurf aber auch der chronische Katarrh des Magens und Darmkanals als dankbare Heilobjecte. Hieran schliesst sich das Emphysem, bei welchem die Dichte der Seeluft und die Beschränkung des Sekrets günstig wirken. Kehlkopfskranke sind nicht ohne weiteres von San Remo abzuweisen, aber es passen hier mehr die Fälle mit chronischem Verlauf, mit blasser Schleimhaut und reichlichem Sekret, selbst wo in Folge schleichender Entzündung Geschwürsbildung vorhanden ist. Doch müssen diese Kranken die Seenähe meiden und im Frühjahre bei stärkeren und vorwiegend trockenen Winden sich nach der östlichen Riviera begeben. Pleuritische Exsudate und der Spitzenkatarrh stehen unter der die Resorption steigernden Kraft des Klimas. Lungenblutungen sind in San Remo selten und bilden an und für sich keine Gegenanzeige. Wohl aber ist wiederholt darauf hinzuweisen, dass bei Solchen, die bereits an Lungenblutungen litten, wenn sie anhaltend fiebern und ein leicht erregbares Nervensystem besitzen das trockene und excitirende Klima der Riviera nicht passt. Dieselbe Gegenanzeige gilt für alle Phthisiker in vorgeschrittenen Stadien der Krankheit. Blutungen, welche durch unvernünftige Lebensweise und durch Excesse aller Art hervorgerufen werden, können dem Klima nicht zur Last gelegt werden. Dass Schlaflose, hochgradig nervös Irritirte, an nervösem Asthma Leidende und ganz besonders Geisteskranke nicht nach San Remo passen, soll hier zum Ueberfluss noch einmal wiederholt werden. Rheumatische konnen bei Vermeidung der Abendluft sich wohl befinden, Kranke mit chronischer Nierenentzündung und Diabetiker würden wahrscheinlich viel häufiger als es in Wirklichkeit bis jetzt geschieht mit Vortheil San Remo aufsuchen können.

Ein Uebelstand, der trotz aller Abmahnungen der Aerzte auch diesen Kurort alljährlich betrifft, ist das vorschnelle Abreisen der Patienten. So wie in der zweiten Hälfte des März Stunden mit sommerlicher Wärme sich zeigen, glauben Viele, nun sei auch diesseits der Alpen das Frühjahr in vollem Zuge. Treten nun gar einige Tage auf, an welchen Winde den Luftgenuss beschränken, so finden sie darin die beste Entschuldigung den Ort so bald wie möglich zu verlassen. Auch hier schickt sich nicht Eines für Alle, aber man soll dem Rathe des Arztes folgen, dessen eigenes Interesse mit dem des Kranken sich deckt, nämlich ein möglichst gutes Kurresultat zu erreichen. Manchem mag die Uebersiedlung nach Nervi oder Ajaccio von Vortheil sein, für Andere mag es am besten passen, wenn sie in der zweiten Hälfte des April an einer Zwischenstation (wie Meran, Lugano, Pallanza oder Montreux) abwarten, bis der Sommer in Deutschland seinen Einzug hält.

Von Genua braucht der Eilzug $4^1/_4$ St. bis S. Remo, von Marseille einschliesslich der Grenzvisitation $11^1/_2$ St. — Unterkunft: S. Remo besitzt eine zahlreiche Menge grösserer und kleinerer Hotels und Pensionen, deren Namen und Besitz in den letzten Jahren häufig gewechselt hat. Manche werden vorzugsweise von Deutschen besucht, andere von Engländern, wieder andere haben einen internationalen Charakter. Es empfiehlt sich in einem der nahe dem Bahnhof gelegenen Hotels (d'Europe et de la Paix, Métropole et Terminus, Commerce) abzusteigen, und dann erst mit dem Arzt Rücksprache zu nehmen. In der Westbucht befindet sich in sonniger Lage inmitten eines grossen Gartens das Sanator. Villa Quisisana des Dr. v. Chelstowski (im Sommer in Grosstabarz in Thüringen) mit Holzfussböden, Oefen und Daunenbetten (Pens. 10 bis 15 l.). Hotels der Westbucht sind H. Royal, H. West-End, Eden-H., Trapp, Paradis, Bristol, Pavillon etc. Am Berigoweg in hoher Lage Belvedere, Bellavista, d'Italie. In der Ostbucht liegen H. de Nice, H. Méditerranée, Grand Hotel (ganz neu), H. Victoria, Villa Lindenhof. Viele Privatwohnungen und Villen. Deutsche Aerzte: Dr. Dr. San.-Rath Secchi (Reinerz), San.-Rath Goltz (Ems), Waetzoldt (Liebenstein), Rieth (Bertrich), de Ponte (Wildbad), Pohl (Reinerz), Ostrowicz (Landeck), v. Chelstowski (Grosstabarz). Apotheken: Wiedemann, Dr. Jordan. Kaiser Friedrich Krankenhaus in der Ostbucht in schöner Lage (Vorstand: Goltz, Secchi etc. Arzt: Wätzoldt). — Deutscher Consul: Herr Schneider.

Alassio, ein Fischerstädtchen mit etwa 4000 Einw., liegt unterm 43°48′ n. Br. an einer langgestreckten gegen Ostsüdost geöffneten Bucht, die wegen ihres vortrefflichen Ankergrundes den Namen Porto salvo erhielt. Gegen Süden endigt diese Bucht im Capo delle Melle, gegen Norden im Capo Santa Croce. Vor letzterem liegt die kleine Felseninsel Gallinaria. Die im Rücken des Orts zwischen diesen beiden Caps in sanfter Bogenlinie von Südost durch Ost und Nord bis gegen West und Westsüdwest sich hinziehende Hügelreihe wird von keinem Flussbett durchbrochen. Sie entsendet nur ein paar dürftige Bäche zum Meeresstrand. Im Nordosten beim Cap Santa Croce und am nördlichen Eingang in die Stadt sind die Hügel dem Meere am nächsten. Gegen die Mitte der Bucht im Rücken der Stadt und westlich von der Eisenbahnstation treten sie weiter zurück, so dass sie zwischen sich und dem Ufer eine mässige Ebene lassen, welche dicht mit Oliven bedeckt ist. Höher an den Bergen hinauf finden sich Nadelholzwaldungen. Gegen West, Nordwest und Nord bildet dieser etwa 400—600 m hohe Hügelgürtel einen ziemlich wirksamen Schutz, von Nordost her kann der rauhe Nordost (Greco) den Meerbusen von Alassio frei bestreichen und berührt zumeist die langgestreckte sandige Uferpromenade. Hier befinden sich auch der Sommersaison und Seebäder wegen einige grössere Hotels. Die Deutschen, die unter Schleiden's Vortritt einige Jahre lang dem Kurort ihre Aufmerksamkeit schenkten, haben gegenwärtig den Engländern vollständig das Feld geräumt, die in geringer Menge dort überwintern.

Pegli, ein Fischerstädtchen mit 7700 Einw. liegt am Golf von Genua unterm 44° 23′ n. Br., nur 10 km westwärts von Genua. Nördlich, 6 km von der Küste entfernt, erhebt sich der 1100 m hohe Monte Penello. Von ihm zweigt sich ein Bergrücken ab und dringt bis zur Küste vor. Am östlichen Abhange dieses Höhenzuges liegt Pegli. Es ist deshalb etwas windgeschützter wie Voltri und Genua, die von dem aus dem Apennin vordringenden Nordwinden stark belästigt werden. Gegen Nordost ist der Windschutz ungenügend, und Pegli deshalb entschieden kühler wie die westlicheren Riviera-Orte. Die Ebene von Pegli wird von Hügeln eingefasst, welche gut bewässert sind und eine üppige Vegetation besitzen. Wein und Oliven bedecken die untere Berglehne, Fichtenwälder, öfters von grösseren Piniengruppen unterbrochen, aber auch Eichen und ächte Kastanien, die oberen. Unter den Villen der italienischen Aristokratie, welche sich mit ihren herrlichen Gärten im Rücken des Städchens erheben, verdient bekanntermassen die Villa Pallavicini den Preis. Der Reichthum an tropischen Gewächsen, welche an dieser Berglehne im Freien gedeihen, spricht am deutlichsten für die Milde des Klimas. Nächstdem besitzen einige andere Villen (Doria, Rostan, Pignone) noch recht schöne Gärten. Die mittlere Wintertemperatur wird 7° C. kaum übersteigen. Bezüglich der Feuchtigkeit scheint Pegli eine Mittelstufe zwischen der entschieden trockenen westlichen Riviera und dem entschieden feuchten Pisa einzunehmen. Die reichliche Bewässerung der Thalläufe und die kräftige Vegetation bedingen einerseits und bezeugen andrerseits einen höheren

Grad von Feuchtigkeit. Der wichtigste Vorzug Pegli's besteht darin, dass man auf recht angenehmen und staubfreien Spazierwegen sich vom Meere entfernen kann, ohne besonders hoch steigen zu müssen, oder in windreiche Gegenden zu gelangen. An der Landstrasse und in deren Nähe begegnet man hier im Frühjahr denselben Staubwolken wie in Nizza oder an anderen Punkten der ligurischen Küste. Diese abwechslungsreiche Umgegend mit ihren sanft ansteigenden bewaldeten Hügeln und mit ihren grünen Bergbuchten und blüthenreichen Thälern erinnert an unser deutsches Waldgebirge.

Von Kranken, die Pegli aufsuchen, werden solche die an chronischem Katarrh mit sparsamem Secret, solche die an chronischen Störungen der gastrischen Organe und des Nervensystems leiden und endlich Reconvalescenten am meisten Nutzen ziehen und zwar besonders dann, wenn reichliche Bewegung in einer relativ milden Luft für sie geeignet und erwünscht ist. Ueberhaupt scheint Pegli für leichtere Kranke, die gegen bewegte Luft weniger empfindlich sind, und die sich in der Lage befinden ohne Schaden für ihre Gesundheit auch die weiten Ausflüge (Kirche N. D. del Gazo, Acqua Santa, Monte Penello) machen zu können, besonders geeignet. Zu günstiger Zeit können auch Gondelfahrten unternommen und bis nach Genua (2 Stunden) ausgedehnt werden. Im Sommer ist Pegli ein beliebtes Seebad.

Von Genua erreicht man P. auf der Eb. in 20 Min., mittelst Pferdebahn oder Privatwagen in $1^1/_4$ St. — Unterkunft: H. P. Méditerranée mit schönem Garten (Pens. 9—12 fr.); H. Pegli; H. de la Ville (Pens. 7 fr.). — Arzt: Dr. Wagner (im Sommer am Giessbach). Kurzeit: Ende Oct. bis Mitte Mai.

Nervi, ein Städtchen mit etwa 7000 Einw. ist am Golf von Genua unterm 44° 22′ n. Br. und zwar an einer dem Süden zugewandten Berglehne gelegen. Gegen Norden befindet der Ort sich unter dem unmittelbaren Schutz des 600 m hohen Monte Giogo, gegen Nordwest deckt es der von Monte Fasce sich abzweigende Monte Moro. Frei ausgesetzt ist Nervi dem Südost (Scirocco), der am häufigsten im November auftritt und von heftigen Niederschlägen begleitet wird. Nervi ist der bei weitem bedeutendste klimatische Winterkurort der östlichen Riviera. Das Terrain fällt ziemlich steil zum Meere ab und bedingt dadurch einen Mangel an ebenen Spazierwegen, denn da Nervi keine Hafenstadt ist, so hatte man gar keine Veranlassung die Strandgegend zu cultiviren, und die dort der Niederlassung sich bietenden Schwierigkeiten fortzuräumen, man hat sich vielmehr 30—50 m über dem Meeresspiegel angesiedelt. Dagegen läuft 10—20 m oberhalb des Ufers (der zum Meer abfallenden Felswand mühsam abgerungen) ein etwa 1½ m breiter Weg hin. Diese eigentlich für die Zollwächter bestimmte Passage ist eine besondere Eigenthümlichkeit des Kurorts, weil sie wie nirgend anderswo an der ganzen Riviera eine vortreffliche Gelegenheit bietet eine staubfreie mit Salzwasserdämpfen durchtränkte Atmosphäre zu inhaliren. Dieser Pfad ist nach dem Meere zu grösstentheils mit einer Brüstung versehen, im Rücken aber durch eine 5—6 m hohe Mauer gedeckt, welche einen directen Windschutz bietet. Er ist im Lauf der Jahre immer besser eingerichtet worden, und hat bereits eine Länge von ca. 5 km gewonnen, so dass ein zu enges Zusammendrängen der Lustwandelnden nicht leicht vorkommt. Auf verschiedenen Treppenwegen kann man von hier bis an den Fuss der Klippen hinabsteigen, und dort die mit zerstäubtem Wasser geschwängerte Luft in vollen Zügen einathmen. Zur Mittagszeit kann es einem oben am Strandweg durch die von der Mauer im Rücken reflectirte Wärme leicht zu heiss werden, und wenn man durch einen der Tunnels den Rückweg nimmt, so erfordert die Gefahr der Erkältung Vorsicht. Nach Sonnenuntergang wird überdies die Luft dort feucht und dunstreich, so dass Kranke sich zu dieser Zeit zurückziehen müssen. Die mittlere Temperatur des Winters steht mit 9.2° nur sehr wenig zurück hinter den wärmsten Plätzen der westlichen Riviera. So wie die Wärmemittel der einzelnen Wintermonate nur sehr wenig differiren, so zeichnet sich auch Nervi nach Thomas' genauen Messungen nur durch ungewöhnlich geringe Tages-Schwankungen aus. Dieselben betrugen im Mittel für December nur 2.6, Januar 3.2, Februar 3.5° C. Ueber die relative Feuchtigkeit kann im Vergleich zu der der westlichen Riviera ein sicheres Urtheil nicht gefällt werden, so lange man an beiden Plätzen ganz verschiedene Methoden der Beobachtung einschlägt. Die Luft hat jedenfalls weniger die constante Trockenheit von Mentone und San Remo, und scheint gerade deshalb weniger excitirend zu wirken. Die Zahl der winterlichen Regentage (26) ist in Nervi erheblich höher wie an der Riv. di Ponente. Schnee fällt höchst selten und hat nur kurze Dauer; Nebel sind unbekannt; Thaufall erfolgt leicht bei Sonnenuntergang. Die Luft ist am Strande von grosser Reinheit, landeinwärts wird sie zeitweise durch die Ausdünstungen einer Maccaroni-Fabrik beeinträchtigt.

Das Trinkwasser ist Quellwasser, das theils aus 3 älteren directen Bergleitungen stammt, theils durch Anschluss an die Genueser Leitung aus dem Gorzente bezogen wird. Die Abzugskanäle endigen unter dem Meeresniveau.

Die Auswahl an Promenaden in die Umgegend ist nicht reich, dafür ist, obgleich es an einen Giardino pubblico leider fehlt, die Gelegenheit in schönen Gärten zu sitzen mehrfach vorhanden. Dadurch eignet sich Nervi am besten für solche Kranke, die nur ein geringes Mass körperlicher Bewegung beanspruchen. Das mässig trockene warme Küstenklima Nervi's hat eine gelind tonisirende und stärkende Eigenschaft. Die Heilanzeigen beziehen sich auf Skropheln, Blutarmuth, phthisische Anlage, chronische Ausschwitzungen und Ablagerungen im Brustraum bei fieberlosen Patienten, auf einfache Kehlkopf- und Bronchialkatarrhe, auf Emphysem. Als Gegenanzeigen hebt Thomas ausser florider Phthise, Herzfehler in Folge von Rheumatismen und Nierenleiden hervor. Im Sommer dient Nervi als Seebad.

Von Genua gelangt man auf der Eb. in 53 Min. nach Nervi, im Omnibus (alle 20 Min.) in 1½ St., Wagen 5—6 l. — Unterkunft: Eden Hot. mit 4 Etagen, in jedem 21 Südzimmer (Pens. 8—15 l.); Grand Hot. (Pens. 9—15 l.); H. P. Beau Rivage, H. P. Victoria (gegenüber dem Bahnhof, Pens. 8 bis 12 l.). Deutsche Pensionen (7—10 l.): Bonera, Sanitas, Bellevue, Lindenberg. Villa Quisisana des Dr. Frech; Sanatorium für Lungenkranke des Dr. Ortenau. — Aerzte: Dr. Dr.

San.-Rath Schetelig (im Sommer in Homburg), Frech (Griesbach), Ortenau (Reichenhall), Weissenberg (Colberg). — 2 Apotheken. Kurzeit: Anf. Oct. bis Mitte Mai.

Santa Margherita, Städtchen mit 3500 Einw., auf der Eisenbahn $1\frac{1}{2}$ St. von Genua entfernt, liegt am Eingang in die Bucht von Rapallo. Der Ort ist ziemlich gut windgeschützt und hat reizende Umgebungen. Er besitzt ein sehr mässiges Hotel mit Garten (Bellevue), das gegenwärtig vollständig von Engländern in Besitz genommen ist.

Rapallo, kleine Hafenstadt mit gegen 3000 Einw. in der Tiefe des gleichnamigen Golfs, der gegen Süden sich öffnet, während er nach Norden durch einen Halbkreis von Bergen gedeckt ist. Auch gegen Westen schieben sich kulissenartig mehrere Hügel vor, deren Fuss mit Oliven, Kastanien und Feigenbäumen bedeckt ist. Für Süd- und Südwestwinde liegt der Ort offen. Wer beide Rivieren kennt, wird einräumen müssen, dass Rapallo an Schönheit seiner Umgebungen kaum von einem andern Punkt übertroffen wird. Die klimatischen Verhältnisse müssen noch sorgfältiger studirt werden. Bis jetzt kann man nur sagen, dass der Ort geringere Wärme und höhere Feuchtigkeit besitzt wie Nervi und erheblich mehr Niederschläge aufzuweisen hat. In letzterer Beziehung gilt das zwischen beiden Orten liegende Vorgebirge von Portofino bei manchen als Wasserscheide. Sehr zu loben ist das vortreffliche Trinkwasser. Patienten, die kein besonders warmes Klima beanspruchen und eher eine ziemlich feuchte Luft suchen, können in Rapallo zufrieden sein. Die aussichtsreiche gute Fahrstrassse nach der benachbarten Eisenbahnstation Zoagli mit ihrer stetig sanften Steigung kann gut zur Herzgymnastik verwendet werden. Unterkunfts- und Verpflegungs-Verhältnisse lassen allerdings im Vergleich mit den grösseren Kurorten der Rivieren noch manches zu wünschen übrig. Im Sommer ist Rapallo Seebad.

Rapallo ist keine Schnellzugstation. Mit den gewöhnlichen Zügen braucht man von Genua noch $1^1/_2$ St. Unterkunft: Das Hot. d'Europe liegt etwas zurückgezogen vom Meer mit einem hübschen Vorgarten. Es hat eine grössere Anzahl gut gehaltener Südzimmer und Bade-Einrichtungen. Der Salon liegt mehr wie 30 Stufen überm Speisezimmer; H. P. Rapallo et de la Poste ist hart am Meere gelegen und ganz von Engländern occupirt; das kleine Albergo Rosa bianca, ebenfalls dicht am Meeresufer genügt bescheidenen Ansprüchen. — Arzt: Dr. Bruck (i. S. in Nauheim); 3 Apotheken.

Sestri Levante, Hafenstädtchen mit 2500 Einw. in landschaftlich hervorragend schöner aber als Winterstation in keineswegs genügend windgeschützter Lage. In der Nähe sind allerdings Kieferwaldungen, in die man sich bei allzu heftigen Winden zurückziehen kann. Es ist dort ein schöner Gasthof, das Grand Hotel Sestri, errichtet worden, wofür auch ein deutscher Arzt gewonnen werden sollte, aber er befindet sich an einer Stelle, die wegen zu geringen Windschutzes Bedenken erregt. Im Sommer werden dort Seebäder genommen. Auch für warme Bäder sind Einrichtungen getroffen.

Im Eilzug erreicht man S. L. von Genua in $1^1/_4$, von Spezia in 1 St. — Unterkunft: Grand Hotel Sestri (Pens. von 7 l. an).

Spezia, unterm $44^0 5'$ n. Br., ist eine schnell aufgeblühte Stadt mit 45000 Einw. und als Kriegshafen Italiens von hervorragender Bedeutung. Ihr neuer am Hafen liegender Theil hat ein vollkommen modernes Gepräge. Er zeichnet sich durch sehr stattliche Gebäude aus und hat gute in ihrer ganzen Breite mit Schieferplatten belegte Strassen, die zum Theil mit Platanen besetzt sind. Einen wahrhaft grossstädtischen Eindruck macht das weite Viereck der gegen Süd dem Hafen zu offene Piazza Vittorio Emanuele. Mit Colonnaden versehene Häuserreihen fassen diesen Platz ein, der mit immergrünen Gewächsen bepflanzt und mit steinernen Bänken versehen ist. Alles in diesem Giardino pubblico ist sauber gehalten, so dass er, da die ringsum laufenden Säulenhallen zugleich Regenschutz gewähren, eine vortreffliche Gelegenheit zu körperlicher Bewegung im Freien abgiebt.

Weit tiefer noch wie bei Rapallo hat sich das Meer bei der Bildung des Golfes della Spezia gegen Nordwest vorgedrängt. So wird dieser Golf gegen Südwest von einer weit vorspringenden Landzunge, nach Nordost von der Festlandküste begrenzt, der einstmalige Uebertritt der Salzfluth über den felsigen Uferrand markirt sich aber noch deutlich an den Inseln Palmaria, Tino und Tinetto, als den Bruchstücken des früheren Randgebirges. Das felsige Vorgebirge, das im Porto Venere ausläuft, bildet für die im nordwestlichen Winkel des Golfs gelegene Stadt anscheinend einen guten Windschutz, doch genügt derselbe keineswegs, um eine Belästigung durch die in den Golf eintretenden Südwinde aufzuheben. Freier noch liegt Spezia gegen Nordwest und noch unsicherer ist die Deckung, die es gegen Nordost und Ost geniesst, denn der Hauptzug des Apennins befindet sich jenseit des Magrathals, und so ist es nur lückenhaftes in terrassenförmigen Aufbau mit Olivenpflanzungen bedecktes Hügelland, das in nordöstlicher Richtung sich erhebt.

Meteorologische Beobachtungen sind nur aus einzelnen Jahrgängen vorhanden und im ganzen so mangelhaft, dass sich zuverlässige Mittelwerthe nicht daraus gewinnen lassen. Höchst wahrscheinlich ist, dass zur Mittagszeit die Temperatur Spezia's etwas niedriger ist als die von Pisa, denn dieses ist besser windgeschützt und geniesst am Lungarno die volle concentrirte Kraft der Sonne. Zwar unterscheidet sich Spezia von Pisa durch die unmittelbare Nähe des Meeres, aber der zweifellos hohe Feuchtigkeitsgrad der Luft und der Reichthum an Niederschlägen, die es dem freien Zutritt der Südwinde verdankt, stellen es sichtlich neben Pisa. Dass Spezia etwas weniger unter Staub zu leiden hat wie die westliche Riviera, ist durch die höhere Zahl der Regentage bedingt. Thomas fand während der Saison $18^{72}/_{73}$ vom October bis März unter 182 Tagen 74 Regentage, 63 ganz heitere, 55 halbheitere und 64 trübe Tage, und Crucknell notirte aus den 3 Wintermonaten $18^{78}/_{79}$ 74 sonnige, 36 Regentage, 2 Schneetage und 16 Tage mit rauhen Winden.

Die Vegetation der Campagna von Spezia wird hauptsächlich durch den Oelbaum und den Weinstock vertreten. Berühmte Weinberge befinden sich im Nordwesten der Stadt an der Küste bei Cinque Terre. Der gewöhnliche Landwein ist leicht und schmeckt angenehm säuerlich; auch der Chianti ist sehr beliebt. Von Agrumen-Kultur ist nichts mehr zu bemerken: kein Orangen-, geschweige denn ein Citronenbaum. Beiden fehlt die nöthige Wärme.

Der Gesundheitszustand der Eingeborenen wird als günstig geschildert, Malaria wurde in den Sommermonaten in einzelnen Dörfern der Umgegend (Migliarina) angetroffen, Spezia selbst ist während des ganzen Jahres fieberfrei. Im Winter bilden Katarrhe der Athmungsorgane die gewöhnlichen Krankheiten. Im Herbst 1884 wurde die Stadt von einer heftigen Cholera-Epidemie heimgesucht. Das Trinkwasser stammt aus einer von Vivera hergeführten Leitung, ist von angenehmem weichen Geschmack und wird am besten bei der ohnehin klimatisch begründeten Neigung zu Diarrhöen mit etwas Rothwein gemischt. Unter den Nahrungsmitteln verdient die reiche Auswahl an Fischen Beachtung.

Rüstigen Kranken gewährt die Umgegend mancherlei hübsche Ausflüge. So eignet sich das Thal von Migliarina nordöstlich von Spezia zur Zeit der Brise vortrefflich zu einer Promenade. An der hügeligen Westküste des Golfs kann man sich bis Porto Venere begeben, zu leichten Fusstouren eignet sich aber noch besser die verhältnissmässig ebene Ostküste. Hier führt der Fahrweg bis San Bartolomeo. Zu Wasserfahrten geben die weiter südlich gelegenen Orte S. Terenzo und Lerici (Dampfschiff täglich in 40 Minuten) beliebte Zielpunkte ab. Stellt man Spezia in Vergleich mit den übrigen ligurischen Küstenorten, so findet man, dass es eines nur zweifelhaften Windschutzes geniesst und wahrscheinlich weniger warm ist wie alle anderen Plätze der Rivieren; die hohe Feuchtigkeit und die reichlichen Niederschläge nähern es auch in Betreff der Heilanzeigen Pisa. Die gute Gelegenheit zu weiten Promenaden erinnert an Pegli. Wenig Staub auf den Strassen, die vortrefflich angelegte Piazza Vittorio Emmanuele, die aufstrebende Stadt, eine rührige Bevölkerung sind unverkennbare lokale Vorzüge.

Als Seebad wird Spezia zur Sommerzeit aus allen Theilen Italiens besucht, im Winter sind nur wenig ständige Kurgäste dort zu finden, und der Versuch eine deutsche Kurgemeinde zu begründen, ist bisher nur von sehr bescheidenem Erfolge gekrönt worden.

Von Genua erreicht man Spezia in 2½, von Pisa in 1¾ St. — Unterkunft: Beim Bahnhof befindet sich der Albergo Continentale, weiter nach dem Meere zu das bestgehaltene Hot. Croce di Malta (Pens. 9—12 l. tägl.); ferner Italia und Roma (letzteres einfach). Privatwohnungen: Möblirte Südzimmer, am besten in der Nähe der Giardino pubblico (1 Z. 30—40 l. monatl.). Kurzeit: October bis Mai.

Viareggio, unterm 43° 52′ n. Breite, ist eine freundliche Stadt mit 10200 Einw., die ihres guten, feinsandigen Strandes wegen als Seebad stark besucht wird und deshalb zur Sommerzeit stets überfüllt ist. Auch existirt ein Spital für skrophulöse Kinder, die nach dem Princip unserer Ferienkolonien zeitweise dort Aufnahme finden. Die schönen Hotels stehen im Winter leer und nehmen daher gern Wintergäste zu billigen Preisen auf. Dies war wohl der hauptsächlichste Grund, weshalb auch deutsche Patienten hier zu überwintern versuchten, obgleich bei näherer Prüfung die Lage hierfür nicht besonders günstig erscheint. Gegen Nord und Nordost befinden sich in etwa 10 km Entfernung die Carrarischen Berge, gegen Ost erstreckt sich eine Ebene bis zu den Höhen von Lucca, gegen Südost und Süd grenzt der Ort an die Niederungen des Serchiothales, durch dessen Assanirung allerdings jetzt jede Malariagefahr beseitigt ist. Genügender Windschutz durch Berge besteht also nach keiner Seite. Dagegen ist die Umgegend durch weithin sich erstreckende dichte Fichtenwälder ausgezeichnet, und innerhalb dieser berühmten Pineta erfreut man sich eines mässigen Windschutzes. Im übrigen sind die klimatischen Bedingungen die gleichen wie in Pisa. Nur sind die im Winter nicht seltenen Nebel ein Uebelstand.

Viareggio ist auf der Eb. 40 Min. von Pisa, 4 St. von Genua entfernt. — Unterkunft: Das Hot. de Russie ist für Kranke, die in Seenähe wohnen dürfen, das beste. Etwas weiter von demselben entfernt liegen Alb. del Commercio, Corona d'Italia etc. (Pens. überall 5—6 l.). Kurzeit für die Winterkur October bis Mai, sonst Seebad.

Pisa, Universitätsstadt mit 38000 Einw. liegt am Arno 7 km vor Ausmündung desselben in das Meer und zwar inmitten einer weiten von Hügeln und Bergzügen umsäumten Ebene, die sich nach Westen über die toskanischen Maremmen bis an die Küste ausbreitet. Unterm 43° 43′ nördl. Breite verdankt es seinen warmen Winter den nach Norden zu schützenden Bergen und dem temperirenden Einfluss des nahen Meeres. Es gehört zwar in geographischer Beziehung nicht mehr zu den Kurorten der Riviera di Levante, steht ihnen aber in klimatischer Hinsicht so nahe, dass es am passendsten ihnen angereiht werden kann. Ein Kamm der Apenninen, die Alpe Apuana, zieht sich von Carrara in südöstlicher Richtung nach Borgo und Lucca im Thale des Serchio und endet in einer isolirten Bergkette, die unter dem Namen Monti Pisani die Campagna von Pisa halbkreisförmig umschliesst. Dieser Schutz gegen Nord und Nordost wird noch durch die Anlage der Stadt selbst erhöht, die einen ebenfalls mit der Concavität nach Süden liegenden Bogen des Arno in der Weise mit hohen Gebäuden und einer die Strassen abschliessenden Stadtmauer umspannt, dass das rechte Flussufer, der sogenannte Lung-Arno, dadurch eine besonders günstige Lage erhält. Die in Pisa im Winter vorherrschenden nördlichen Winde, bereits durch den Bergschutz bedeutend abgeschwächt, kommen also im Innern der Stadt nur zu geringer Wirkung. In den kältesten Monaten können sie allerdings, und zwar um so eher, wenn auf den umliegenden Höhen Schneefall eintritt, dem Kranken für mehrere Tage den Luftgenuss verbieten. Auch dringen durch das breite Thal des Arno im Frühjahre Ostwinde zur Stadt. Die Süd- und Südwestwinde, welche die Promenade frei bestreichen, sind nach genaueren Beobachtungen aus längerer Zeit nicht so häufig als man früher annehmen musste. Im Allgemeinen gilt Pisa wegen der geringen Stärke der Luftströmungen für windstill.

Der Arno, für gewöhnlich wasserarm und manchmal wegen Aufnahme der Abzugskanäle sogar übelriechend, ruft zeitweise durch heftige Regengüsse Ueberschwemmungen hervor, welche die Strassen der Stadt unter Wasser setzen.

Pisa ist mit einem Wintermittel von 7° C. während der Saison im Mittel um 2.5° C. kälter als die Kurorte der Riviera. Obgleich der höchste und niedrigste Stand des Thermometers im Laufe eines Monats noch bedeutend differiren, so sind die Tagesschwankungen (wenigstens an den sehr häufigen feuchten und trüben Tagen) wegen der minder lebhaften Ausstrahlung weniger markirt, als in Mentone oder Nizza. Bröking giebt die mittlere Schwankung der Tagestemperatur für Nov. mit 5.6, Dec. 4.4, Jan. 5.2, Febr. 6.8, März 6.7° an. Hiernach würde das Mittel der Extreme für diese 5 Monate (1869/70) für Pisa nur 5.7° betragen, während es sich aus derselben Zeit für Mentone mit 8, für Nizza mit 9, für San Remo mit 10° berechnet. Die gleichmässige Vertheilung der Wärme giebt sich auch insbesondere dadurch zu erkennen, dass die Temperatur, welche in mässigem Ansteigen ihre Mittagshöhe erreicht, von dieser bis zum Abend hin nur wenig einbüsst.

Da die Stadt nur 53 m überm Meere liegt, so ist der atmosphärische Druck bedeutend. Das Mittel für die Saison ist 761.5, plötzliche stärkere Schwankungen der Quecksilbersäule sind nicht ganz selten.

Das breite Flussthal, die in der Nähe befindlichen Teiche, die geringe Entfernung des Meeres und der Mangel trockener Winde bedingen einen hohen Grad von Feuchtigkeit. Mit einer relativen Feuchtigkeit von 81 % im Mittel der Saison tritt Pisa neben Pau und Venedig in die Reihe der an Wasserdampf reichen Kurorte. Auch der Dunstdruck und die Dampfspannung erfahren durch einfallende Winde öfters grosse Herabsetzungen.

Dem Feuchtigkeitsgrade entspricht die Stärke und Zahl der Niederschläge. Unter 3 Tagen zählt man in Pisa einen Regentag. Von diesen 122 jährlichen Regentagen fallen 27 auf den Sommer, 95 auf die übrigen Jahreszeiten, und von ganz heiteren Tagen haben Herbst und Winter nur die Summe von 51 aufzuweisen. Nebel sollen kaum und Schnee sehr selten und kurzdauernd vorkommen. Bleibt der Schnee einmal ausnahmsweise 8—14 Tage lang liegen, und tritt etwa Eisgang auf dem Arno ein, so kann dann die Temp. bis auf —8° herabgehen.

Unter den Bewohnern Pisas sind Bronchialkatarrhe ziemlich häufig, was auf die vielen unzweckmässigen Wohnungen, auf die rauchenden Kamine und die Kohlenbecken (Scaldini) geschoben wird. Entzündungen der Lunge und Pleura sollen meist einen guten Verlauf zeigen. Hieran reihen sich in starker Frequenz Darmkatarrhe mit vorwaltender Reizung zu Diarrhöen, Hyperämien der Leber und Milz. Sehr gewöhnlich sind rheumatische Affectionen. Apoplexien fallen fast ausschliesslich den Sommermonaten zur Last. Diphtheritis ist selten.

Wie in Pau und Venedig spricht sich die erschlaffende und beruhigende Wirkung des Klimas schon im Habitus der Bevölkerung aus. Pisa ist wärmer als Pau und Venedig; von jenem unterscheidet es sich wesentlich durch die grössere Nähe des Meeres, im Uebrigen haben alle 3 Orte ähnliche Indicationen. Die feuchte Wärme des Klimas beschränkt die Wasserabgabe von Haut und Lungen, wogegen sich die Absonderungen der Nieren und anfangs auch des Darmkanals steigern. Die starke Vermehrung der Urinabsonderung ist dem Ankömmling besonders auffällig, der vor seiner Akklimatisation auch leicht vorübergehend an Durchfall leidet. Thomas notirte einen sehr günstigen Erfolg bei Nierensteinen, wo die reichliche Secretion wohl den Abgang der Concremente beförderte. Das Körpergewicht steigt und Wohlbeleibtheit ist häufig, weil bei gewöhnlichem oder nicht merklich vermindertem Appetit der Stoffwechsel im Ganzen genommen langsamer vor sich geht. Alle Schleimhäute secerniren leichter. Es tritt eine Beruhigung des Nervensystems ein, die sich durch Phlegma und festeren Schlaf zu erkennen giebt. Besonders indicirt ist daher das Klima von Pisa bei Katarrhen des Larynx und bei trockenem Katarrh der Bronchien. Bei Asthma und Emphysem ohne oder mit begleitendem Herzfehler sind die Wirkungen oft sehr günstig. Der Ruf Pisas bei Katarrhen, die andernorts nicht weichen wollen, ist ein in Italien so verbreiteter, dass er sogar aus Sicilien Kurgäste heranlockt. Günstig wirkt auch das Klima bei Darmkatarrhen mit Neigung zur Obstruction. Schwieriger ist die Entscheidung, welche Fälle von chronischer Pneumonie und beginnender Phthise Vortheile von einem Aufenthalt in Pisa haben könnten. Unter den Patienten, welche an „erethischer Phthise“ leiden, wird die Rücksicht auf die klimatischen und socialen Eigenthümlichkeiten des Kurortes eine engere Auswahl nöthig machen. Hierbei kommen besonders wieder die Blutungen in Betracht, wozu die plötzlichen Barometerschwankungen und der schnelle Witterungswechsel bei Disponirten leicht von Neuem Veranlassung geben können. Bröking beobachtete, dass mit dem Auftreten sturmartiger Südwestwinde, eine Erregung des Nervensystems stattfand. Die Herzthätigkeit war bei vielen Kranken verstärkt und sie klagten über Schlaflosigkeit. Contraindicirt ist ferner Pisa bei allen Blennorhöen, bei Krankheiten des Darmkanals mit Neigung zu Durchfällen, bei chronischen Entzündungen der Leber und Milz, bei Nierenleiden, welche eine Beschränkung der Secretion erfordern, endlich bei Rheumatismus und Gicht. Pisa ist durch vorzügliches Trinkwasser ausgezeichnet, welches durch eine mächtige Leitung von den Monti Pisani her der Stadt zugeführt wird.

Zu den unangenehmen Seiten Pisas gehört es, dass der Kranke während des eigentlichen Winters auf den Lung-Arno als den einzigen klimatisch-günstigen Punkt beschränkt ist. Hier, wo er allerdings eine sonnige, reinliche und fast staubfreie Promenade findet, wandelt er tagtäglich auf und ab, oder er wagt sich zur Porta alle Piagge hinaus bis auf die mit immergrünen Gewächsen reich geschmückte und durch deutsche Kurgäste mit hölzernen Bänken ausgestattete Passeggiata nuova, wenn ihn nicht der Regen, oder falls es einige Tage nicht geregnet hat, der Staub davon zurückhält. Erst das Frühjahr gestattet ihm sich in der weiteren Umgegend umzusehen und Ausflüge nach S. Rossore, S. Giuliano, Asciano, Agnano oder Lucca zu unternehmen. Die Stadt selbst ist unleugbar eine der langweiligsten und melancholischsten, die man sich denken kann. In dem nordwestlichen Winkel des viereckigen Raums, den ihre Mauern einschliessen, auf der Piazza del Duomo, findet sich alles zusammengedrängt, was Pisa an Sehenswürdigkeiten bietet, und der Reisende, der hier das Battistero, den Dom, den schiefen Thurm und den Campo santo besichtigt hat, pflegt nach wenigen Stunden der Stadt den Rücken zuzuwenden. So ist denn zu dem Umstande, dass die feuchtwarmen Kurorte weit mehr aus der Mode gekommen sind als sie geeigneten Falles es verdienen, für Pisa noch das andere schädigende Moment hinzugetreten, dass es allgemein für einen unangenehmen Aufenthalt gilt. Und doch hat Pisa in socialer Beziehung auch manche Vorzüge. Als ich i. J. 1881 im Nettuno einen grossen Tisch deutscher Kurgäste antraf, fehlte es nie an Zerstreuung und Stoff zur Unterhaltung. Ein gutes Theater gab spottbillige Vorstellungen, und man betrieb besonders eifrig das Studium der italienischen Sprache, wozu die dialectfreie Aussprache der Leute und gute Lehrkräfte die beste Gelegenheit boten. Seitdem kein deutscher Arzt mehr in Pisa ist, ist die deutsche Kurgesellschaft sehr zusammengeschmolzen.

Von Florenz fährt man in $2^1/_2$ St. nach Pisa, von Genua in $4^1/_2$ St. — Unterkunft: Die klimatisch günstigste Lage ist der Lung-Arno und zwar vorzugsweise der Abschnitt zwischen Ponte di Mezzo und Ponte Solferino, der schon morgens Sonne hat. Hier befinden sich mehrere grosse Hotels (Pens. 9—12 l.) und die besten Privatwohnungen (Z. etwa 60 l. monatl.). Zur Feuerung kauft man einen Kubikmeter klein gemachtes Holz für 20 l. Eine vorzügliche Trattorie ist der Nettuno. — Aerzte: Die Professoren Queirolo, Fedeli, Maffucci, Landi. Kurzeit: Oct. bis April.

V. Küsten-Gegend und Inseln des Adriatischen Meeres.

Das Gebiet des Adriatischen Meeres, westwärts von der Apenninenkette, ostwärts von den dalmatischen und albanischen Gebirgen eingefasst und im Norden bis an den Fuss der Ostalpen reichend, steht in klimatischer Beziehung wesentlich unter dem Einfluss des Wechsels zwischen den nördlichen oder Binnenwinden und den südlichen oder Seewinden. Unter den von Norden her Küsten und Meere bestreichenden Winden ist der verrufenste die Bora. Dieser trockene und kalte Wind erhebt sich in der Gegend von Adelsberg auf dem dürren vegetationslosen Bergrücken des Karstes und stürzt sich von hier, anfangs als Nord, später als Nordost, zuletzt in Ostnordost übergehend, nach dem Meere hin. War vorher heiteres Wetter gewesen, so verkünden leichte flockige Federwolken über den nördlichen Bergen den Schiffern den plötzlichen oft schon wenige Minuten später erfolgenden Ausbruch des Sturmes. Nicht gleichmässig wie der stetige Nordost (Greco disteso) sondern in einzelnen heftigen Stössen (Reffoli, Refficie) braust er über Land und Meer, entwurzelt die Bäume, reisst

Menschen und Thiere nieder und wird der Schifffahrt im höchsten Grade gefährlich. Die Bora ist hauptsächlich ein Wintergast. Im October kündigt sie sich an, November und December sind von ihr am meisten heimgesucht. Im Januar wird sie seltener, im Februar und März nimmt sie wieder an Häufigkeit zu. Zuweilen zeigt sie sich noch im April, in den Sommermonaten dagegen ist sie selten und niemals heftig. Hat dieser schlimme Wind einmal Platz gegriffen, so dauert er mindestens einen, sehr oft 3, an der istrisch-dalmatischen Küste (Triest, Fiume, Zeng) aber gar nicht selten 10—15 Tage an. Früh von 8—10 Uhr und Abends ist der Borasturm in der Regel am heftigsten; bleiben diese Anschwellungen seiner Stärke aus, so ist sein Erlöschen nahe. Dieses erfolgt dann in immer schwächer werdenden Stössen. Geringere Grade dieses Windes pflegt man Borino oder Boretta zu nennen. Besonders häufig und heftig überfällt die Bora Triest, den Quarnero und die ganze dalmatische Küste, wo sie weit heftiger wüthet als an der westlichen; denn nach Westen zu, schon bei Grado und mehr noch in Venedig, ist wenig davon zu spüren. Sind im Winter die Küstengebirge ganz mit Schnee bedeckt, so tritt die Bora nicht ein, schmilzt dieser Schnee schnell bei heiterem Himmel, so ist sie sofort zu bemerken. Fällt die Bora in schrägem Absturz auf die Oberfläche des Meeres, so aspirirt sie von dem im Windschatten gelegenen Theil des Meeresspiegels Wasser; es trennen sich Wassertheilchen los, welche eine Art von Staubwolke bilden, die unter dem Namen „Fumarea" bekannt ist. Der unter dem Einfluss der Bora entwölkte

Himmel bleibt auch nach dem Aufhören des Windes meist noch mehrere Tage lang heiter.

Der Antagonist der Bora ist der Scirocco, aber derselbe unterscheidet sich wesentlich von jenem trockenen und heissen Wüstenwind, den man in Sicilien und selbst noch in Rom unter diesem Namen versteht und der so unangenehme Empfindungen hervorruft. Der Scirocco der Adria ist der reine regenbringende Aequatorialstrom (Theob. Fischer); er ist also ein meistentheils mit Wärme und Feuchtigkeit geschwängerter Wind, der eigentlich aus Südost, aber auch aus Süd oder auch wohl aus Südwest bläst und dann den reinen Gegensatz zum Nordwest (Maëstro) bildet. Als Vorboten zeigen sich plötzliche Windstille, Verdüsterung der Atmosphäre durch Dünste, die sich verdichten, dann das Auftreten grosser dunkler Haufenwolken, endlich Regengüsse. Er weht im Winter durchschnittlich jeden zweiten Tag und dauert bisweilen eine ganze Woche und länger an. Seine Hauptzeit ist Ende September bis Ende December. Im October tritt er öfter mit ungewöhnlicher Gewalt auf, sonst ist er im Allgemeinen und besonders im Verhältniss zur Bora nicht sehr heftig. Gegen das Ende des Herbstes geräth der Scirocco ziemlich häufig mit anderen Winden in Conflict, dann sind massige und lang andauernde Niederschläge die Folge. Was diese anderen Winde im adriatischen Bezirk anbelangt, so sind naturgemäss der West, der Südwest ja sogar der reine Süd mehr oder weniger Landwinde. Im südlichen Theil des adriatischen Meeres tritt auch ein stürmischer und zur Winterszeit feuchter und kalter Ostwind (die Levantera) auf. Nach Goracuchi wehten an der dalmatischen Küste unter 1259 Tagen der Scirocco 410, die Bora 259, der Nordwest 140, der Ost 110, der Süd 80, der Südwest 80, der West 60, der Nord (Tramontana) 70, andere Intermedialwinde 50 mal.

Im Allgemeinen ist also die Adria ein sehr windreiches Gebiet und ihre Ufer bei weitem nicht so gut geschützt wie die ligurische Küste. Die heftige Wirkung der beiden Hauptwinde (Bora und Scirocco) bedingt, dass auch in diesen Breiten guter lokaler Windschutz die nothwendige Voraussetzung einer klimatischen Station sein muss. Die Wärmeverhältnisse sind bei einem Gebiet, welches sich über fast $2^1/_2$ Breitengrade erstreckt, um so verschiedener, als im Winter auch der erwärmende Einfluss der Meeresoberfläche von Norden nach Süden eine wesentliche Steigerung erfährt. Die Oberfläche des Adriatischen Meeres ist im Jahresmittel überall wärmer wie die Luft; sie beträgt im Mittel 15^0 C., ihr Maximum ist 32.5, das Minimum 3.75^0 C. Nur von April bis Ende August sinkt die Seewärme unter die Luftwärme, in den übrigen Monaten ist sie beträchtlich höher. Bei Triest beträgt die Meereswärme während des Winters 9.5^0, bei Corfu 13.5^0 C. In einzelnen Wintern z. B. in dem des Jahres 1859 ist allerdings ausnahmsweise im nördlichsten Theil des Adriatischen Meeres die Wassertemperatur so weit gefallen, dass der Golf zwischen Triest und Venedig zufror (Theob. Fischer).

Meteorol. Tabelle.	Görz	Venedig	Abbazia	Lussinp.	Lesina
Temp. d. Winters (Dec. Jan. Febr.)	3.9	3.7	4.8	8.1	9.1
Rel. Feucht. Oct. bis April	72	82	82	74	69
Regentage Oct. bis April	78	45	70	74	64

Triest, eine der bedeutendsten Hafenstädte mit 72000 Einw. liegt unterm 45° 39′ n. Br., und zwar unmittelbar am Fusse des Karstes, der sich im Nordosten der Stadt erhebt. Steigt man auf der belebten Kunststrasse, welche im Rücken der Stadt auf die Vorberge des Karstes führt, zur Optschina hinauf, so hat man einen überraschend schönen Blick auf Stadt und Hafen. So einladend ist an einem schönen windstillen Tag dieses Bild, selbst mitten im Winter, dass man sich nur schwer davon trennen kann. Aber leider sind solcher Tage nicht gar zu viele; leicht ändert sich die Scene, und mit unwiderstehlicher Gewalt dringt der eisige Luftstrom der Bora, Staub aufwirbelnd und bis ins Mark durchkältend, in die Strassen der Stadt. Die günstigste Jahreszeit für Triest ist der Sommer, wo man der Stadt ihre Bedeutung als Seebad zugestehen kann, ohne darum des grossen Uebelstandes zu vergessen, den die Bora im Winter mit sich bringt. Dem schlimmen Eindruck dieses unheimlichen Windes wird sich niemand absichtlich aussetzen, der im Winter dem Luftgenuss nachgeht.

Görz (Gorizia), österreichische Stadt unterm 45° 56′ n. Br. mit 24000 Einw. grösstentheils italienischer Abkunft, liegt, 95 m, unweit des linken Ufers des Isonzo und zwar in einer fruchtbaren Ebene, die sich zwischen Karst und Tarnowaner Wald ausdehnt. Die Entfernung vom adriatischen Meer beträgt 22 km, aber da dieses ganze Zwischenland von der friaulischen Ebene eingenommen wird, die sich ohne Erhebungen in sanftem Abfall bis an den Strand hinzieht, so ist der Einfluss der See auf das Klima von Görz nicht unbedeutend. Während die Südwinde und insbesondere der Südwest ungehindert gegen das Weichbild der Stadt vordringen können, ist die Campagna gegen West, Nord und Ost amphitheatralisch von einem Halbkreis von Bergen umgeben, welche einen mehr oder weniger sicheren Windschutz gewähren. Gerade im Norden befinden sich als südliche Ausläufer der Julischen Alpen der St. Valentinsberg (560 m) und der Monte Santo. Zwischen beiden öffnet sich bei Salcano das Thal des Isonzo, aus welchem der Nordwind in das Görzer Becken eindringt, aber da das Flussthal hier aus seiner bisher südöstlichen Richtung in eine südwestliche übergeht, so kann der Thalwind wenigstens nicht direct die Stadt berühren und wird dadurch in seiner Stärke einigermassen gebrochen. Westlich vom Valentinsberg zieht sich nach Südwesten am rechten Ufer des Isonzo eine unter dem Namen Coglio bekannte Hügelreihe bis zum Calvarienberge hin und bis zur friaulischen Ebene; weiterhin sind es die Julischen Alpen, welche gegen Nordost einen gewissen Schutz gewähren. Oestlich vom Monte Santo schliesst sich gegen Nordost und Ost das

Tarnowaner Waldgebirge an, welches wieder weiter südöstlich an den Karst sich anlehnt. Die wichtigste Frage für Görz als Winterkurort ist nun die: Welchen Windschutz gewähren diese gegen Nordost sich erhebenden Berge, wie weit sind sie im Stande die Stadt vor jenen Borastürmen zu bewahren, welche den Aufenthalt in Triest für Kranke unmöglich machen? Die genaue Beobachtung der Windrichtung und Windstärke ergiebt, dass der Nordost, Ostnordost, Südost, Süd und Südwest die vorherrschenden Winde sind, dass aber der Nordost alle anderen an Häufigkeit bei weitem übertrifft. Es scheint dies indessen darauf zu beruhen, dass dieser Wind localer Natur ist, und dass seine Entstehung in den Temperatur-Unterschieden zwischen dem Isonzothal und den im Nordosten von Görz liegenden Bergen zu suchen ist. Deshalb pflegt der Nordost zur Winterszeit nur früh und Abends und dann nur in schwächerem Grade zu wehen. Während die Bora, hier der ausgeprägte Ostnordost, vom Karst aus ihre Hauptrichtung nach Triest, Fiume und Zeng hin nimmt, befindet sich Görz an der äusseren Grenze dieses Windstriches und wird deshalb nur in schwächerem Grade in Mitleidenschaft gezogen wie die istrisch-dalmatische Küste. Nordost gehört in Görz zu den Seltenheiten. Südost und Süd sind gewöhnlich von Regen begleitet, aber es giebt auch einen trockenen Südost, der wahrscheinlich nichts weiter ist wie ein von der Karstkette reflectirter oder von den östlich und südöstlich der Stadt befindlichen Hügeln abgeleiteter Nordost; denn zur selben Zeit dieses trockenen Nordost pflegt in Triest sich die Bora bemerklich zu machen. Der

Südwest zeigt sich häufiger im October und März, sonst nur in den Sommermonaten. Man kann vom 1. October bis 30. April 212 windige und 75 windstille Tage rechnen.

Görz ist also im Allgemeinen recht windreich, aber Stürme kommen sehr selten vor, häufiger schon eine ziemlich kräftige Bora; die meisten Winde, von denen der Ort berührt wird, gehören zu den schwächeren.

Auf die Wärmeverhältnisse ist der Umstand, dass Görz nach Süden hin ganz frei liegt, nach allen anderen Richtungen von einem Bergwall umsäumt ist, von sichtlichem Einfluss. Die mittlere Temperatur des Winters (3.9° C.) ist kaum höher wie die von Venedig. Durchschnittlich fällt das Thermometer während des Winters nur an 11 Tagen unter —3° C. v. Czoernig, der die Verhältnisse des Kurortes nach allen Seiten mit dem grössten Fleisse durchforscht hat, hat auch Tabellen über die Temperaturschwankungen zwischen Maximis und Minimis aufgestellt, aus welchen hervorgeht, dass die durchschnittliche Schwankung für die Wintermonate 13.2° C. beträgt, dass also immerhin eine ziemliche Gleichmässigkeit der Temperatur vorhanden ist. Mit 72% rel. Feuchtigkeit ist das Winterklima als mässig feucht zu bezeichnen. Nebeltage giebt es etwa 10 im Jahre, doch zeigt sich der Nebel gewöhnlich nur in den frühen Morgenstunden. Der Kurort ist regenreich; er hat im Laufe der Saison 81 Tage mit Niederschlägen mit einer Regenhöhe von 841 mm aufzuweisen, doch kommen in dieser Beziehung in den einzelnen Jahrgängen bedeutende Differenzen vor. Schnee ist selten und verschwindet bald wieder vom Erdboden. Im Jahre 1871 hatte man 9 Schneetage, 1870 und 1872 waren ganz schneefrei. Bezüglich der Bewölkung sind der November und nächstdem der Februar die ungünstigsten Monate. Nach v. Czoernig zählt die Saison 46 ganz trübe, 64 trübe, 49 halbtrübe und 53 heitere Tage.

Recapituliren wir das bisher Gesagte, so haben wir in Görz eine Winterstation, welche halb und halb ein Seeklima, hohen Luftdruck und durch den zwischen Berg und Meer hin und her wogenden Luftstrom eine vorzüglich reine Luft besitzt. In Betreff seiner Wärmeverhältnisse und seiner Erhebung überm Meeresspiegel steht es mit Arco auf einer Stufe. Auch die auf der Ebene zwischen Gardasee und Schlossberg herrschenden Winde und der durchschnittliche Stand der relativen Feuchtigkeit gestatten eine Parallele zwischen Arco und Görz. Durch die maritimen Einflüsse tritt der Kurort mit dem benachbarten gleichwarmen Venedig in klimatische Verwandtschaft. Abgesehen von einzelnen heftigen Borastössen ist die Luft nur mässig bewegt. Der Scirocco hat hier die dem ganzen Adriagebiet zukommende höhere Feuchtigkeit und mildere Intensität und sein Einfluss ist daher nur von untergeordneter Bedeutung. Auf dem stetigen Wechselverhältniss zwischen dem warmen und feuchten Südwest und dem trocknen und kalten Nordost beruht der ziemlich hohe Feuchtigkeitsgehalt der Luft und die zahlreichen Niederschläge. Der Krankentag wird in den Wintermonaten von 11—3 Uhr bemessen werden können.

Für chronisch Leidende kann ein Winteraufenthalt in Görz von Nutzen sein, falls sie den Eindrücken einer wenn auch nicht stürmisch doch vielfach bewegten Atmosphäre gewachsen sind. Skrophulöse oder rhachitische Kinder von torpidem Habitus können hier mit Vortheil die Luftkur gebrauchen, Kranken mit trockenem chronischen Katarrh selbst mit Complication von Emphysem entspricht die relativ niedere Lage und die mässig feuchte Luft. Auch für die chronische Phthise kann in einzelnen Fällen Gutes erwartet werden. Reconvalescenten vom Typhus, von entzündlichen Processen der Pleura und Lunge, Kranke mit chronischen Störungen in den gastrischen Organen und viele Nervenkranke werden in Görz in genügendem Masse dem Luftgenuss nachgehen können. Alle acuten Entzündungen des Kehlkopfes, der Lunge, Neigungen zu Blutungen, bestehendes Fieber, Empfindlichkeit der Haut müssen als Gegenanzeigen gelten. Von den bei v. Czoernig aufgestellten Indicationen erscheinen einige bedenklich, so die Empfehlung bei Rheumatismus und Gicht, bei Bright'scher Nierenerkrankung und endlich auch bei dem Malariasiechthum, da etwa 7% der im Krankenhause für Männer Behandelten am Wechselfieber litten.

Der wesentliche Untergrund des Görzer Gebietes ist Sandsteingeröll und verwitterter Sandstein, und darauf beruht das schnelle Einsickern der Niederschläge und die für Fussgänger so günstige Trockne der Wege, darauf freilich auch die von den Winden hin und her getriebenen Staubmassen. Das Trinkwasser wird in einer Leitung von der östlichen Abdachung des Monte Santo zugeführt und ist vortrefflich, für das Brauchwasser dient eine dem Bette des Isonzo entnommene Wasserleitung. Die Weinkultur ist in der ganzen Campagna weit verbreitet. Unter dem Einfluss des lauen Südwindes gedeihen in Görz die meisten derjenigen Kulturpflanzen, die wir im südlichen Abschnitt des adriatischen Meeres antreffen: die essbare Kastanie, die Feige, die Granate, die Olive. Im Frühjahr und Herbst gewähren deshalb die grünen Hügel ringsumher ein freundliches Bild; dann erscheint Görz besonders dazu geeignet die dem Süden Zueilenden oder von dort Zurückkehrenden für einige Zeit festzuhalten. Aber auch mitten im Winter schläft die Vegetation nicht ganz, und man ist überrascht durch die Menge immergrüner Gewächse, durch die hohen Magnolien und die üppige Fülle des Laurocerasus in den öffentlichen und Privatgärten. Im Februar treibt dann der Mandelbaum seine Blüthen, und nun stehen bald, fünf Wochen früher wie diesseits der Alpen, alle Gewächse im Frühlingsschmucke vor uns.

Man erreicht Görz mittelst des Eilzuges von Triest in $2^1/_4$, von Venedig in $5^1/_4$, von Wien in $15^1/_2$ St. Von Wien aus Schlafwagen. Unterkunft: Südbahnhotel; Post; Suda's Grand Hotel, Kurpension Wienerheim u. a. (Pens. von 2 fl. tägl. an). Viele Privatwohnungen (Z. 12—20 fl. monatl.) und Villen (100 bis 500 monatl. 16 Aerzte, 4 Apotheken; Badeanstalt mit Schwimmbassin und russischem Dampfbad.

Venedig (Venezia) mit 160000 Einw. liegt unterm $45^0 27'$ n. Br. in einer nach Westen sanft einschneidenden 40 km langen und 15 km tiefen Bucht, die durch eine Reihe langgestreckter schmaler Inseln, dem sog. Lido (gleichsam die Sehne des Bogens bildend) von der offenen See getrennt ist. In diesen flachen Meeresgrund ergiesst sich zwischen die Inseln hindurch in 8 Pforten, von denen die für Schiffe zugänglichen der Porto di Lido und Porto di Malamocco heissen, das Meerwasser, während er vom Lande her mit süssem Wasser getränkt wird. An den seichtesten Stellen kaum oder gar nicht vom Wasser bedeckt, hat die Fläche, mit Seepflanzen überwuchert, ein sumpfiges Ansehen und daher ihren Namen die Lagunen erhalten. Zur Zeit der Ebbe sieht man, wie die Lagunen von zahlreichen Kanälen durchfurcht sind, zwischen denen hier und da Sandbänke inselartig hervortreten, bei der Fluth aber wird das Niveau dieser Wasserstrassen überschritten, nur noch Pfähle bezeichnen ihren Lauf, und eine einzige grosse Fläche dehnt sich vor uns aus, welche bei Stürmen sogar ein dem bewegten Ocean ähnliches Aussehen gewinnt. Vier km lang ist die Brücke, die vom Festlande aus über die Lagunen fort zur Stadt führt. Auf Pfahlrosten erbaut, ringsum von Meereswasser umgeben und an Stelle der Strassen von 150 Kanälen durchzogen, droht ihr vom Lande wie vom Meere Gefahr, und nur durch gewaltige Anstrengungen wird sie künstlich in ihrer wunderbaren Lage erhalten. Mit enormen Kosten hat man, um die Versandung der Lagunen zu verhindern, die Ableitung der Flüsse, die sich zwischen Piave und Po in das adriatische Meer ergiessen, bewerkstelligt. Nur ein Arm der Brenta mischt sein süsses Wasser mit dem Salzwasser der Lagunen. Und um Venedig vor den Stürmen des adriatischen Meeres und seine Häfen vor der Versandung durch die Fluth zu schützen, hat man den vor den Lagunen lagernden Inseln durch allerhand Mauerwerk (murazzi) und durch Dämme stärkeren Halt gegeben. Ebbe und Fluth verändern den

Stand des Wassers, welches die Mauern der Häuser bespült, etwa um $^1/_2$ m; wenn aber von Süden her der Scirocco die Wassermasse des adriatischen Meeres vor sich her treibt, so kommt es vor, dass das Kanalwasser um 2 m steigt und die Plätze Venedigs für kurze Zeit überschwemmt. So gleicht die Stadt einem riesenhaften Schiff, welches vor Anker liegt. Sie athmet nicht nur in der Atmosphäre des Oceans, ihre Verkehrsadern sind auch nicht staubige Strassen, in denen anderswo das Leben grosser Städte voll Unruhe pulsirt, sondern grössere und kleinere Kanäle, auf denen schwarze Gondeln geräuschlos dahinziehen.

Venedig hat die Gestalt eines unregelmässigen Vierecks, dessen Hauptausdehnung von Westen nach Osten geht. Es hat also eine lange Nord- und Südseite, eine kürzere West- und noch kürzere Ostseite. Die Westseite, in deren Mitte sich der Bahnhof befindet, wird hier vom Canal grande durchbrochen. Dieser zieht sich nun S förmig mitten durch die Stadt, und ist ungefähr in der Hälfte seines Verlaufs von der Hauptbrücke Venedigs, Ponte di Rialto, überspannt. Er mündet in der Mitte der langgestreckten Südseite, welcher die Inseln La Giudecca und die kleinere S. Giorgio Maggiore, durch einen sehr breiten Kanal von der übrigen Stadt getrennt, gegenüber liegen. Nicht weit ostwärts von dieser südlichen Ausmündungsstelle des Canale grande berührt ein rechtwinkliger freier Platz, die Piazetta, mit seiner Schmalseite das Ufer, und führt uns nördlich unmittelbar auf den Markusplatz. Hier in der Nähe dieses weltberühmten Platzes concentrirt sich nicht nur das Leben der Touristen, welche die Schönheit Venedigs nur flüchtig geniessen wollen, auch der Leidende, der die Wintermonate hier verleben will, schlägt in dieser Gegend seine Wohnstätte auf. Die östliche Hälfte der Südseite von der Piazzetta bis zu den öffentlichen Gärten (Giardini pubblici) und bis zur äussersten Ostspitze (Punta della Motta) bildet nämlich einen halbmondförmigen Einschnitt, dessen nach Süden gerichtetes Ufer, Riva degli Schiavoni, die in klimatischer Beziehung bevorzugtesten, ja fast die einzig brauchbaren Krankenwohnungen enthält.

Der freie Zutritt der Winde bedingt es, dass der grösste Theil der Stadt als Krankenasyl nicht zu benutzen ist. Die Venetischen, Carnischen, Julischen Alpen, welche im Norden Venedig in weitem Umkreise umspannen, sind allzuweit entfernt, um einen wirksamen Schutz gegen die eisigen Nordwinde zu gewähren, die sich fast täglich bemerkbar machen. Nur die Stadt selbst mit ihrem dichten Knäuel von 15000 hochragenden Häusern und Pallästen setzt dem Winde einen Damm entgegen und lässt die Südseite (Riva degli Schiavoni und Fondamenta delle Zattere) im Vollgenuss der Sonnenwärme. Die Nordwinde, besonders der Nordost herrschen während der 4 kalten Monate vor. Dieser letztere, vom Karst herkommend, berührt die Stadt theils als stetige Strömung (Greco disteso), theils als Fallwind, wo er dann in gewaltigen, periodischen Stössen trockene Kälte verbreitet (Bora). Oft springen die Nordwinde in Ostwinde über. Diese tragen wesentlich dazu bei, die Nachtheile, welche der Stadt durch die üblen Ausdünstungen der Kanäle erwachsen würden, aufzuheben oder zu verringern. Manchmal löst der regenbringende Südwind (Scirocco) den Nordwind plötzlich ab, und im März und April, wo er die Herrschaft gewinnt, verkümmert er häufig die Promenaden der Kranken.

Ausserdem ist Venedig dem regelmässigen Spiel der See- und Landwinde ausgesetzt. Der von Nord oder Nordost kommende kühle Landwind führt Abends die Schiffe aus dem Hafen, und überdauert die Nacht bis gegen Morgen. Dann trifft der Strahl der Sonne das Ufer, die erwärmten Luftschichten steigen empor, und die untere Lage der Seeluft drängt von Süden her dem Lande zu. In der Regel ist dieser Wind recht angenehm, und ihm ist es zu verdanken, dass die Kranken selbst im Winter meist nach 9 oder 10 Uhr in das Freie gehen und bis gegen Sonnenuntergang daselbst verweilen können. An recht warmen Tagen bringt dieses Windes wegen der Besuch des Lido die Gefahr einer Erkältung mit sich. Tage, an denen der Wind heftiger auftritt, verschonen auch die Piazzetta nicht, und der Kranke thut dann gut vom Markusplatz auf anderem Wege (durch den Hof des Dogenpallastes oder über die Piazzetta dei leoni durch die Calle Canonica, Ruga Guffa Sta. Apollonia und Calle delle Rasse) die windstillere Riva zu erreichen. Im Allgemeinen ist es mit den Winden überhaupt nicht schlimm, und die Riva würde unbestritten eine der vorzüglichsten Winterpromenaden sein, wenn nicht die sieben hochgewölbten Brücken, von denen sie unterbrochen wird, theils indem sie dem Spaziergänger das Steigen zumuthen, theils indem sie von den überbrückten Kanälen her einen kalten Luftzug aus

Norden zulassen, ihren Werth beeinträchtigten. Wer indessen nicht etwa in erhitztem Zustande und ohne wärmere Bekleidung an diesen Stellen verweilt, der wird wenig dadurch gestört werden.

Die mittlere Wintertemperatur ist mit 3.7^0 nur $1^1/_2$ resp. 2^0 höher wie die von Montreux und Meran und fordert den Kranken dazu auf die Sonnenstrahlen ebenfalls emsig aufzufangen. Von Wichtigkeit ist, dass in Folge des temperirenden Einflusses der Wasserfläche die Differenzen der Tageswärme am Morgen, Mittag und Abend erheblich geringer sind wie beispielsweise in Meran. Die genauen Wärmemittel aus den letzten 45 Jahren sind für Oct. 14.87, Nov. 8.37, Dec. 3.91, Jan. 2.61, Febr. 4.59, März. 7.73, April 12.70^0 C. Frost ist sehr selten, doch waren vom 6. bis 24. Jan. 1819 die Lagunen fest zugefroren und im Winter 1879/80 war einen ganzen Monat hindurch Treibeis im Canale grande.

Die hohe Ziffer für den Luftdruck (Jahresmittel 760.07 mm) erklärt sich aus der geringen, fast verschwindenden Erhebung der Stadt über dem Meeresspiegel. Ebenso begreiflich ist es, dass die relative Feuchtigkeit eine hohe sein muss. Sie beträgt vom Oct. bis Dec. ca. $82^0/_0$, erreicht im Jan. ihren höchsten Stand ($84^0/_0$) und sinkt dann gegen das Frühjahr bis auf $79^0/_0$.

Die Menge des Niederschlages so wie die Zahl der Schnee- und Regentage ist eine beschränkte; ihr Maximum fällt auf den October. Nach 19jähriger Berechnung kommen auf die Zeit vom 1. October bis letzten April 50 Tage mit Niederschlägen, darunter 5.6 Schneetage. Für dieselbe Zeit betrug nach 5jähriger Beobachtung die Regenmenge 369.17 mm. Der Schnee pflegt in der Regel an demselben oder am nächsten Tage wieder zu verschwinden. Die Zahl der heiteren Tage ist eine bedeutend überwiegende, und es kann Venedig in dieser Beziehung mit anderen Luftkurorten erfolgreich concurriren. Nebel ist eine seltene Erscheinung.

Dass Staub und Geräusch von Wagen in Venedig nicht existiren, ist ein unberechenbarer Vorzug, dessen die Stadt sich von jeher erfreut. Dazu ist nun im letzten Decennium ein neuer Fortschritt gekommen, der eine frühere Schattenseite in eine Lichtseite verwandelte: Venedig besitzt jetzt gutes Trinkwasser in reichlicher Menge. Weit vom Festland aus der Gegend von Castelfranco hat man es hergeholt, und es war ein Festtag ohnegleichen, als die Cisternen sich schlossen und der ärmste Venetianer zum ersten Male sich an frischem Quellwasser laben konnte. Die Grösse der Stadt hat die Annehmlichkeit, dass alle Lebensmittel reichlich und besser als an kleinen Kurorten zu haben sind, und wer hierzu noch an der Riva oder an den Zattere eine comfortable Wohnung ausfindig zu machen weiss, der kann in Venedig höchst angenehm und verhältnissmässig billig leben. Hier hat man den ganzen Tag Sonne, ist vor den Ausdünstungen der Canäle sicher, die zeitweise die Luft verpesten, und kann, ohne eine Gondel zu besteigen, seine Wohnung zu Fuss verlassen, und seine Promenade bei angenehmem Wetter bis zu den Giardini pubblici ausdehnen. Dabei hat man aus seinem Fenster den Blick auf das reiche stetig wechselnde Leben des

Quai's, auf dem alle Trachten und alle Nationen durch einander wogen und auf die stille Fluth, auf welcher zwischen den Riesendampfern unzählige Gondeln hin und her gleiten.

Was die Gesundheitsverhältnisse der Einheimischen betrifft, so scheint festzustehen, dass Wechselfieber nur auf einzelnen Inseln der Lagunen, in Venedig selbst aber nicht vorkommt. Typhus ist selten, und jetzt um so seltener, wo Neapel typhusfrei geworden ist, und eine Einschleppung von dorther nicht mehr zu befürchten ist. Diphtherie so wie alle übrigen contagiösen Krankheiten treten nur leichtgradig auf. Wenn die Kindersterblichkeit trotzdem gross ist, so ist zu bedenken, dass das Proletariat in Venedig kolossal ist, und dass fast alle Einwohner in engen, schmutzigen, übelriechenden Gassen wohnen, so dass ohne die Seeatmosphäre die Sterblichkeit gewiss grösser und epidemische Verheerungen häufiger sein würden. Deshalb ist auch Skrophulose und Lungenschwindsucht unter der armen Bevölkerung Venedigs häufig, während diese Krankheiten unter den wohlhabenden Klassen seltener vorkommen als in anderen grossen Städten. Entzündungen der Lunge und Pleura nehmen einen weniger acuten Charakter an, als dies bei uns der Fall zu sein pflegt. Dass das Klima Venedigs einen erschlaffenden, dem sanguinischen Temperament widerstrebenden Einfluss ausübe, scheinen schon die Alten gewusst zu haben, die, wie Strabo erzählt, den Gladiatoren die Gegend zwischen Ravenna und Aquileja anempfahlen, um ruhiges Blut und das dem Fechter nöthige Phlegma zu gewinnen. Es fällt einem in der That auf, wie wenig jugendlich kräftigen frisch aufgeschossenen Gestalten man auf der Strasse begegnet, so dass die Behauptung, dass der Vegetationsprocess hier weniger energisch vor sich gehe, darin eine Stütze findet. Bei einem so ausgesprochen feuchten Klima ist ein längerer Aufenthalt in Venedig Skrophulösen und Chlorotischen nicht zu empfehlen. Ebenso wenig passt Venedig für Personen, die an chronischem Rheumatismus und an passiven Hyperämien leiden. Hämorrhoidalzustände sind in Venedig sogar bei jugendlichen Personen sehr gewöhnlich. Die starke Verbreitung nervöser Irritation hysterischer und convulsiver Zustände hat man auf den übertriebenen Genuss des schwarzen Kaffees zu schieben gesucht, während die klimatische Eigenthümlichkeit auch hier die hauptsächlichste Schuld trägt. Was Venedig einem chronischen Kranken aus dem Norden im Winter gewährt, ist eine um circa 4° wärmere und in ihren Temperaturverhältnissen sehr constante Luft, welche nur wenig bewegt ist, so dass er fast täglich von 10 spätestens von 11—3 Uhr mit Behagen im Freien zubringen kann. Diese Luft ist dabei feucht und steht unter hohem atmosphärischen Druck, so dass sie bei entzündlichen Zuständen besser vertragen wird als die der trockenen und höher gelegenen Orte. Die Sekretion der Bronchialschleimhaut vermehrt sich, und manche Kranke mit Katarrhen des Kehlkopfs, mit chronischer Bronchitis und Emphysem befinden sich dabei sehr wohl und bessern sich auffallend, ebenso haben chronische Pneumonien mit Neigung zu Recidiven gute Aussichten. Hierzu kommt für nervös Ueberreizte die für Italien so ungewöhnliche Strassenruhe in Verbindung mit der calmirenden Wirkung der Luft. Ein Nachtheil des Klimas von Venedig, der durch den hohen Feuchtigkeitsgrad der Luft bedingt ist, besteht darin, dass Rheumatismen, insbesondere Gelenkrheumatismen sehr allgemein verbreitet sind. Die erhebliche Temperatur-Verschiedenheit einzelner Jahrgänge erklärt es, dass manche Beobachter voll warmen Lobes sind, während andere sich zu einem förmlichen Anathema über den Winter Venedigs hinreissen lassen. An der Riva steigert der Anprall der Sonnenstrahlen in guten Jahren die Temperatur schon im Februar zu einer Höhe, welche die Mittagszeit gefährlich macht, um so mehr als im Anfang des Frühjahrs Bronchialkatarrhe epidemisch herrschen. Dagegen sind dann die Abende weniger kalt als an anderen Orten, und zu Congestionen Geneigte können nun ihre Promenaden auf die Nachmittagsstunden von 3—5 Uhr verlegen. Die Promenade der Kranken bleibt, was wohl zu beachten ist, immerhin nur eine sehr beschränkte, vom Markusplatz über die Riva bis zu den Giardini pubblici und allenfalls an den Fondamenta delle Zattere bis zum Campo di Marte. Und doch sind die Bilder vergangener Herrlichkeit und modernen venetianischen Wesens, die auf diesem kleinen Raum an uns vorüberziehen, so originell und mannichfaltig, dass sie den Fremden wohl Monate lang zu fesseln vermögen. Auf längeres Fahren in der Gondel werden sich nur Wenige einlassen dürfen, da für diese passive Bewegung auf den zugigen schattigen Canälen oder auf der bewegten Lagune der Winter Venedigs nicht warm genug ist. An windstillen warmen Tagen sind die Giardini pubblici und der Lido das Ziel einer angenehmen Wasserfahrt, und in guten Wintern wird der Kranke an diesen herrlichen Plätzen wiederholt sich erquicken. Wer einen ungünstigen Winter trifft, hat wenigstens den Vortheil, seinen Wohnsitz mit Leichtigkeit gegen einen anderen vertauschen zu können.

Es giebt kaum einen zweiten Kurort, der eine so scrupulöse Selbstbeobachtung und Selbstbeherrschung des Patienten erforderte, wie Venedig. Grosse Abstände zwischen Sonnen- und Schatten-Temperatur, zwischen Windstille und bewegter Luft liegen in Venedig oft nur wenige Schritte von einander und müssen durch mehr oder minder warme Bekleidung ausgeglichen werden. Nur willensstarke Naturen werden der Versuchung zur Unzeit die kühlen Räume der Kirchen und Galerien zu besuchen und die offenen Gondeln zu betreten, oder sich abendlichen Vergnügungen anzuschliessen, widerstehen können. Dabei ist eine Einschränkung in der Diät erforderlich und ein genaues Masshalten; denn das Klima duldet keine zu kräftige Ernährung, der Zustand des Kranken keine zu starke Enthaltsamkeit.

Venedig ist von Triest per Eb. 7½, per Lloydampfer 6 St. entfernt. Von Wien braucht man 16½, von München 20 St. — Unterkunft: Nur die Riva bietet für Patienten gute sonnige Hotels. Unter ihnen verdient die Aurora als das für Deutsche unbedingt geeignetste hervorgehoben zu werden (Pens. 7—9 l.); Privatwohnungen, deren Zahl sehr beschränkt ist, sind für Kranke nur an der Riva und allenfalls an den Fondamenta alle Zattere zulässig. Aerztlicher Beirath ist hierbei unbedingt nöthig. — Deutsche Aerzte: Dr. A. Kurz, S. Marco Ponte dei Ferali, Calle Fiubera 951, links von der Merceria (Sprechst. 2

bis 3 Uhr); Dr. Keppler, Chirurg und Frauenarzt, S. Polo, Calle Comer (Sprechst. 2 Uhr). — Kurzeit: Anf. Oct. bis Ende Mai. Im Oct. hat man noch mit den Moscitos zu kämpfen, im Mai macht sich manchmal schon der Scirocco unangenehm fühlbar. — Apotheke: Zampironi, S. Moise; Bäder: in der Luna, dicht am Marcusplatz und im Stabilimento idroterapico, S. Gallo; Seebäder am Lido von Mai bis Oct.

Abbazia ist ein an der Ostküste Istriens, im nordwestlichen Winkel des Quarnero-Golfs unterm $45^0\,20'$ gelegener, nur aus wenigen Häusern bestehender Ort, der von der Direction der österreichischen Südbahn als klimatischer Kurort und Seebad gegründet wurde. Gegen Westen steht Abbazia unter dem Schutze des Monte Maggiore (1396 m), von Nordost her wird es öfters von der Bora beunruhigt. Im Jan. und Febr. ist der Nordost, in den Monaten Oct., Nov. und Dec. der Südost (Scirocco) vorherrschend. Indessen will man im Winter doch nur 6 Tage beobachtet haben, an denen Kranke des Windes wegen das Zimmer hüten mussten. Der Scirocco hat meist starke Niederschläge im Gefolge. Die mittlere Temperatur der 3 Wintermonate ist für Dec. 5.6, Jan. 4.6, Febr. 4.1^0 C. Mit einem Wintermittel von 4.8^0 steht Abbazia in dieser Beziehung also nur 1^0 höher wie Görz und Venedig und durchschnittlich um 5^0 niedriger wie die westliche Riviera. Die relative Feuchtigkeit ist hoch. Sie erreicht in den 7 Monaten der Saison ein Mittel von $82^0/_0$, stellt also Abbazia damit neben Venedig. Die jährliche Niederschlagsmenge (1994, S. Remo 704 mm) ist sehr bedeutend und ebenso die Zahl der Regentage. Schnee fällt fünfmal im Jahr. Ausser dem der Meeresküste entsprechenden Luftdruck von 761 existirt kein klimatischer Factor, der nur den allergeringsten Vergleich mit der Riviera di Ponente zuliesse. In Abbazia, ein relativ kühles, recht feuchtes und regenreiches, dort ein trockenwarmes Winterklima mit sehr geringen Niederschlägen, und trotzdem quält man sich ab eine derartige Parallele zu ziehen, nur um für Abbazia den Namen „Oesterreichische Riviera“ zu retten. Der Vergleich hinkt so sehr, dass alle Hilfsmittel der Reclame daran nichts ändern werden.

Die Umgebungen Abbazia's sind sehr anmuthig, eine subtropische Vegetation lässt auf ein wärmeres Klima schliessen, und besonders sind die Kastanien- und Lorbeerhaine ein wahrer Schmuck der Landschaft. Aber sie verdanken ihre Existenz hauptsächlich dem Umstand, dass der ganze Küstensaum bis hoch an den Abhängen hinauf mit einer dunkelrothen ockerigen Thonerdeschicht dick bedeckt ist, die bis auf die unteren Gehänge herabgeschwemmt wurde. Diese Terra rossa giebt unter anderem für das Gedeihen des Lorbeers einen ausserordentlich günstigen Boden ab.

Ein grosser Uebelstand, unter dem ganz Istrien leidet, ist der Wassermangel. Er veranlasste die Gründer des Kurortes mit grossen Kosten die Zuleitung von Gebirgsquellen herzustellen, aber da diese Quellen einen intermittirenden Charakter haben und bei längerer Regenlosigkeit leicht versiegen, so werden hierfür noch viele Opfer gebracht werden müssen. Für Wegeverbesserung ist viel geschehen und hat man besonders eine $1^1/_2$ Std. lange staubfreie Strandpromenade mit aussichtsreichen Ruheplätzen angelegt. Eine nicht besonders glückliche Idee war es aber Abbazia als Terrainkurort für Herzkranke empfehlen zu wollen. Schon das Klima eignet sich wenig dafür. Trockenkühle Plätze, wie Gries oder Meran, sind hier unbedingt vorzuziehen. Dazu tritt die Schwierigkeit die steilen und steinigen Wege in solche zu verwandeln, wie sie für Herzkranke erforderlich sind. Die wesentlichsten Heilanzeigen beschränken sich auf chronische Katarrhe des Kehlkopfs und der Bronchien und etwa auf alte Ausschwitzungen in Lungen und Pleura bei fieberlosen Personen.

Das Seebad ist gegen das etwaige Eindringen von Haifischen gegen die See hin mit einem kupfernen Drahtnetz abgeschlossen.

Von Ebst. Mattuglie (Lin. Triest-Fiume oder Wien-Laibach-St. Peter-Fiume) im eigenen Wagen (4 fl.) oder Hotel-Omnibus (1.20 fl.) in 20 Min. bis A., von Fiume 1¼ St. — Unterkunft: Die Wohngebäude der Südbahn bestehen aus 2 Hotels, 3 Dependancen und 7 Villen und enthalten über 400 mit Doppelfenstern, Holzböden und Oefen versehenen Zimmern (Wochenpreis 10—35 fl.). Privatwohnungen kaum zu empfehlen. Kur- und Musiktaxe wöch. 1½, später 1 fl. — Aerzte: Dr. Dr. Glax, v. Ambrocz, Eltz, Kallay, Kümmerling, Szemere, Szigeti, v. Szontagh, Tripold. — Warme Süss- und Seewasserbäder, Inhalationskabinet für Fichtelnadeldämpfe.

Lussin, eine langgestreckte schmale Insel, die südlichste des Quarnero, liegt zwischen dem 44° 28′ und dem 44° 44′ n. Br. Bei einer Länge von 38 km beträgt ihre Breite nur 2.5 km. Der Hauptort ist Lussinpiccolo mit 7000 Einw., nächstdem der bedeutendste ist das ¾ St. entfernte Lussingrande mit 3000 Einw. Beide liegen im südlichen Theile des Eilands. Der Hafen von Lussinpiccolo, von einer tiefeinschneidenden windgeschützten Bucht gebildet, gilt für einen der besten der Adria. Der Windschutz wird durch eine von Nordwest nach Südost ziehende Hügelkette gebildet, deren höchste Erhebung der Monte Ossero, 590 m, ist. Die Bora wird in ihrer Heftigkeit, Kälte und Trockenheit theils durch ihre grosse Entfernung von ihrem Ursprungsort, theils durch die hohe Temperatur der Meeresfläche, über die sie hinstreicht, sehr abgeschwächt. Während im Herbst noch der regenbringende Scirocco vorherrscht, beginnt in der zweiten Hälfte des December, manchmal auch erst im Januar mit Eintritt der trockenkalten Nordwinde der Winter. Die Bora belästigt übrigens hauptsächlich die Ostseite der Insel, während die Westseite verschont bleibt. Das Wärmemittel des Winters ist 8.1° C., (also etwa das gleiche wie dasjenige Roms), des Frühlings 13.6°, des Sommers 23.1°, des Herbstes 15.9° C. Das absolute Min. des Jan. ist —3° C. Die relative Feuchtigkeit, deren Saisonmittel 74% ist, erleidet im Tageslauf nur unbedeutende Schwankungen. Der Winter hat 27, die Zeit vom Oct. bis Ende April 74 Regentage. Schnee ist eine so seltene Erscheinung, dass er manchen Winter ganz verschont. Der April ist in jeder Beziehung der angenehmste Monat des Jahres und nächstdem trotz vielfachen Regens der October. Die Wege in der Umgegend von Lussinpiccolo sind von guter Beschaffenheit aber steinig und steil, wie es die karstartige Natur der Insel mit sich bringt. Da kein Fuhrwerk existirt, so ist auch wenig Staub vorhanden. Das Trinkwasser ist Cisternenwasser, soll aber vorwurfsfrei sein.

Die Indicationen für einen Winteraufenthalt in Lussinpiccolo sind die eines feuchtwarmen staubfreien Kurortes und erstrecken sich deshalb besonders auf trockne Katarrhe der Luftwege, Emphysem, pneumonische und pleuritische Residuen. In den Monaten Juni, Sept. und Oct. Seebäder. In socialer Beziehung hat der Ort in den letzten Jahren manche Fortschritte gemacht.

Der kürzeste Seeweg ist der von Pola, von wo man Lussinpiccolo in 4—5 St. erreicht. Von Fiume braucht das Dampfboot 8, von Triest 12 St. — Unterkunft: Hot. und Restaurant Vindobona; Pensionen: Cagliari, Pundschu (Deutsch), Dr. Veth; viele Privatwohnungen. — Aerzte: Dr. Veth (im Som. in Aussee), Dr. Cattarinich, Dr. Maver. 2 Apotheken.

Lesina, dalmatische Insel mit 13000 Einw., ist unterm 43° 11′ n. Br. gelegen. Ihre westöstliche Länge beträgt 70 km, während sie in der Richtung von Norden nach Süden nur 6 km Breite hat. Mitten durch die Insel zieht sich ein nach Süden steil abfallender zum Theil über 600 m hoher Gebirgskamm. Die gleichnamige Hauptstadt mit 3000 Einw. liegt mit ihrem Hafen am westlichen Theil der Südküste und ist amphitheatralisch von kahlen Bergen umgeben, die einen wirksamen Windschutz gegen die Bora gewähren. Vorherrschender Wind ist der Scirocco, doch wird sein directer Zutritt einigermassen durch die kleine Insel Galischnik verhindert. Mit einem winterlichen Wärmemittel von 9.1° steht Lesina bezüglich der Wärme ziemlich mit der Riviera di Ponente auf einer Stufe. Im Vergleich mit dem fast 2° wärmeren Corfu rühmt man an Lesina die grössere Gleichmässigkeit der Temperatur, weil hier keine mit Schnee bedeckten Berge sich in der Nähe befänden. Indessen wird die Insel vom Kampf zwischen Bora und Scirocco genugsam berührt, um einzelne starke Temperaturabfälle zu zeigen. An Feuchtigkeit (69%) steht Lesina bedeutend gegen Venedig und Abbazia zurück und ebenso hinter letzterem bezüglich der Niederschläge. Diese Trockenheit ist Folge der gänzlichen Entholzung der Insel, die demnach auch die vollständige Dürre des Sommers verschuldet. Mangelt es doch heutzutage in solchem Masse an Brennholz, dass zur Heizung der Backöfen Myrthensträucher herhalten müssen. Die Herbstregen pflegen die Vegetation von neuem zu beleben; dann blühen die Aepfel-, Orangen- und Citronenbäume zum zweiten Male, bis die erste strenge Kälte ihre Blüthen tödtet. Auf October und November rechnet Unger nur je 7 Regentage, diese allerdings mit massigen Niederschlägen, so dass die ausgetrockneten Giessbäche dann anschwellen. Schneefall findet nicht statt.

Die Insel hat für gewöhnlich keinen Bach aufzuweisen und die Brunnen (pozzi) enthalten nur schwach salziges Wasser. Ausserdem hat man Cisternen mit filtrirtem Regenwasser, so die städtische, die des Platzcommandanten, die beiden des Fort Espaniol u. a. m. Trotz dieser Wasserarmuth ist die Vegetation üppig. In den Gärten gedeihen Orangen und Citronen und die Feigen von Lesina sind besonders berühmt; der Oelbaum ist selten aber neben zahlreichen Johannisbrod- und Mastixbäumen kommen auch Dattelpalmen vor. Der Wein von Lesina ist von gelber oder rother Farbe (sogenannter Prosecco) und schmeckt süss und aromatisch. Sehr beliebt ist auch der Vino di Spiaggia, der auf den südlichen Abhängen von Lesina und Brazza wächst. In grösster Menge findet sich der Rosmarin, aus dessen duftender Blüthe ein wohlriechendes Wasser (Acqua Regina), dem kölnischen sehr ähnlich, gewonnen wird. Aus den Blättern dieses Strauches bereitet man das Oleum Rosmarini, welches auch unter dem Namen Oleum Anthos in den Handel kommt. Dem Honig verleiht diese üppige Fülle des Rosmarins ein feines Arom und einen eigenthümlichen Beigeschmack, so dass dieser Miele di Rosmarino sich eines besonderen Rufes erfreut.

Zu Seebädern und seiner süssen Trauben wegen zur Traubenkur hat man Lesina schon lange besucht. Seit 1868 hat man den Plan aufgenommen eine Winterstation dort einzurichten, und zwar stellte man den Palazzo communale einer zu diesem Zweck gebildeten Actien-Gesellschaft zur Verfügung. An Lebensmitteln für Kurgäste fehlte es nicht: Austern, Seefische, junge Ziegen, Hammel, Lämmer sind in Ueberfluss vorhanden, dazu der vortreffliche Wein. Bezüglich der Unterkunft kann Lesina mit anderen Kurorten nicht concurriren, wenn man auch Oefen für überflüssig erklären wollte.

Die Ueberfahrt von Triest dauert $54^1/_2$ St. Man kann aber schneller nur bis Zara fahren ($22^1/_2$ St.) und von dort mit Wagen bis Spalato und dann weiter in 4 St. bis Lesina. Unterkunft im Hotel mit schlecht gelegenen Zimmern. Ausserdem existirt ein Kursalon.

VI. Inseln des Mittelländischen Meeres.

[Corsica. Capri. Sicilien. Corfu.]

Die Inseln des Mittelmeeres haben für Kranke, die nach Winterwärme und gleichzeitig frischer Seeluft verlangen, viel Anziehendes. Auch auf dem weiten Becken dieses Meeres herrscht ein steter Kampf zwischen Nord- und Südwinden, zwischen Tramontana und Scirocco, nur haben die Winde weiteren Spielraum wie auf der Adria, wo die Bora, eingeengt, mit um so grösserer Gewalt dahinfährt. Manche dieser Inseln, wie Sardinien, verbieten sich durch ungünstige endemische Gesundheitszustände, andere wie das steifenglische schattenlose Malta haben für uns wenig Anziehendes, und wieder andere, wie Elba, die Balearen und der grösste Theil der griechischen Inseln, genügen in gar zu geringem Masse den socialen Ansprüchen unserer Kranken. So bleiben uns nur 4 Inseln übrig, von denen im Folgenden die Rede sein soll. Unter ihnen ist Capri die relativ kühlste, während die anderen an Wärme bereits um mehr als einen Grad die wärmsten Punkte der Riviera übertreffen.

Mittelmeer-Inseln.	Ajaccio	Capri	Palermo	Catania	Corfu
Temp. d. Winters	11.2	9.4	11.5	11.5	10.7
Rel. Feucht. Oct. bis April	75	66	75	72	76
Regentage Oct. bis April	34	71	80	42	83

1. Corsica.

Diese jetzt nach kurzer Seefahrt leicht zu erreichende Insel besitzt in ihrer Hauptstadt eine hervorragende Winterstation. **Ajaccio** mit 20200 Einw. liegt unterm 41° 55′ n. Br., in einem nach Südwesten geöffneten Golf. Die in die See vorspringende Landspitze, an welcher die von Norden nach Süden ziehende Küste, nach Osten sich umbiegend in den Golf von Ajaccio eintritt, ist die Punta della parata. In ihrer Nachbarschaft liegen die Blutinseln (Isole sanguinarie). Von hier aus nimmt die Küste wohl 15 Kilometer lang eine östliche Richtung bis zum Kurort, wendet sich dann nach Südost, wo das Flüsschen Gravone seine Mündung hat, und läuft endlich in südsüdwestlicher Richtung, in einem längeren vom Meere vielfach ausgebuchteten Arm, zum Capo Muro, in welchem der Golf von Ajaccio sich abschliesst. Man sieht, dass die Lage der Stadt in der That eine gewisse Aehnlichkeit mit der von Neapel hat, ein Vergleich, der von verschiedenen Schriftstellern bereits aufgestellt wurde, und der wegen des imponirenden

Charakters der Landschaft noch treffender erscheint. Nur nach der Landseite zu, wo sich östlich das schneebedeckte Hochgebirge erhebt, existirt diese Aehnlichkeit nicht. Neben diesen gewaltigen Bergmassen, welche im Osten der Stadt sich aufthürmen, begleiten Seitenzüge das Gravonethal, welche so hoch sind und so weit gegen die Küste vordringen, dass sie nach Norden und Nordwesten einen sicheren Schutz gewähren. So hält der Hauptkamm des Gebirges die Ostwinde, die Berge Pozzo di Borgo, San Antonio und Cacoduccio die Nord- und Nordwestwinde von der Stadt zurück, und daher kommt es, dass man die schlimmen Winde der Riviera, den Ost und Nordwest, in Ajaccio nicht kennt, und dass alle nördlichen Strömungen oberhalb der Küstengegend dahinstreichen, und die Stadt nur sehr mässig in Mitleidenschaft versetzen. Selbst der Scirocco wird durch westliche Ausläufer des Hochgebirges, welche an der Südseite des Golfs bis zum Capo di Muro vordringen, meistentheils zurückgewiesen und nur von Südwesten her dringt die Seebrise bis an die Stadt. Sie pflegt sich in den Wintermonaten regelmässig zwischen 10 und 11 Uhr zu erheben und bis 2 oder 3 Uhr anzudauern. Indessen dient sie mehr zur Reinigung der Luft und belästigt die Kranken kaum. Der Landwind erhebt sich in sanfter Weise bald nach Sonnenuntergang und verstärkt sich etwas kurz nach Sonnenaufgang. Bei starkem Schneefall im Hochgebirge kommt es vor, dass sich kältere Luftschichten zur Küste herabsenken und eine Erniedrigung der Temperatur um einen Grad bewirken. Vorübergehend sind stärkere Windstösse nicht ausgeschlossen.

Die Wärme der Luft anlangend, treffen wir in Ajaccio während der Saison folgende Monats-Temperaturen: Oct. 19.0, Nov. 14.1, Dec. 11.8, Jan. 9.8, Feb. 11.8, März 12.4, April 14.9° C. Das beweist, dass in den Wintermonaten Ajaccio über 1° wärmer ist wie die Riviera und dass die Temperatur-Differenzen der einzelnen Monate für eine grosse Constanz der Wärme sprechen. Einzelne nächtliche Fröste, von 2—3° unter Null wurden beobachtet, doch hat in Ajaccio noch nie der Oelbaum durch Frost gelitten wie an der Riviera. Mit geringen monatlichen Schwankungen hält sich der Barometerstand auf der dem Niveau des Meeres entsprechenden Höhe. Die relative Feuchtigkeit ist noch nicht genügend untersucht, doch scheint die Annahme, dass sie 75 % beträgt, der Wahrheit am nächsten zu kommen. Bei einer Insel, die hauptsächlich nur von westlichen direct vom Meer kommenden Winden berührt wird, und welche überdies eine so kräftige Vegetation zeigt, ist dieser mässig hohe Feuchtigkeitsgrad erklärlich. Die Zahl der Regentage, 34 in der Saison, ist sehr gering. Reichlicher Thaufall während der Nacht und in den Morgenstunden tritt den Nachtheilen übergrosser Trockenheit entgegen. Nebel gehört zu den äussersten Seltenheiten.

Die fast vollkommene Staubfreiheit ist einer der besten Eigenschaften des Kurortes. Der feste Granitboden des Ufers schliesst auf den Spazierwegen, die mit grobkörnigen Granit überschüttet sind, jede Staubentwicklung aus, und indem er das Eindringen der Feuchtigkeit verhindert, verleiht er den Wegen grosse Trockenheit. Aus dem gleichen Grunde fehlen auch der Westküste Corsicas die Moscitos.

Ajaccio hat so gut wie Palermo oder Corfu einzelne Jahrgänge aufzuweisen, die einer Luftkur weniger günstig sind. Es kommen Winter vor, wo im Januar und Februar Stürme nicht zu den Seltenheiten gehören, wo der Himmel nicht besonders sonnenhell erscheint, vielmehr häufige und starke Regengüsse sich einstellen. In normalen Wintern kann dagegen der Luftgenuss in ausgedehntestem Masse betrieben werden. Der Krankentag dauert dann von 9 bis 5, für leichtere Kranke von 8 bis 6 Uhr. Gegen Sonnenuntergang pflegt während einer halben bis ganzen Stunde eine merkliche Temperatursenkung einzutreten. Am späten Abend wird es dann oft noch recht angenehm, und ich fand im Februar zu dieser Zeit die Luft noch so milde, dass auch Kranke noch ohne Gefährdung eine Promenade machen konnten. Der vom Mittelpunkt des Ortes, der Place du Diamant, ost- und nordwärts belegene Stadttheil, der einerseits vom Hafen, andrerseits von der Campagna begrenzt wird, ist den Einwirkungen der See am meisten entzogen. Schon mehr unter dem directen Einfluss des Strandes steht der westliche Strassenzug, in dem die besseren Fremdenwohnungen sich befinden und die mit ihm parallel laufende Strandpromenade. Und dieses Strandklima macht sich um so mehr geltend, je weiter man westwärts am Ufer fortschreitet. Auf diese lokalen Verschiedenheiten hat Biermann sogar unterschiedliche Indicationen begründen wollen. Ausser dieser Strandpromenade bietet die Umgegend von

Ajaccio für den, der nur einigermassen gut zu Fusse ist und etwas steigen kann, eine Menge entzückender Wege durch die Campagna.

Was die Gesundheitsverhältnisse der Einheimischen anbetrifft, so sind unter dem Proletariat Skrophulose, Muskelrheumatismus und Wechselfieber mit consecutiven Milzleiden häufig. Schlechte Wohnungen, Mangel an Reinlichkeit, erbärmliche Kost (der gewöhnliche Mann lebt häufig hauptsächlich von Kastanien) und der reichliche Genuss von Spirituosen, wozu die vielen feurigen Weine das Ihrige beitragen, bilden die Entstehungsursachen dieser Krankheiten. Die Wechselfieber, derentwegen die Insel von jeher so verrufen war, haben ihren Hauptheerd an der Ostküste, wo die Gegend von Aleria aus diesem Grunde geradezu unbewohnbar ist. An der Westküste kommen die Fieber nur spärlich vor und zwar meistentheils an den Flussmündungen und auch hier verlieren sie durch die Bodenkultur mehr und mehr an Terrain. Vom Mai bis September, und in einzelnen Fällen bis in den October hinein, tritt auch innerhalb der Stadt Malaria auf, insbesondere ist ein trockner Herbst in dieser Beziehung gefährlich. Die Cholera hat die Insel noch nicht berührt. Bronchitis kommt in den Garnisonspitälern häufig vor. Ueber die Verbreitung der Phthise konnte Valentiner nichts ermitteln. In den hochgelegenen Gebirgsorten findet sich Emphysem und chronischer Katarrh, aber keine Schwindsucht.

Als Heilanzeigen für die relativ windstille, feuchtwarme und staubfreie Luft Ajaccios kann man die skrophulöse Constitution, die phthisische Anlage, den trocknen Katarrh und das erste Stadium der Phthise bei reizbaren zu Entzündungen neigenden Personen hervorheben. Gegenanzeigen ergeben alle Katarrhe mit profuser Secretion, Rheumatismus und Gicht und alle erheblichen Schwächezustände. Im Vergleich mit der Riviera di Ponente ist der hohe Feuchtigkeitsgrad und die Staubfreiheit zu betonen, Venedig, Pau und Pisa gegenüber fällt der beträchtlich höhere Wärmegrad ins Gewicht. Kranke mit Larynx-Affectionen, die in Mentone und San Remo sich schlecht befunden hatten, sah Valentiner in Ajaccio sich bessern. Derselbe Autor hält dafür, dass Ajaccio im geeigneten Fall als eine Vorprobe auf Madeira in Aussicht genommen werden könne. Und auch insofern hat Ajaccio mit Funchal eine gewisse Aehnlichkeit, als auch auf Corsica durch Eröffnung eines hochgelegenen Hotels jetzt die Möglichkeit gegeben ist, dort das ganze Jahr zu verweilen, ohne die Insel im Sommer verlassen zu müssen. Corsica besitzt eine grosse Zahl sehr kräftiger Mineralquellen, deren erfolgreiche Ausnutzung einer späteren Zeit vorbehalten bleiben muss. In einzelnen Krankheitsfällen werden der Eisensäuerling von Orezza, (Calcar. bic. 0.84, Ferr. bic. 0.09 $^0/_{00}$) die unserem Schlangenbad sehr ähnlichen indifferenten Thermen von Calde niccia, ganz in der Nähe von Ajaccio (Temp. 35—40° C.), bei fortgesetzter Frühlingskur die Schwefelquellen von Guagno (51° warm), 63 km nördlich vom Kurort, als werthvolle Beihülfe in Frage kommen.

Ajaccio hat nach nunmehriger Vollendung des Schienenweges von Bastia eine grosse Zukunft, und es wäre sehr zu wünschen, dass das Project eines Sanatoriums für Brustkranke recht bald zur Ausführung gelangte.

Man tritt die Seereise nach Corsica von Marseille, von Nizza oder von Livorno an. Von Marseille gehen die Schiffe der Comp. gén. transatlantique Freitag Nachmittags in 16 bis 17 St. nach A., zur selben Zeit in 14—16 St. ein Schiff der Comp. Fraissinet. Letztere Gesellschaft fährt ferner Sonnabends mit guten Schiffen in 12—14 St. von Nizza nach A. Der kürzeste Seeweg (5—6 St.) ist der von Livorno nach Bastia. Von Bastia (Gr. Hot. Ingénieur) führt uns dann zweimal tägl. die Eb. durch eine prachtvolle Landschaft nach A. Für diese Fahrt hat der Reisende sich mit Mundvorrath zu versehen, da auf der ganzen Strecke nichts Essbares zu bekommen ist. — Unterkunft: Gr. Hot. Ajaccio et Continental (Besitzer Hofer, Pens. 9—12 fr. tägl.); Schweizerhof (Pens. 8—11 fr.); Bellevue (Pens. 7—10 fr.); Hotel garni Dietz; ausserdem Villen und Privatwohnungen. Aerzte: Dr. Oscar Schmidt (Deutschschweizer), Dr. Melgrani, Dr. Giocanti etc. — Badeanstalt für Süsswasser- und Salzwasser-Bäder. — Kurzeit: Anf. Nov. bis Ende April. Von Anf. April bis Mitte Nov. ist das 1100 m hoch gelegene Hotel Monte d'Oro ($2^1/_2$ St. Eisenbahnfahrt von Ajaccio) geöffnet (Pens. 8—10 fr.). — Das Syndicat des Etrangers im Hotel de Ville giebt Auskunft über Ajaccio als Winterstation.

2. Capri.

Keine andere Insel des Mittelmeeres ist so häufig das Ziel der Reisenden wie das durch den Reiz seiner Landschaft und den Ruhm seiner Grotten so weltbekannte Capri. Aber ist es auch klimatisch bevorzugt und zum Winterkurort geeignet? Ich habe diese Frage auf Grund eines früheren Besuchs verneinen zu müssen geglaubt. Nachdem ich in den letzten zwei Jahren zweimal mehrere

Wochen dort verlebte uud jetzt der ausführliche Bericht eines genauen Kenners der Insel vorliegt[1]), bin ich zu einem günstigeren Urtheil über den Werth dieses Ortes gekommen. Capri liegt unterm 40° 33′ n. Br., in südlicher Richtung von Neapel 37, in südwestlicher 13 km von Sorrent entfernt. Die Kleinheit der Insel erhellt daraus, dass ihr Umfang nur 16, ihre Länge nur $6^1/_5$, ihre Breite $2^1/_5$ km beträgt. Sie besteht aus Bergen und Thälern, die in mannichfacher Abwechslung vor uns sich ausbreiten und die herrlichsten landschaftlichen Bilder gewähren. Aber selbst der höchste dieser Berge, der Monte Solaro (585 m), hat als Windschirm wenig zu sagen. Ueberall sind Lücken, die bedeutendste zwischen M. Michele und Castiglione, durch welche die Winde den im Sattel gelegenen Hauptort frei bestreichen. Es ist richtig, dass diese Winde weder sehr kalt, noch sehr trocken sind und dass sie wegen des sehr festen, compacten Bodens keinen Staub mit sich führen. In den Wintermonaten herrschen Nord- und Ostwinde vor, zeitweise von Süd oder West abgelöst. Die windreichste Periode reicht von Februar bis April und hat im März ihren Höhepunkt, Juni bis August dagegen ist die windstillste Zeit.

Die Wärmemittel betragen für Dec. 10.0, Jan. 9.0, Febr. 9.2°. Mit einem Winterwärmemittel von 9.5° ist Capri also etwa um 1° kühler wie S. Remo. Die niedrigsten Temperaturen waren für Dec. 0.3, Jan. —0.2, Febr. 0.0° C.

---

[1]) Dr. V. Cuomo, L'Isola Capri come stazione climatica. Napoli 1894.

Die tägliche mittlere Wärmeschwankung beträgt Dank der Einwirkung des Meeres durchweg nur 5—6° C. Das ist für den Krankentag günstig, der meistentheils schon um 8 Uhr früh begonnen und bis zum Sonnenuntergang fortgesetzt werden kann.

Bezüglich der Feuchtigkeit zählt Capri mit einem Mittelwerth von 66 % zu den trocknen Plätzen. Regentage fallen 89 auf das Jahr, wovon auf den Oct. 9, Nov. 11, Dec. 11, Jan. 12, Febr. 8, März 8 und April 10 kommen. Man zählt im Mittel 174 heitere Tage jährlich auf 74 mit bedecktem und 117 mit halbbedecktem Himmel. October und Mai sind in dieser Beziehung die unfreundlichsten Monate. Nebel sind selten und lagern sich gewöhnlich im Winter um die Spitze des Monte Solaro, von wo sie selten die unteren Ortschaften berühren, vielmehr meist bald von den Winden zerstreut werden. Im Ganzen besitzt also Capri ein windreiches, trockenwarmes Klima und zeichnet sich dabei durch Staubfreiheit von der Riviera aus.

Nicht zufriedenstellend ist die Trinkwasserfrage. Es entspringen auf dem Territorium der Insel 4 Quellen, aber die bacteriologische Untersuchung ergab, dass ihr Wasser von noch viel zweifelhafterer Güte war als das den sonst üblichen Cisternen entnommene. Um ein ganz Capri zu gute kommendes brauchbares Trinkwasser zu gewinnen, geht die Communalbehörde damit um einen Platz am Fusse des Solaro zu finden, wo man einen grossen Sammelbehälter aufstellen würde, aus welchem das Wasser bis zum Ort hinabgeleitet werden könnte. Einstweilen muss man sich damit trösten, dass die Benutzung der Cisternen und Quellen bisher niemals nennenswerthe Epidemien hervorgerufen habe. Auch die Cholera-Epidemie des September 1892 beschränkte sich auf 3 von Hamburg importirte Fälle.

Was nun den Heilwerth eines Winter-Aufenthaltes auf der Insel betrifft, so ist die erste Frage: Welche Formen von Brustkranken können mit Vortheil auf Capri überwintern? Cuomo stellt 60 Fälle von Phthise zusammen. Sie betreffen Personen, die 2 Monate bis 3 Jahre auf der Insel verweilten, und bei denen er 4 Heilungen, 30 Besserungen, 14 Verschlimmerungen und 12 Stillstände constatirte. Er führt eine ganze Reihe von Gegenanzeigen auf, nämlich: Subakute Katarrhe der Bronchien und Lungen mit Neigung zu Recidiven bei den geringfügigsten atmosphärischen Veränderungen, Phthise mit von Anfang an floridem Charakter, Tuberkulose mit weit ausgebreiteter Infiltration und im Stadium der Erweichung, umfangreiche Cavernen, gallopirende Schwindsucht und schliesslich alle deutlich erethischen Formen bacillöser Pneumonien. Berücksichtigt man alle diese Gegenanzeigen, so muss man in der Auswahl der nach Capri zu sendenden Phthisiker äusserst vorsichtig sein. Um so anstandsloser ist eine andere Indication, nämlich die Neurasthenie. Auf Capri athmet alles Freude und Lebenslust, und niemand kann sich den Eindrücken einer so wunderbar schönen Natur entziehen. Bei Neurasthenikern von mehr phlegmatischem Temperament und torpider Constitution thut der Anfenthalt geradezu Wunder. Diese fast stets leicht bewegte Atmosphäre spornt die Energie an und erweckt die schlummernde Thätigkeit des Nervensystems.

Früher gab es auf Capri nur Ziegenwege und wer für das Klettern keine Kräfte mitbrachte, war schlimm daran. Das hat sich wesentlich gebessert, und der Weg nach der Punta Tragara und nach der Malerplatte können ohne grossen Kräfteaufwand zu Promenaden benutzt werden. Sehr schade ist es, dass der Weg nach der Piccola marina noch so viel zu wünschen übrig lässt. An dieser windgeschützten Stelle liesse sich nach dem Muster von Nervi längs der vom Meere umbrausten Felsen eine vortreffliche Promenade herstellen.

Von Neapel dauert die Seefahrt etwa $2^1/_2$ St. Zur Seekrankheit Neigende mögen sich in Neapel nach der Güte der Schiffe, die sehr verschieden ist, erkundigen. Sehr Aengstliche können zu Lande über Castellamare bis Sorrento gehen, von wo die Fahrt auf dem Dampfer nur noch $^1/_2$ St. erfordert. Unterkunft: Kranke werden keines der unten nahe bei der Grande marina gelegenen Gasthöfe wählen, sondern oben in der Stadt Wohnung nehmen, wo H. Quisisana (accordiren!) das comfortabelste ist. Das H. Pagano, der Sammelplatz der Deutschen ist sehr unruhig. Klimatisch bestgelegen sind die kleinen Hotels de France und Faraglioni (Besitzer N. Ferraro), beide noch über Gebühr von den Fremden vernachlässigt. Sehr reine gute Luft hat man auf dem 268 m hoch gelegenen Anacapri (H. Paradiso, H. London), wo in prachtvoller Lage sich das vorzüglich eingerichtete Hotel garni Molaro mit vielen schönen Südzimmern befindet. — Aerzte: Der einzige Deutsch sprechende Arzt ist Dr. Cuomo in Anacapri, der aber auch die Praxis in Capri ausübt, ferner Dr. Cerio, Dr. Masotino. Die Kurzeit erstreckt sich über das ganze Jahr.

3. Sicilien.

Die Insel Sicilien, zwischen dem $36^0\,40'$ und $38^0\,18'$ n. Br. gelegen, ist gleich Corsica ein durch und durch gebirgiges Land. Aber Lage und Aufbau der Bergketten ist hier ein wesentlich anderer. Parallel der Nordküste der Insel zieht sich eine als Nebrodisches weiterhin als Madonisches Gebirge bekannte Kette bis zum Monte Salvatore (1910 m) fort. Von ihr aus senkt sich das Terrain, den wichtigsten Flüssen ihren Lauf vorzeichnend, nach Südwesten, dem afrikanischen Meere zu. Für die nach der Ostküste stattfindende Senkung liegt die Wasserscheide in der Gegend von Castrogiovanni. Neben diesem der Apenninenformation angehörigen Gebirge erheben sich einzelne gesonderte Bergmassen von ganz oder theilweise vulkanischem Gefüge, unter denen der Aetna und der Monte Lauro uns besonders interessiren. Im Vergleich mit der Riviera bedingt die um 6 Grad dem Aequator genäherte Lage eine Wärmezunahme, welche beispielsweise der Ostbucht von Mentone (dem wärmsten Punkt der ligurischen Küste) gegenüber für den Winter Palermo's 2^0 C. beträgt. Unter den Winden spielt, wie wir sehen werden, der Scirocco eine wichtige Rolle. An der Ostküste tritt er als Südost und Ostsüdost auf und zwar oft so stürmisch, dass zum Schaden der Vegetation Salztheile des Meerwassers weit landeinwärts geschleudert werden. Er ist an dieser Küste nicht gerade besonders trocken und heiss, zuweilen sogar von sparsamen Regengüssen begleitet. Anders verhält es sich an der Nordküste, wo der Scirocco sengend und brennend als der echte heisse und trockene Wüstenwind über das Land streicht. Was die Feuchtigkeit anbetrifft, so kommt der Charakter des Inselklimas, modificirt durch die Stellung der Berge und der Windrichtung, an der sicilianischen Küste zur Geltung. Bezüglich der Niederschläge ist Regenmangel in der warmen, Regenüberfluss in der kühlen Zeit das allgemeine Gesetz. In der Nähe des Aetna ist durch die Verwüstung der Wälder Regen eine immer seltnere Erscheinung und die Eigenthümlichkeit des Inselklimas tritt hier mehr und mehr in den Hintergrund. Noch vor 50 Jahren, sagt Theobald Fischer, kamen an der Ostküste auf den Mai 3, auf den September 6 Regentage, jetzt auf denselben Monat nur je einer. Die Tageslänge ist auf Sicilien bereits auffallend constanter als bei uns: der längste Tag hat nur 14 Stunden und 46 Minuten.

Von den Plätzen der Insel, die als Winterstationen in Betracht kommen können, ist Palermo bei weitem der bedeutendste. Auf der Ostseite der Insel hat Catania nicht mehr den Zuspruch, dessen es sich früher erfreute. Nächstdem hatte Acireale eine Zeit lang Aussicht eine Ansiedelung von Winterflüchtlingen zu werden und Catania sogar zu überflügeln, aber neuerdings hat der Besuch sich wieder verringert. Von anderen Punkten der Ostküste konnte nicht die Rede sein. Syracus wurde mehrfach in Vorschlag gebracht, aber die Lage der alten Stadt konnte durchaus nicht als genügend geschützt bezeichnet werden, und die Hügel, in welchen die Latomien sich befinden, sind denn doch zu niedrig, als dass von einem wirksamen

Windschutz die Rede sein kann. Ich muss mich ganz dem anschliessen, was ein so erfahrener Kenner Siciliens wie v. Vivenot über Syracus sagt: „Ein längeres Verweilen in dem seiner fiebererzeugenden Malaria wegen berüchtigtem Syracus äussert schon häufig auf Gesunde nachtheilige Folgen; es dürfte mithin überflüssig erscheinen noch weitere Gründe für dessen Unzweckmässigkeit als Aufenthaltsort für Kranke anzuführen."

Was Messina betrifft, so wären die Unterkunfts-Verhältnisse dieser volkreichen Stadt (80 000 Einw.) für Fremde sehr verlockend, aber der Windschutz ist gar zu unvollkommen. Gegen Nordost erhebt sich, 609 m, der Monte Cicci, gegen Osten gewähren die Calabrischen Berge eine gewisse Deckung, nach Nord und Süd aber öffnet sich die Meerenge und gestattet von beiden Seiten den hart an die Stadt vorbeistreichenden Winden freien Durchzug. v. Vivenot rechnet Messina mit 12 jährlichen Schneefallstagen zu den rauhesten Plätzen Siciliens.

Palermo. An der nördlichen Küste Siciliens, und zwar in ihrem westlichen Drittel befindet sich der in einer Weite von 15 km nach Nordosten geöffnete Golf von Palermo. Der nördliche Arm der fast rechtwinkligen Bucht reicht bis an die nackten Felsenmassen des Monte Pellegrino, der östliche erstreckt sich bis zum Cap Zafarana. In der Tiefe des Ausschnittes unterm 38° 7′ nördl. Breite gelegen, ist Palermo mit 275 000 Einwohnern die grösste Stadt der Insel. Sie ist in einer Ebene erbaut, welche durch das Zurücktreten des Meeres von dem Fusse der im Rücken der Stadt sich erhebenden Gebirgszüge allmählich sich gebildet hat, und welche wegen ihrer ausnehmenden Fruchtbarkeit den Namen der „Goldmuschel“ (Conca d'oro) erhielt. Hufeisenförmig wird diese Ebene und mit ihr die Stadt von Bergen soweit umspannt, dass sie nur gegen Osten frei in das weite Meer hinausblickt. Im Norden in allernächster Nähe der Stadt erhebt sich der 650 m hohe östlich bis dicht an das Meeresufer vorspringende Monte Pellegrino. Der schmale Rücken dieses Berges senkt sich nach Osten ziemlich steil zum Meeresufer, nach Westen dagegen fällt er in eine Ebene ab (Pianura dei Colli), welche die nördliche Fortsetzung der Conca d'oro bildet. Diese Ebene zieht sich im Rücken des M. Pellegrino bis zum M. Gallo hin, einem Berge, welcher die Campagna von Palermo nach Norden hin abschliesst. Aber der M. Gallo steht weder mit dem M. Pellegrino noch mit dem die Ebene und Stadt nach Westen zu schützenden Gebirgszug in engerem Zusammenhang. Zwischen Gallo und Pellegrino führt eine breite Schlucht in die Bucht von Mondello, eine engere westlich vom Gallo in die Bucht von Sferracavallo. Ferner hat die von Norden nach Süden ziehende Bergkette die Schluchten von Renna und von Taggia aufzuweisen, und endlich befindet sich noch im Süden des Cap Zafarana, wo der Mongerbino in steilem Abfall den Höhencirkel schliesst, jene erhebliche Senkung, in welcher die Bahnlinie nach Termini verläuft. Diese orographischen Verhältnisse sind natürlich für den Zutritt der Winde von wesentlicher Bedeutung.

Der Häusergrund der Stadt steigt allmählich von der Marina aus bis zu einer Erhebung von 30 m empor.

Palermo ist in der Form eines Oblongum erbaut, dessen schmale Seite das Meer berührt, und wird durch 2 den Mittelpunkt der Stadt rechtwinklig kreuzende Strassen in 4 ziemlich gleich grosse kleinere Vierecke getheilt. Diese beiden Strassen, nämlich der Corso Vittorio Emanuele (Toledo) und die Via Macqueda, bilden das Centrum des geselligen und gewerbthätigen Lebens und haben die meisten wohnlichen, grösstentheils 2—3 Stock hohen Häuser aufzuweisen. Die grösseren Strassen sind gut gepflastert und werden hinreichend mit Wasser besprengt. Palermo hat einen wesentlichen Vorzug vor Catania: es ist ausgezeichnet durch seine schönen Promenaden und durch seine herrlichen dem Fremden zugänglichen Gärten. An grösstentheils ebenen näheren und weiteren Promenaden mit den angenehmsten Zielpunkten ist ein Ueberfluss vorhanden. Wir nennen nur den Quai der Marina (Foro Italico), die Villa Giulia, den botanischen Garten, den Giardino Inglese, die Villa Florio (Butera), das Lustschloss La Favorita und endlich die Villa Tasca, ein Meisterstück bildender Gartenkunst, wie es sich kaum irgendwo wiederfindet. Zu loben ist ferner das Trinkwasser, das in steinernen Aquaducten von den umgebenden Bergen in reichem Masse zur Stadt strömt und überall frisch, in den besseren Häusern auch in den oberen Stockwerken zu haben ist. Bei manchen wirkt es abführend, daher man bei Neigung zu Diarrhöen gut thut es mit etwas Rothwein zu mischen.

Aus der Lage Palermos ergiebt sich, dass die nach allgemeinen Gesetzen den Ort treffenden Winde durch die lokalen Verhältnisse wesentlich modificirt werden. Der Westsüdwest, also der Landwind, ist der vom October bis März vorherrschende. Neben ihm zeigt sich der Nordwest, während im September und im April der Nordost stärker hervortritt; Südsüdost, Südost und Ostsüdost sind höchst selten. Bei normalem Wetter, d. h. wenn nicht etwa aus entfernteren Gegenden vordringende Stürme in ungewöhnlicher Weise influiren, oder falls nicht bedeckter Himmel die höhere Erwärmung des Landes verhindert, stellt sich vorwiegend am Tage zwischen 10 und 4 Uhr der Seewind, gegen Abend und bei Nacht der Landwind ein, den dann die Segelschiffe zum Auslaufen benutzen. Von Mittag bis Nachmittag gegen 3 Uhr ist die Intensität des Windes stets am deutlichsten (Tacchini). Der Scirocco tritt etwa 12 mal im Laufe eines Jahres und zwar ganz unabhängig von der Jahreszeit und ganz urplötzlich am häufigsten aber bei Südwest und Südsüdwest auf. Dadurch unterscheidet er sich von dem Scirocco Catanias, der gewöhnlich aus Südost kommt und viel feuchter ist als der einem Saharawinde vergleichbare Scirocco Palermos. In der Regel gehen ihm einige Wirbelwindstösse voraus, welchen unter schnellem Sinken des Barometers und der Feuchtigkeit und bedeutendem Steigen des Thermometers der heisse Wind auf dem Fusse folgt. Selten dauert er über 2 Tage, oft nur wenige Stunden, aber er erfüllt die Luft mit Staub und bisweilen mit einem höchst feinen röthlichen Sand, der ihr dann eine eigenthümliche dunkele Färbung (caligine) verleiht. Windstille herrscht also in Palermo überhaupt selten und eher noch am frühen Morgen als abends. Am besten gegen die Winde geschützt ist im Westen der Stadt, die Olivuzza.

Die seit 1791 regelmässig angestellten Beobachtungen am königl. Observatorium ergeben folgende Wärmemittel: Oct. 19.3, Nov. 15.5, Dec. 12.3, Jan. 10.9, Febr. 11.1, März 12.5, April 14.9° C. Das Wärmemittel Palermos für die 3 Wintermonate (11.5° C.) ist demnach noch höher als das Ajaccios, die Differenz zwischen dem rel. Max. und Min. bewegt sich nur zwischen 5 und 6° C. Wir haben es also mit einer Winterstation zu thun, bei der die Höhe und die Constanz der Temperatur als wichtige Thatsachen in Anschlag zu bringen sind. Hierbei spielen die die Stadt umschliessenden kahlen Felsen, welche die Sonnenstrahlen concentriren und reflectiren und nicht minder der unter der Gluth des Südens stehende Ocean eine wichtige Rolle. Die Erwärmung durch die Sonnenstrahlen ist schon so erheblich, dass man mitten im Winter in der Sonne schon 25° und darüber haben kann, und dass wer grelle Temperaturabstände zu fürchten hat, die Sonne fliehen muss, um im Schatten spazieren zu gehen. Jedenfalls muss er sich mit einem Sonnenschirm bewaffnen, und wenn er schwache Augen hat dunkelgefärbte Augengläser tragen.

Nach Cacciatore's genauen Messungen erhält sich die Temperatur des Meeres bei Palermo während des ganzen Winters um 1—3½° höher als die der Luft. So bildet das Meer einen beständigen Regulatur der Wärme und trägt dazu bei, die Differenzen zwischen heissester und kältester Jahreszeit herabzusetzen.

Das Klima Palermos ist theils wegen der directen Nähe des Meeres und der intensiveren Seebrise, theils dadurch, dass auch die weiterher kommenden Winde das Meer bestreichen, theils endlich durch häufige Niederschläge und durch den Quellenreichthum der Goldmuschelebene ein vorherrschend feuchtes. Dabei kommen aber sehr hohe Feuchtigkeitsgrade hier ebenso wenig vor wie grosse Trockenheit. Nicht wie an der Riviera schwankt in Palermo die Feuchtigkeit zwischen bedeutenden Extremen, sondern sie hält sich mit grosser Constanz auf einer mässigen Höhe (75.4 im Mittel für die Saison). Die Maxima und Minima des einzelnen Monats liegen also ziemlich nahe beieinander. In die Mittagsstunden fällt stets das Minimum der Feuchtigkeit, die abendliche Steigerung erreicht dann gegen 9 Uhr ihr Maximum.

Im subtropischen Regengebiet gelegen hat Palermo einen regenarmen Sommer und einen regenreichen Winter. Von Juni bis August ist die Zahl der Regentage oft so gering, dass man fast von Regenlosigkeit sprechen kann. Dagegen regnet es dann während des Winters fast einen Tag um den andern, und besonders ist die Mittagszeit zwischen 12 und 3 Uhr durch Regengüsse berüchtigt. Indessen bieten die einzelnen Jahrgänge grosse Differenzen, so dass man etwa die Hälfte der Jahre als regnerisch, die andere Hälfte als trocken bezeichnen kann. In jedem Winter kommen auch 2—3 Schneetage vor, doch vergeht der Schnee entweder schon in der Luft oder in kürzester Zeit am Erdboden. Die naheliegenden Berge bedecken sich etwa 11 mal im Winter mit Schnee. Nach starken Niederschlägen ist die Luft gänzlich staubfrei, was bei längerer Trockenheit keineswegs der Fall ist. Nur ist der Staub in Palermo weniger lästig als der Kalkstaub der Riviera.

Palermo übertrifft also die südfranzösischen und italienischen Kurorte der Riviera an Höhe der Temperatur und an Gleichmässigkeit im Gange derselben. Mit Rücksicht auf den höheren Stand der Feuchtigkeit und den massenhaften Regenfall nähert Palermo sich Pisa. Ausserdem ist es hochgradig windig, insbesondere dem Nordwest und Südwest mehr als die meisten anderen Winterkurorte ausgesetzt.

Palermo zeigt schon annähernd den der tropischen Zone eigenen Krankheitscharakter: Unterleibsleiden überwiegen der Zahl nach erheblich die organischen Lungenkrankheiten. Rheumatismen und Katarrhe sind sehr gewöhnlich. Augenleiden sind, wie überall im Süden, des blendenden Sonnenlichtes wegen häufig. Apoplexien sind eine nicht seltene Todesursache. Als Fieberheerd ist der Alluvialboden des nördlichen Abschnittes der Conca d'oro, also die pianura dei colli, verrufen. So oft man auch Kachektischen mit wachsbleichen Gesichtern und skorbutischen Affektionen begegnet, so selten, bezeugen mehrere Schriftsteller, stosse man auf Individuen mit phthisischem Habitus.

Die Indicationen für Palermo sind annähernd dieselben wie die für Venedig oder für Pisa, wenn auch diese Orte viel kühler und auch windstiller sind. Patienten mit chronischer Laryngitis und chronischem Bronchialkatarrh werden bei sehr vorsichtigem Verhalten mit Vortheil in

Palermo überwintern; auch bei beginnender Phthise ohne begleitendes Fieber mag man sich noch Vortheile versprechen. Erschöpfte Kranke, zu Störungen in den gastrischen Organen oder in den Nieren Geneigte wird man die weite und immerhin beschwerliche Reise nicht antreten lassen.

Wer eine lange Seefahrt nicht scheut, kann sich in Marseille oder Genua nach Palermo einschiffen. Die Mehrzahl der Reisenden wird stets den Landweg bis Neapel einschlagen und von hier aus die Ueberfahrt vornehmen (täglich nachmittags in 12—15 St.). — Unterkunft: Den Deutschen am meisten zu empfehlen ist das Hot. de France beim Giardino Garibaldi, Besitzer Weinen. Die nach Süden gelegenen Zimmer gehen zwar nur auf eine Seitengasse, Pens. 10—13 fr. — Wem es auf den Preis nicht ankommt, der findet in dem in einem schönen Garten gelegenen Hot. des Palmes 15 nach Süden gelegene Z. mit Ofenheizung (Pens. 15—20 fr.). Demselben Besitzer (Ragusa) gehört das dicht am Meer gelegene Hot. Trinacria mit der Hauptfront nach Osten. Gutes Z. kaum unter 15 fr. Nächstdem existiren mehrere Hotels II. Ranges wie: Oliva, Centrale, Italia, Rebecchino, Suisse etc. (Pens. durchweg 8—9 fr.). Die sonstigen kleinen Pensionen und Privatwohnungen sind Kranken nicht zu empfehlen. — Deutscher Arzt: Dr. Berlin. Gute Apotheke V. Vittor. Eman. 107. 109; Kurzeit: Mitte Nov. bis April.

Catania liegt an einem weiten aber flachen Hafen, in der Mitte der östlichen Inselküste unterm 37° 30′ n. Br., und ist mit 116000 Einwohnern nächst Palermo die grösste Stadt auf Sicilien. Der überaus fruchtbare Piano di Catania (Campi Leontini) dehnt sich vom Fusse des Aetna südwärts bis zum Flüsschen Simeto aus. Durch die Nähe dieses 3313 m hohen Vulkans gewinnt die Stadt, der der

Berg schon so oft verhängnissvoll wurde, einen wirksamen Schutz gegen die nördlichen Winde. Aeltere und neuere Eruptionen, von vorchristlicher Zeit her bis auf das Jahr 1669, haben die Stadt in schwarze Lavafelder gebettet. Die Hauptstrasse, deren untere Hälfte Strada Stersicorea, deren obere Str. Etnea heisst, läuft in ihrer Verlängerung bis Nicolosi gerade fort dem Aetna entgegen und wird von einer Reihe von Querstrassen, von denen der Corso und die Strada dei quattro Cantoni die bedeutendsten sind, im rechten Winkel geschnitten. Die Strassen sind mit Lava gepflastert und reinlich gehalten, besonders die Hauptstrassen. Die Gasbeleuchtung ist sogar sehr gut, so dass die Stadt im Allgemeinen im Vergleich mit anderen italienischen Städten ein aristokratisches Ansehen besitzt. Catania hat indessen nur sehr wenige für Kranke geeignete Spazierwege und Aufenthaltsplätze. Zu nennen sind nur die Villa Bellini, ein wohlgepflegter, sonniger, windgeschützter, mit hölzernen Bänken versehener Garten an der Strada Etnea mit schöner Aussicht auf den Aetna und über die Stadt und die Villa Pacini, auch Marina genannt, die ebenfalls gute sonnige Sitzplätze hat, in deren Nähe aber zur Zeit der Ebbe durch den am Meeresufer sich ansammelnden Cloakeninhalt die übelsten Gerüche bemerkbar werden. Wem es darauf ankommt die Seeluft in vollen Zügen zu athmen, dem bietet hierzu die sauber angelegte und mit Bäumen bepflanzte Piazza dei Martiri gute Gelegenheit. Zu Partien ausserhalb der Stadt empfiehlt sich am meisten die Landstrasse nach Nicolosi, sonst eignen sich hierfür auch die Wege, welche an die Lavagründe von Misterbianco und an die Ognina führen. Von der Wärmeentwicklung auf dieser Lavadecke und der Fruchtbarkeit des auf der verwitterten Schicht erzeugten Humus legt die üppige Vegetation Zeugniss ab. Zwischen den Weinbergen, deren feuriges Product berühmt ist, gedeihen hier auf kräftigem Stamm der Feigenbaum, der Johannisbrodbaum, Mandeln und Agrumen in ungewöhnlich schönen Exemplaren.

Gegen die eigentlichen Nordwinde ist der Kurort durch die ganze Breite des Aetna gedeckt. Um so häufiger sind mässige Strömungen und zeitweise auch starke Stösse aus den andern Himmelsgegenden, so dass die Luft fast immer etwas bewegt ist. Im September herrschen Ost und Südost vor, im November Südsüdost und Südwest. Nordost ist selten, Nordwest und West, welche Feuchtigkeit und Regen bringen, ziemlich häufig. Im Allgemeinen sind vom October bis Februar West und Südwest die vorherrschenden Winde. Der Scirocco zeigt sich etwa siebenmal im Jahre, aber niemals im November, December und Januar. Dazu kommt der Land- und Seewind, welche sich an den seltenen Tagen, wo im Uebrigen Windstille herrscht, am deutlichsten bemerkbar machen.

Die Temperaturmittel der Saison-Monate sind: Oct. 20.3, Nov. 15.4, Dec. 12.1, Jan. 10.9, Febr. 11.5, März 12.9, April 15.5^0. Die mittlere Temperatur der drei Wintermonate ist demnach mit 11.5^0 für Catania dieselbe wie für Palermo. Ein Herabgehen des Thermometers unter Null kommt in Catania nicht vor. Die Temperatur steigt täglich von morgens $^1/_2$—1 Std. vor Sonnenaufgang, wo sie ihren niedrigsten Standpunkt hat, langsam bis Mittag und dann schnell bis 2 Uhr, wo sie ihren Höhepunkt erreicht. Warme Kleidung und Feuerung sind im Hochwinter in Catania nicht zu entbehren; erstere, um die sarken Differenzen zwischen Sonnen- und Schatten-Temp. zu vermitteln, diese um die kühlen Morgen- und Abendstunden ungefährdet zu ertragen. Die mittlere tägliche Temperaturschwankung ist auf das Jahr berechnet fast 2° höher als in Palermo. Starke Schwankungen des Barometers, im Winter gewöhnlicher wie im Sommer, pflegen den Eintritt heftiger Winde anzudeuten.

Bezüglich der Feuchtigkeit der Luft steht Catania nur wenig hinter Palermo zurück. Auch hier sind die äussersten Extreme besonders sehr grosse Dampfarmuth selten, im Durchschnitt aber ist ein ziemlich hoher Grad von Feuchtigkeit vorhanden. Was die Niederschläge anbetrifft, so sind Schnee und Nebel in Catania unbekannt. Selten nur sieht man über dem Meere einen Nebelschleier, der bei Sonnenaufgang sich zertheilt. Starker Thaufall nach Sonnenuntergang ist sehr gewöhnlich. Nicht allzu selten finden äusserst ergiebige Regengüsse (förmliche Wolkenbrüche) statt, an Zahl der Regentage steht es aber bedeutend gegen Palermo zurück, und hierin scheint mir der einzige Vorzug der Schwesterstation gegenüber zu liegen. Wenn in Palermo Mittags die Brise die kühle Luft vom Meere gegen die stark erwärmten Wände des nahen Bergringes herantreibt und die über der Conca d'oro schwebenden Wasserdämpfe zum Niederschlag bringt, so sind dies lokale Eigenthümlichkeiten, welche in Catania fehlen, und welche dort ein erhebliches Mehr an Regentagen zu Wege bringen. Die jährliche Regenmenge von Catania ist sehr ungleich. Von Mitte April bis Ende September herrscht fast absolute Regenlosigkeit. Die Frage, welcher von beiden Kurorten windiger sei, wird vielfach discutirt; schliesslich hat in dieser Beziehung der eine dem andern nichts vorzuwerfen, da wohl beide gleichviel vom Winde zu leiden haben.

Unter den endemischen Krankheiten Catania's hat die Cholera eine traurige Berühmtheit erlangt, denn sie forderte im Jahr 1837 10000 Opfer. Die Malaria, die sich auf der weiten Ebene südwärts der Stadt entwickelt, macht sich im Winter nur in der südlichen Vorstadt und auch da nur in beschränkter Weise bemerkbar. Der flache Meeresgrund des Lavabeckens, das den Hafen bildet, auf dem aller Unrath der Stadt sich anhäuft, mag die Entstehung miasmatischer Krankheiten mitunter begünstigen. Das in zum Theil stundenlangen Leitungen der Stadt zugeführte Trinkwasser ist nicht durchgängig von gleicher Güte, vielmehr öfters durch organische Beimischungen verunreinigt. Das beste Wasser ist das des Amenano, welches sehr reichlich neben dem Domplatz hervorquillt und von den Wasserhändlern in die Häuser gebracht wird. Auch kann das Wasser von Paternò, ein Eisensäuerling, als Getränk benutzt werden. Die gewöhnliche Milch ist Ziegenmilch. Die Landweine (Vino del bosco, V. terraforte) sind kräftig und werden von den meisten Patienten am vortheilhaftesten mit Wasser gemischt genossen. Man hat sich öfters nach geeigneten Plätzen in der Nähe von

Catania umgesehen, z. B. Taormina vorgeschlagen, das aber entschieden zu windig ist. Vielleicht wäre Nicolosi, 690 m, am Fusse des Aetna einer näheren Beachtung werth. Eine Zeit lang schien Acireale dazu berufen Catania den Rang abzulaufen.

Unter sehr ähnlichen Wärme-, Luftdrucks- und Feuchtigkeitsbedingungen befindlich, besteht die wesentlichste Differenz zwischen den beiden Winterstationen Siciliens in ihren örtlichen und socialen Verhältnissen. Palermo hat noch mehr Fremdenverkehr, die Gasthäuser sind dort also noch leichter überfüllt und der Kurgast ist dann unter Umständen noch schlimmer daran, als in Catania, während Palermo andrerseits durch die Freundlichkeit seiner Umgebung nnd durch den Reiz seiner Spaziergänge im entschiedenen Vortheil ist. Die Länge des Krankentages und die Fülle neuer überraschender Eindrücke, welche er hervorruft, geben dem sicilianischen Winter noch eine besondere Bedeutung als Heilmittel gegen Neurosen, die in unserer Stubenluft keine Aenderung in Aussicht stellen. Je weniger der Kranke in solchen Fällen nöthig hat, der bewegten Luft aus dem Wege zu gehen, je ungenirter er sich dem Luftgenuss hingeben darf, um so glänzender wird der Erfolg sein. In Rücksicht auf gute für Kurgäste, und nur für diese, eingerichtete Pensionen kann sich Sicilien mit den nördlichen Mittelmeerstationen bis jetzt noch nicht ganz messen, obgleich in den letzten Jahren in dieser Beziehung bedeutende Fortschritte gemacht wurden.

Von Neapel nach Messina dauert die Seefahrt 14—18 St., aber auch von Marseille und Genua gehen directe Schiffe nach

Messina. Von dort bis Catania dauert die Eisenbahnfahrt noch $2^1/_2$—$3^1/_2$ St. Eine annehmbare Festland-Verbindung mit Neapel wird erst nach Fertigstellung der calabrischen Küstenbahn ermöglicht werden. Von Palermo bis Catania dauert die Eisenbahnfahrt $13^1/_2$ St. — Unterkunft: Das Hot. Grande Bretagne (Besitzer G. Kockel) in der Via Lincoln ist entschieden das beste (Pens. 9—11 fr.). Das Hot. Oriental, Besitzer Ragusa ist theuer und für Kranke durchaus nicht empfehlenswerth (Pens. 12—15 fr., genau accordiren!); Alb. Centrale, mitten in der Stadt, sehr mittelmässig (Pens. 10 fr.). — Privatwohnungen, auch einzelne Zimmer giebt es viele, aber meist sehr dürftige. Die beste Lage ist in der Nähe des Giardino Bellini. — Arzt: Prof. Dr. Randazzo, der deutsch spricht. Die beste Apotheke ist die von Spadaro Grossi in der Strada Garibaldi 32. Kurzeit: Von Mitte November bis Ende März. October und selbst noch die erste Hälfte des November fallen noch in die klimatisch ungünstige Regenzeit. Gleichzeitig sind dann auch die Moskitos eine schlimme Plage.

Acireale ist eine wohlhabende Stadt mit 24000 Einw. Sie breitet sich auf einer vom Strande steil emporstrebenden etwa 160 m hohen Lavamasse aus. Die Lage hat grosse Aehnlichkeit mit der von Catania. Nur ist der Aetna dem Orte noch näher gerückt, der sich so gleichsam zwischen Berg und Meer eingeklemmt befindet. Ich bemerkte Abends gegen Sonnenuntergang einen sehr kalten Luftstrom, der von den Schneefeldern des Aetna meerwärts zog. Die Luft ist jedenfalls reiner wie in Catania, die übrigen klimatischen Vorgänge werden die gleichen sein. Die Lage des Grand Hotels ist für solche, welche die Seenähe gut vertragen können, sehr geeignet. Wer sich nicht auf weite Promenaden einlassen kann, findet theils in dem hinter dem Gasthof befindlichen Garten, theils in dem nur 5 Minuten entfernten Giardino pubblico dei Bagni die beste Gelegenheit zum Luftgenuss. Entlegener aber durch imposante Blicke nach dem Aetna und nach dem Meer ausgezeichnet ist der am nördlichen Stadtrande befindliche Garten der Villa Belvedere. In Acireale entspringt eine laue Schwefelkochsalzquelle mit geringem Nebengehalt von Jod, die sog. Terme di S. Venere. Sie wird in einer vorzüglich eingerichteten Badeanstalt, die ganz nahe dem Grand' Albergo dei Bagni dicht am Meer gelegen ist, zu Warm- und Dampfbädern benutzt.

Acireale ist auf der Eb. von Messina 2 St., von Catania nur $^1/_2$ St. entfernt. — Unterkunft: Grand Hotel mit Garten, gute Zimmer mit hölzernen Fussböden und Kamin- oder Ofenheizung. (Pens. 8—10 fr.); Hotel Ruggiero (Pens. 8 fr.); Privatwohnungen sehr geringwerthig. In der Badeanstalt ein Mineralbad 2, ein Dampfbad $2^1/_2$ l.

4. Corfu.

Die Insel Corfu liegt am Eingange aus dem adriatischen in das ionische Meer zwischen dem 39. und 40. Grad nördlicher Breite. Ihre Hauptstadt befindet sich etwa $1^1/_2$ Grad südlicher wie Neapel und Constantinopel. Der Canal von Corfu, welcher ihr östliches Ufer von dem gegenüberliegenden Festland von Epirus trennt, ist im Norden kaum 3 km breit, erweitert sich in der Mitte bis auf 22 km und verengt sich an der Südspitze der Insel, dem Capo bianco, wieder bis auf 10 km. Ist das Schiff von Norden her in diesen Canal eingefahren, so gewährt er das Ansehen eines von allen Seiten von Bergen eingeschlossenen Alpsees. An ihrem Nordrande ist die Insel 30 km, also gerade 4 deutsche Meilen, breit; dann verjüngt sie sich allmählich bis zu ihrem Südcap. Ihre grösste Längenausdehnung, welche von Nordwest nach Südost geht, beträgt 65 km. Sie umfasst ungefähr 13 Quadratmeilen und hat gegen 120 Ortschaften mit 72000 Einwohnern. So ist die Insel gross genug, um zu weiteren Ausflügen über das Land Gelegenheit zu bieten. Der durchweg gebirgige Boden hat als geologische Grundlage den Kalkstein und weist 2 höhere Gebirgszüge auf. Der eine im Norden streicht von West nach Ost und gleicht, von Süden her betrachtet, einer fortlaufenden Mauer, auf welcher symmetrisch im Osten und Westen je eine höhere Spitze thurmartig hervortritt. Die westliche dieser Bergspitzen heist Pantaleone, die östliche, mit 946 m der grösste Berg der ganzen Insel, ist der San Salvatore, griechisch Pantokrator (der Allbeherrscher). Dieser Bergzug ist für die Hauptstadt ein vorzüglicher Windschutz gegen die Nordwinde. Ein zweiter Gebirgszug erhebt sich im Süden der Hauptstadt, und dieser nimmt seine Richtung von Nord nach Süd. Sein höchster Gipfel ist der Monte Deca, der Zehnheiligenberg (580 Meter); er schützt die Stadt einigermassen gegen die Gewalt der Südwinde. Der beide Gebirgszüge verbindende westliche Uferrand der Insel stellt ebenfalls eine Erhebungslinie dar, so dass er mit jenen zusamman eine Art von Hufeisen bildet, welches gegen Osten, nach dem Canal zu, sich öffnet. Nimmt man nun die jenseits des Canals liegenden Berge von Epirus hinzu, so scheint die Stadt auf einem allseitig geschützten Terrain sich zu befinden.

Dieses in solcher Weise eingerahmte Mittelland der Insel, auch Mezzo genannt, ist ihr werthvollster Bezirk, denn nördlich vom Salvatore und südlich vom Deca treffen wir nur ziemlich vegetationsarme, theilweise sumpfige und schwach bevölkerte Landstrecken. Das ganze Land aber innerhalb dieser Bergketten gleicht einem Garten von wunderbarer Schönheit, dessen Grundton vom Oelbaum, aber in einer nirgend sonst zu findenden Pracht der Entfaltung, gebildet wird, der aber ausserdem eine lange Reihe schöner Gewächse: Cypressen, die baumartige Erica, Myrthen, Pistazien, Lorbeer und viele andere mehr aufzuweisen hat. Wer hier im Frühjahr verweilt, dem ist es nicht zu verdenken, wenn er in diesem grünenden und blühenden Eilande ein Paradies zu finden glaubt.

Von der eigentlichen Bora, die schon bei Ragusa und Cattaro sich viel weniger bemerklich macht, ist in Corfu nichts mehr zu spüren. Wenn der S. Salvatore raucht, d. h. wenn eine Wolke an seinem Gipfel aufsteigt, so ist dies ein sicheres Zeichen des bevorstehenden Nordwests (Maëstro). Dieser Wind ist aber auf Corfu niemals besonders kalt, er pflegt nur gutes Wetter zu bringen und reinigt die Luft in wohlthuender Weise. Im Sommer, wo er sich regelmässig gegen 2 Uhr Nachmittags aufmacht, ist er angenehm erfrischend. Eine schneidende Kälte verursacht dagegen im Winter der Nord und mehr noch der Nordost. Dieser über die Schneeberge von Epirus streichende Wind wird neunmal im Winter beobachtet und darunter viermal allein im Januar, aber auch in den übrigen Monaten kommt er einige Male vor. Er ruft leicht

Lungenkatarrhe hervor, beseitigt dagegen die bei einem vorhergegangenen Scirocco aufgetretenen Krankheitssymptome. Der Scirocco, der im Monte Deca nur eine sehr ungenügende Schranke findet, ist Corfu's allerhäufigster Wind. Ist er hier auch nicht von jenem versengenden Hauch begleitet, welcher den sicilianischen Scirocco kennzeichnet, so wirkt er doch durch feuchte Wärme unangenehm erschlaffend. Appetitlosigkeit, Kopfschmerz, Schwindel, Abgeschlagenheit machen sich während seiner Herrschaft bemerkbar. Es treten dann leicht gastrische Störungen auf, Asthmatische fühlen sich hochgradig beklommen, und selbst der Gesunde hat ein Gefühl der Beengung; Wunden und Geschwüre nehmen nach Hennen's Erfahrungen eine geradezu schlechte Beschaffenheit an.

Eine südöstliche Brise entspringt aus dem Golf von Arta bei Prevesa und zeigt sich mit täglicher Regelmässigkeit bald nach Sonnenaufgang. Sie hält bis fast zur Mittagszeit an; gegen 3 Uhr Nachmittags folgt ihr dann ein Landwind, welcher bis zum Abend dauert. Nur ein Orkan, der sich auf hohem Meere erhebt, bringt eine Aenderung in dieser sonst ganz regelmässig auftretenden Luftströmung hervor. Im Frühling und Herbst ist auch der Südwest nicht selten, der bald kalt bald warm auftritt und oft Bewölkung und Regen im Gefolge hat. Selten, etwa 20 mal jährlich, ist der eigentliche Westwind (Zephir). Als richtige Seebrise theilt er Temperatur und Feuchtigkeit des Meeres, bisweilen auch Nebel, dem Landinnern mit, ist also im Sommer ein relativ kühler, im Winter ein relativ warmer Wind. Noch seltener sind directe Süd- und

Ostwinde, die sich dann mehr oder weniger dem Scirocco nähern. Der directe Ost (Levante) ist trocken und erfrischend im Sommer, oft stürmisch und kalt im Winter. Im Allgemeinen sind die südlichen Winde vorherrschend (183mal jährlich); nächstdem sind die Nordwinde die häufigten (97 mal). Im Herbst und Winter sind die Südwinde mächtiger, während sich im Frühling und Sommer das Verhältniss umdreht (Winternitz). Der freieste Zutritt der Winde findet von der Seite des Canals her statt und die einmal in demselben in Bewegung gesetzte Luftsäule gewinnt innerhalb der Bergwände an Spannung und Schnelligkeit des Laufes. Hennen sagt, dass die Corfioten deshalb den Canal mit einem Blaserohr zu vergleichen pflegten, dessen Mundstück sehr enge und gewunden sei, das sich in der Mitte erweitere und an seinem Ende wieder verschmälere. Es ist daher auch oft gar nicht zu entscheiden, woher der Wind eigentlich seinen Ursprung hat.

Corfu hat, wofür seine Vegation ein beredtes Zeugniss ablegt ein warmes Winterklima (Mittel der Wintertemperatur 10.7°). Schon gegen Ende Jan. oder Anfang Febr. ist die Wärme oft so hoch, dass Hyacinthen, Rosen und Mandelbäume blühen. Im März herrscht vollständiger Frühling mit einem bezaubernden Blumenteppich, im April reifen die Kirschen. Höchst selten sinkt im Januar das Thermometer auf Null oder etwas darunter, aber nach den herrschenden Winden wechseln die Thermometerstände oft sehr rasch und so häufig, dass auf eine eben noch lästige Wärme sehr empfindliche Kälte folgen kann. Solche Temperatursenkungen sind besonders häufig im Februar, wenn West oder Südwest urplötzlich in Nord oder Nordost umspringen. Im März sind wieder die Differenzen zwischen Tages- und Nachttemperatur oft sehr bedeutend. Ebenso stark schwankend ist im Laufe des Winters und Frühlings, am meisten in den Monaten Januar, Februar und März, der Stand des Barometers. Die Feuchtigkeit der Luft ist ziemlich hoch (im Mittel 76%) und nähert sich der von Ajaccio. Im Gebiete der Winterregen gelegen hat Corfu die grösste Menge seiner Niederschläge in der Zeit vom October bis März (78 Regentage). Am häufigsten tritt während des Scirocco reichlicher warmer Regen ein, aber auch beim Umschlagen des Scirocco in Nordost und in Begleitung der sehr häufigen und heftigen Gewitter kommen plötzliche bisweilen 24 Stunden anhaltende Regengüsse vor. Mit solchen heftigen Niederschlägen verbinden sich im November und December wohl auch Nebel, welche dann die ganze Insel auf 3—4 Tage einhüllen. Schnee fällt auf Corfu alle 10—12 Jahre einmal und schmilzt stets sehr bald wieder, aber auf den albanischen Bergen tritt stets im Nov. Schneefall ein und diese bleiben dann bis in den Mai hinein mit Schnee bedeckt, was auf die Herabsetzung der Temperatur nicht ohne Einfluss ist.

Forschen wir nach dem Gesundheitszustand der Eingeborenen, so sehen wir, dass auf Corfu selbst Sümpfe und Moräste existiren, welche zu Malariaheerden werden können, und dass ausserdem der auf dem albanischen Ufer gelegene See von Bucintro zum epidemischen

Auftreten von Intermittens Veranlassung giebt. Die Orte Ipso, Govino, Benizze, Mesonghi und andere mehr und in der näheren Umgebung der Stadt der südlich gelegene District von der Vorstadt Castrades bis zum Porto vecchio sind die am meisten betroffenen und August und September ist die gefürchtetste Fieberzeit. Sehr selten ist im Herbst der Typhus. Mit dem Vorrücken des Winters verlieren sich die Wechselfieber und es zeigen sich Pneumonien, Pleuriten und Rheumatismen. Im Frühjahr werden häufig Bronchiten und Lungenkatarrhe beobachtet, welche dann im Sommer den gastrisch-biliösen Fiebern und der Ruhr Platz machen. Eingeweidewürmer sind unter den Corfioten sehr verbreitet. Hennen constatirt im Allgemeinen das nicht häufige Vorkommen der Phthise und erblickt darin eine Bestätigung der Ansicht, dass hektische Krankheiten überall in demselben Masse zurücktreten, wie die Malariafieber an Ausdehnung gewännen. Er sagt dann weiter: „Das Klima von Corfu ist weit davon entfernt gut zu sein, besonders im Sommer und Herbst; es ist jederzeit äusserst veränderlich und bestenfalls in gesundheitlicher Beziehung unendlich viel weniger werth als das des italienischen Festlandes". Winternitz schliesst sich zwar im allgemeinen diesem Urtheil an, aber meint doch, dass wenn auch heftige Sprünge in den klimatischen Factoren häufig seien, in manchen Jahren alle Jahreszeiten sich durch milde Witterung auszeichneten, und dass bei vorsichtigem Verhalten und unter ärztlicher Leitung Kranke das ganze Jahr mit Vortheil auf der Insel verweilen könnten. Der klimatisch günstigst gelegene Theil ist unbedingt der südliche Abhang der nördlichen Bergkette und zwar in seinem westlichsten Abschnitt, also die Gegend von Paleocastrizza. Dort befindet sich ein ziemlich grosses gegen Ost- und Nordostwinde geschütztes Mönchskloster mit guter Gelegenheit zu Seebädern. Indessen wird der Fremde durch den grösseren Comfort der Hauptstadt und durch das Interesse, welches sie als lebhafte Zwischenstation für Morgen- und Abendland bei Jedem hervorruft, sich stets dorthin gezogen fühlen und nicht leicht geneigt sein sich nach anderen Plätzen umzusehen.

Die Stadt Corfu, unterm 39° 37′ n. Br. gelegen, zählt 28500 Einwohner und befindet sich auf einer in den Canal vorspringenden vielfach eingebuchteten felsigen Landzunge, an deren Spitze auf steil ansteigendem Felsen die alte Festung (Fortezza vecchia) gelegen ist. Dieser Fels ist durch einen nach beiden Seiten in das Meer sich öffnenden Canal von der Stadt getrennt. Ein grosser freier Platz, die Esplanade, trennt die Fortezza vecchia von der Stadt; er ist an seiner Westseite von einer Reihe von Häusern eingefasst, unter welchen auch die beiden grossen Hotels sich befinden. Die innere Stadt, welche sich zwischen Hafen und Esplanade ausdehnt, besteht grösstentheils aus einem Labyrinth enger Gassen und gleicht darin allen alten italienischen Städten. Südwärts setzt sich die Esplanade in die mit Bäumen bepflanzte Strada nuova fort, welche am Strande hin bis zur Vorstadt Castrades führt und die eigentliche Promenade der Bewohner bildet. Weiterhin gelangt man auf dieser Strasse an Gemüse-, Obst- und Weingärten vorbei, welche mit der Riesenaloe oder dem Opuntius-Cactus eingefasst sind, und dann zu einer mit dem Fuss das Meer berührenden Anhöhe. Sie trägt die Villa des Königs Georg und bildet einen zeitweise dem Publikum geöffneten Park voll der herrlichsten subtropischen Gewächse. Will man seine Wanderung weiter ausdehnen, so betritt man die unermessliche Olivenwaldung, den Reichthum der Insel. Während der Fusswanderer nirgends auf störende Hecken oder Zäune stösst, sondern überall querwaldein über Thal und Hügel die anmuthigsten Pfade einschlagen kann (und zwar ohne dabei durch Landstreicher irgendwie gefährdet zu sein), findet der auf passive Bewegung Angewiesene ein Netz vortrefflicher, von den Engländern angelegter Landstrassen vor, auf denen er die schönsten Punkte der Insel im Wagen besuchen kann.

Wie sich die Insel Corfu in Betreff ihrer landschaftlichen Scenerie nur mit dem campanischen Golf vergleichen lässt, wie sie dem Naturfreunde in der That ganz ähnliche unbeschreibliche Genüsse bietet, so steht sie auch in ihrer Bedeutung als klimatischer Winterkurort Neapel am nächsten. Hier wie dort unter fast gleichem Breitengrade ein milder feuchtwarmer Winter, aber hier wie dort auch hochgradig unbeständige Witterung und der anregende Einfluss des hin und her wogenden Luftmeeres. Für alle empfindliche zu Rheumatismen und Katarrhen leicht disponirte Kranke ist der Aufenthalt bedenklich und nur mit Vorsicht zu benutzen. Bei chronischen Katarrhen und beginnender Phthise ist auch der so unangenehme Kalkstaub in Rechnung zu bringen. Für reizbare Nervenkranke sind die Stadtwohnungen nicht ruhig genug, denn in Bezug auf das fast unaufhörliche Glockenläuten hat Corfu kaum seines Gleichen, im Strassenlärm wetteifert es mit den lebhaftesten italienischen Städten. Wer in der Vorstadt Castrades eine Wohnung aufzutreiben vermag, wird stiller wohnen und geniesst noch den Vorzug den herrlichen Park der Villa Reale ganz in der Nähe zu haben. Wer weniger anfällig ist, der kann freilich die Luftkur mit den grossartigsten Eindrücken für das Auge verbinden, denn wohin er sich wendet, überall treffen ihn neue unerwartete Genüsse. Hat man Neapel als das Eldorado der Melancholiker bezeichnet, so verdient Corfu diesen Namen um nichts weniger. An guter Kost in reicher Auswahl steht Corfu Neapel nicht nach, und ebenso wenig bezüglich des Trinkwassers. An guten Tagen lässt sich der Luftgenuss von früher Morgenstunde bis zum Sonnenuntergang fortsetzen. Gegen die Unbilden plötzlichen Witterungswechsels schütze man sich durch wollene Unterkleider und durch mitzunehmende Tücher und Mäntel. Im März, April, Mai und September nach Sonnenuntergang im Freien zu verweilen ist gefährlich theils wegen des reichlichen Thaufalls, theils wegen der zu dieser Zeit nahenden Landbrisen, welche die über dem See von Bucintro lagernde Malarialuft in Bewegung setzen und der Stadt zuführen.

Man erreicht Corfu von Triest mittelst Lloyddampfers (I. Kaj. 56, II. Kaj. 41 fl. in Gold) in 53 St.; von Brindisi gehen ausser dem Lloyddampfer noch italien. und griechische Schiffe in ca. 12 St nach Corfu (I. Kaj. 37, II. Kaj. 26 lire in Gold). Beim Ausschiffen überlässt man den alsbald sich einstellenden Commissionären der Hotels den Transport der Effecten und die Steuer-Revision. — Unterkunft: 2 gute Hotels. Das Hotel d'Anglettre et Belle Venise (Eigenth. Gazzi) wird von Deutschen bevorzugt, das Hotel St. George von Engländern (Pension in beiden 10, bei längerem Aufenthalt 8 fr.). Griechisches Papiergeld (Drachmen) wechselt man sich bei Fels & Co. ein. — Mehrere griechische Aerzte und Apotheken. Deutscher Consul: Hr. Sprengelin (Fels & Co.).

VII. Grossstädte Italiens.

Mit allen grossen Städten theilen die italienischen im Allgemeinen die Nachtheile, welche das dichte Beisammenwohnen der Menschen bezüglich der Reinheit der Luft mit sich bringt. Und doch besitzen einige unter ihnen, wie das staubfreie meerdurchzogene Venedig, wie Palermo und Catania mit ihrem lenzartigen Winter, Vorzüge, welche ihnen einen eigenen Platz in der Reihe der klimatischen Winterkurorte anweisen. Hinter diesen genannten stehen die übrigen grossen Städte Italiens in gesundheitlicher Beziehung zurück. Aber manche charakteristische Eigenschaften des südlichen Himmels sind auch ihnen nicht abzusprechen, in einigen aber werden die Grossartigkeit der Landschaft und die Wunder der Kunst, welche dort aufgespeichert sind, für einen Theil unserer Landsleute zu einer so unerschöpflichen Quelle reinsten Genusses, sie vermögen Andere in ihrem Berufe so allseitig zu fördern, dass auch mancher Kranke sich gedrungen, ja vielleicht geradezu genöthigt sieht, dort länger zu verweilen. Und auch für andere Berufsklassen wie gerade den Künstler kann aus persönlichen Gründen die Niederlassung in einer dieser Städte zur Lebensfrage werden. So ist es wohl angebracht auch diese Orte auf ihre klimatischen und sanitären Bedingungen zu prüfen.

Mailand, die Hauptstadt der Lombardei, 120 m, mit 430000 Einw. unterm 45° 28′ n. Br., ist ein Ort, der den nach Süden Pilgernden oder von dort Zurückkehrenden mit so mancherlei Anziehungspunkten verlockend entgegentritt. Aber das ganze von Bergen umschlossene lombardische Gebiet hat ein vollständig continentales Klima. Im Sommer erreicht die Temperatur dieselbe Höhe wie auf Sicilien, im Winter sinkt sie unter das Niveau des unteren Rheingebietes. In der von Canälen durchzogenen Po-Ebene zwischen Alpen und Apennin gelegen, ist Mailand von keiner Seite her genügend windgeschützt. Nord, Nordost und Nordwest herrschen vor, und diese Winde, welche fast ausnahmslos höhere schneebedeckte Bergzüge berührt haben, führen der Stadt kältere Luftschichten zu. So ist die mittlere Wintertemperatur nur 1.9, das mittlere Minimum —1.9° C., das absolute Minimum zeigt sogar —17.2° C.! Die Zahl der jährlichen Schneetage erreicht die Ziffer 18, die Feuchtigkeit ist bedeutend. Alle für niedere Temperaturen und Witterungswechsel Empfängliche, insbesondere aber alle Brustkranke thun gut daran Mailand gänzlich zu meiden. An den anderen Punkten der Lombardei existiren ganz ähnliche Verhältnisse. Turin, 240 m, hat eine mittlere Jahrestemperatur (11.7°), welche noch um 1° niedriger ist wie sonst im Allgemeinen die der lombardischen Ebene und beispielsweise 4° C. niedriger ist wie die von Nizza.

Deutsche Aerzte: Dr. Lindner, Dr. Schulte.

Genua, unterm 44° 24′ n. Br. gelegen, hat 215000 Einwohner, welche zumeist in engen, sonnelosen, übelriechenden Gassen wohnen. Wer freilich die Stadt vom Meerbusen aus betrachtet, wie sie sich so malerisch an den Abhängen emporbaut, oder wer nur den Hafen berührt, der spürt wenig von der schlechten verdorbenen Luft, welche die inneren Theile verpestet. Ueberdies ist dieses Labyrinth von Gassen durch seine steilen Wege dem Kranken kaum zugänglich. In den breiteren Strassen aber und am Hafen treiben heftige Winde ihr Spiel. Der nach Norden zu sich erhebende Apennin gewährt nämlich in seinen Schluchten den Nordwinden freien Durchlass und ein steter Wechsel zwischen ihnen und dem Südwind ist im Winter das Gewöhnliche. Ost und West gelten noch für die besseren Winde, weil sie wohl auf den wechselnden Feuchtigkeitsgehalt der Luft, aber weniger auf die Temperaturen influiren. So hat Genua zwar ein viel höheres Wärmemittel wie Mailand (8.7° C.), aber an starken und plötzlichen Differenzen der Temperatur giebt es ihm nichts nach. Höchst auffallend ist die häufig eintretende enorme Trockenheit der Luft (13 % und weniger!). Hann erklärt sich dies aus dem grossen Temperaturunterschied zwischen der sonnigen ligurischen Küste und dem kalten Innenland diesseits der Berge, so dass beim raschen Herandringen und Herabsinken die Luft förmlich austrocknet. Dabei sind Herbst, Winter und Frühling reich an Niederschlägen. Das Ende des Frühlings und der Sommeranfang sind Genua's gute Zeit; für Patienten jeder Art ist der Winter ein gefährlicher Aufenthalt.

Deutsche Aerzte: Dr. Dr. Breiting, Schneegans, Zäslein. — Protestantisches Krankenhaus (Arzt Breiting).

Livorno war noch gegen die Mitte des 13 Jahrhunderts ein Dorf. Jetzt ist es eine sehr belebte und nächst Genua wohl die wichtigste Hafen- und Handelsstadt Italiens, mit 105000 Einwohnern, zugleich die Hauptstadt der gleichnamigen Provinz. Die vorhandenen meteorologischen Notizen sind zur Feststellung des Klimas ganz ungenügend. Schouw führt 2—3jährige Temperaturbeobachtungen an, von denen er aber selbst eingesteht, dass sie wenig Vertrauen verdienen, weil sie in einem nach Norden gelegenen Zimmer angestellt seien. In der That weichen ihre Resultate von den zu Florenz und Pisa gewonnenen so weit ab, dass man sie nicht benutzen kann. Burgess, Pessimist wie immer, tadelt die tiefe Lage der Stadt inmitten eines flachen Marschlandes. Er träumt von Schleichhändlern und Meuchelmördern und endigt mit einer Kirchhofs-Elegie. Livorno hat sicher ein sehr ähnliches Klima wie Pisa; es ist aber windreicher und wahrscheinlich noch feuchter. Besonders gilt die Nachtluft als sehr feucht. Da der grösste Theil der modernen Stadt sich aus vortrefflich gebauten Häusern zusammensetzt und das Trinkwasser recht gut ist, so fehlen epidemische Krankheiten und der allgemeine Gesundheitszustand ist überhaupt recht befriedigend. Bei der grossen Menge von Fremden, insbesondere auch von Deutschen, welche in der geschäftsreichen Stadt ihrem Berufe nachgehen, fehlt es bereits nicht an Erfahrungen, dass brustschwache Ankömmlinge aus dem Norden sich Jahre lang dort mit gutem Erfolge aufhielten, und es wäre verdienstlich durch ein genaueres Studium der klimatologischen Eigenschaften Livorno's therapeutischen Einfluss fester zu begrenzen.

Von Pisa beträgt die Eisenbahnfahrt ½, von Florenz 3, von Genua 6 St. An guten Gasthöfen und Privatwohnungen ist kein Mangel. Die best eingerichtete Anstalt für warme und Seebäder ist die von Pancaldi, in der auch ein Inhalatorium für zerstäubtes Seewasser vorhanden ist. Arzt: Dr. Schinz, Deutschschweizer.

Florenz (Firenze), unterm 43° 46′ n. Br., 72 m, mit gegen 200 000 Einw., liegt zu beiden Seiten des Arno, und zwar zum grössten Theil auf dessen rechtem Ufer. Gewöhnlich wasserarm, schwillt dieser Fluss zeitweise durch Regengüsse in bedenklicher Weise an. Im Norden, Osten und Süden ist die Stadt von Vorbergen der Apenninenkette umgeben; denn diese giebt im Nordwesten, in der Richtung von Pistoja, einen Ausläufer ab, welcher von Norden her die Stadt beschirmt, während eine andere Abzweigung, von Vallombrosa nach S. Casciano sich hinziehend, Florenz von Süden her deckt. Indessen ist dieses ganze Hügelland nicht hoch und nicht zusammenhängend genug, um einen wirklichen Windschutz zu gewähren. Die Niedrigkeit des Apenninenkammes zwischen Florenz und Bologna erklärt die Häufigkeit des Nord- und Nordostwindes, welche von den mit Schnee bedeckten Bergen eisige Winterkälte mit sich bringen. Auch giebt das wellige Terrain in der Nähe der Stadt leicht zu heftigen Windstössen aus den Bergschluchten Veranlassung. Der Ost und Süd werden durch Bergschutz am wirksamsten zurückgehalten, dem Südost gestattet das obere, dem Südwest das untere Arnothal freien Zutritt. In diesem beständigen Spiel der Winde ist plötzlicher Temperaturwechsel, dabei heisser Sommer und kalter Winter die Signatur des florentiner Klimas. Man hat im Winter sogar —11 ° C. beobachtet. Die mittlere Wintertemperatur ist mit 6.1° nicht ganz $^1/_2$°, die des Januar mit 5.3° um 1° C. niedriger wie die von Pisa. Die relative Feuchtigkeit wird im Mittel mit 74 %, die jährliche Regenhöhe mit 937 mm, die Zahl der jährlichen Regentage mit 114 angegeben. Schnee fällt in der Stadt selbst nur ausnahmsweise.

Die angenehmste Jahreszeit sind die ersten beiden Herbstmonate (Sept. mit 20.9°, Oct. mit 15.2° C.), der Nov. ist windreich, der Dec. regnerisch (11 Regentage). Besser gestaltet sich in der Regel der Jan., der schon einige schöne sonnige Tage bringen kann. Aber die Unbeständigkeit des Wetters tritt immer wieder von neuem hervor und steigert sich im März, der in dieser Beziehung unserem April gleicht. Die zweite Hälfte des April und der Mai sind sehr angenehm; im Juni wird es recht warm, und doch ist dieser Monat oft noch ganz behaglich. Dann kommt die überwarme Zeit: Juli, August bis Mitte September, die als besonders drückend beim Herrschen des Scirocco empfunden wird.

Bronchialkatarrhe sind bei diesem häufigen und stürmischen Witterungswechsel sehr gewöhnlich und Brustkranken jeder Art ist ein längerer Aufenthalt in Florenz deshalb geradezu zu untersagen. Im Uebrigen kommen Fieber und alle epidemischen Krankheiten sehr selten, Typhus nur in vereinzelten meist eingeschleppten Fällen vor, so dass Kranke, welche in Rom von der Malaria befallen wurden, zur Reconvalescenz mit Vortheil nach Florenz gehen können. Im Allgemeinen wird der erschlaffende Einfluss des Südens auf die Functionen der gastrischen Organe durch die bewegte den Stoffwechsel anspornende Luft von Florenz aufgehoben, so dass Nordländer hier ihren gesunden Appetit wiederfinden, den sie in Süditalien verloren hatten. Auch auf bestehende Diarrhöen und Dysenterien hat das Klima eine günstige Wirkung, wobei der toskanische Rothwein das Seinige thut. Mit Neapel theilt Florenz den Reiz seiner Umgebungen, deren Eindrücke das wunde Gemüth so überaus wohlthuend berühren. Im Uebrigen besteht zwischen beiden Orten ein wesentlicher Unterschied. In Neapel wirkt das Strandklima anfangs ebenfalls anregend auf viele Nervenkranke, aber diese Wirkung verliert sich bei weiterer Entfernung vom Meere, und die einschmeichelnde Milde des Südens spricht sich dann in einer wohlthuenden Erschlaffung aus, während in Florenz das anregende Bergklima ein stärkeres und anhaltenderes Reizmittel für das phlegmatische Temperament und die torpide Constitutionen bildet. Hat man doch den Charakter der Florentiner, die Lebhaftigkeit und Beweglichkeit ihres Geistes, die ruhelose Hast nach Neuerungen von Alters her (und neuere Schriftsteller wie Carrière haben es wiederholt) auf Rechnung dieser Veränderlichkeit des Klimas gesetzt, dessen Schwankungen sich im Geiste der Bevölkerung spiegeln.

Unter den öffentlichen Promenaden verdient die über 5 km lange Hügelstrasse (Viale dei Colli) den ersten Preis.

Sonst ist auch der leider nur zweimal wöchentlich geöffnete Boboli-Garten ein gesunder und höchst angenehmer Aufenthalt, während die viel besuchten Cascinen feucht und nebelig sind. In den düstersten Farben hat Burgess uns ausgemalt, wie höchst verderblich der Besuch der Gallerien von Florenz den Lungenkranken werden kann, wenn sie bald in der heissen und dumpfigen Tribuna, bald in der eisigen Kirchenluft stundenlang verweilen.

Für Patienten, die sich längere Zeit in Florenz aufhalten wollen, ist bei der Wahl einer geeigneten Wohnung der Rath des Arztes kaum zu entbehren. Zum vorläufigen Absteigen empfiehlt sich für Deutsche das in Bahnhofsnähe befindliche Hot. de Rome. In der kältesten Zeit findet man in den Häusern des Lungarno die wärmsten Zimmer, für den Frühling und Herbst sind Wohnungen in den mit Bäumen besetzten Viali vorzuziehen. — Deuscher Arzt: Dr. Edgar Kurz (Via delle Porte Nuove 12, Privatklinik 10—15 fr. tägl.); Apotheke: Janssen Via dei Fossi 10.

Rom, Italiens Hauptstadt, die gegenwärtig 380000 Einw. zählt, liegt unterm 41° 53′ n. Br. und ist nur 22 km vom Meere und ebensoweit von den Vorbergen des Apennin entfernt. Die Campagna (Agro Romano), in der Richtung von Osten nach Westen vom Apennin bis an das Mittelmeer reichend, ist nach Norden, Osten und Südosten halbkreisförmig von Bergen eingerahmt. Von Nordosten her tritt der Tiberfluss in die Stadt ein und theilt dieselbe in zwei sehr ungleiche Hälften, deren grössere östliche sich auf dem linken, deren kleinere westliche sich auf dem rechten Ufer befindet. Das heutige Rom füllt ein Dreieck aus, dessen Spitze sich nach Norden gegen die Porta del popolo richtet, dessen Basis zwischen M. Esquilino und M. Aventino sich ausbreitet.

Der Boden, auf welchem Rom erbaut ist, besteht grösstentheils aus vulkanischem Tuff, der in seinen oberen Schichten erdig und porös, in seinen tieferen aber felsenhart und fast undurchlässig ist. In dem darunter liegenden Thon- und Mergellager lassen einzelne Kalkschichten auf einen Zusammenhang mit den Vorbergen des Apennin schliessen. In den tiefer gelegenen Stadttheilen (in der Tibernähe und in den Hügeleinschnitten) findet man als Untergrund schon wenige Fuss unter der Oberfläche undurchlässige Thon- und Mergellager, welche diese Gegenden fast ebenso sicher vor aufsteigender Feuchtigkeit sichern wie die auf Tuff stehenden Baulichkeiten der Hügel und Abhänge. Die mittlere Erhebung des Bodens der Stadt über dem Meeresspiegel ist 27 m. Der Hafen an der Ripetta hat nur 13, die Piazza del popolo 18—20, die Piazza di Spagna 21, die französische Akademie 48 m Erhebung; der höchste Punkt ist der Gipfel des Monte Gianicolo mit 93 m.

Rom ist in der Axe des Tiberufers von Nordosten wie von Südwesten her den Winden geöffnet und steht deshalb in der Hauptsache unter dem wechselnden Einfluss der kalten und trockenen Strömungen, welche über die Apenninen vordringen und der warmen und feuchten, welche vom Meeresufer frei über die Campagna streichend zwischen dem M. Capitolino und M. Gianicolo ungehindert eintreten. Die Scala der Häufigkeit der Winde im Laufe eines Jahres ist folgende: Nord 288, Süd 275, Nordost 172,

Südwest 165, Ost 144, West 140, Südost 41 und endlich Nordwest 31. Der reine Nordwind (Tramontana), unter welchem gewöhnlich noch der Nordnordost (Tramontana-Greco) verstanden wird, ist im Winter der gewöhnlichste. Er nimmt vom October bis zum December an Häufigkeit zu, von da an aber wieder ab, so dass er im Februar und März schon merklich seltener, im April und Mai aber nur noch ausnahmsweise auftritt. Die Tramontana ist fast stets trocken und mit heiterem Himmel, hohem Barometerstand sowie auch meist mit Fallen des Thermometers verbunden. Bei gelinder Stärker der Strömung ist sie vom schönsten Wetter begleitet und pflegt den Appetit und die Verdauung mässig stark anzuregen. Bei starkem Nord dagegen, der glücklicherweise nur selten einfällt, werden die Schleimhäute trocken und reizbar. Nächst dem Nord ist sein Gegner der Scirocco (unter welchem Namen meist Süd, Südost und Südwest zusammengefasst werden) der gewöhnlichste Wind. Er beherrscht besonders den Oct., wird dann weiter in den Winter hinein vom Ost und Nordost verdrängt, um im März sich ihnen gleichzustellen, im April aber von neuem die Herrschaft zu übernehmen. Ost und Nordost stehen dem Nord in ihrer Wirkung nahe. Fängt des Ostwind an Bestand zu gewinnen, so ist dies stets ein sicheres Zeichen, dass das Wetter sich ändert. Der Scirocco bringt bedeckten Himmel und feuchte Luft und hat häufig, besonders wenn er nach Westen abweicht, Regen im Gefolge. Er wirkt reizlindernd auf die Hyperämien der Schleimhäute insbesondere des Kehlkopfes; bei Manchen leiden dabei Appetit und Verdauung und die Gemüthsstimmung wird ängstlich wie bei Gewittern (Erhardt). Starke Süd- und Südostwinde führen bisweilen eine grosse Menge Staub und allerhand organische Substanzen mit sich.

Rom hat eine Wintertemperatur von 8.1°, ein jährliches Feuchtigkeitsmittel von 67%. Es ist also ziemlich 2° kälter und etwas feuchter als Mentone und S. Remo. Mit Neapel verglichen ist Rom im Winter um $1^1/_2$ im Frühling um 1, im Herbst um $^1/_2$° kühler. Selten kommt es vor, dass an hochgelegenen Punkten an den kältesten Tagen sich Eis auf den Fontainen zeigt. Im Februar erscheinen manchmal einige auffallend kalte Tage. Das Jahr hat 111 Regentage, von denen 33 auf die 3 Wintermonate fallen. Schneefall kommt durchschnittlich einmal im Winter vor. Nebel sind selten. An der Hand langjähriger meteorologischer Beobachtungen lässt sich der Gang der Witterung im Laufe eines Jahres folgendermassen charakterisiren: Die beste Zeit für den Fremden um in Rom einzutreffen ist die zweite Hälfte des October. In der ersten Hälfte dieses Monats sind Herbstregen noch sehr gewöhnlich; die Temperatur ist fortwährend recht angenehm und bleibt es bei mässigen Niederschlägen auch während des November. Weniger günstig gestaltet sich der December, wo Nord- und Südwinde miteinander kämpfen, heiterer und bedeckter Himmel, Regengüsse und Sonnenschein, niedere und mittlere Temperatur miteinander abwechseln. Ueberhaupt herrscht Unbeständigkeit in den ersten Winterwochen vor. Mit dem nun immer stärkeren Vorwiegen nördlicher Winde sinkt Wärme und Feuchtigkeit der Luft; es kommen die beiden kältesten Monate,

Januar und Februar, welche fast ganz unter dem Einflusse der trockenen Nordwinde stehen. Doch greifen auch jetzt noch zwischen durch die Antagonisten und Seitenströmungen Platz, so dass man nicht an anhaltende Kälte zu denken hat. Ende Februar treten noch vereinzelte Kälterückfälle auf, aber sie werden immer seltener, je mehr die Sonne beim Herannahen des Märzmonats an Kraft gewinnt. Dieser ist wie überall im Süden windreich und häufig noch recht kühl, aber schon stellen sich als Frühlingsboten einige angenehme warme Tage ein, die dann während des ganzen April und bis Ende Mai gleichmässig andauern und Roms beste Zeit bedeuten. In den 4 Monaten Juni, Juli, August und September, wo die Schattentemperatur selbst an hochgelegenen luftigen Plätzen 40° C. erreicht, ist der Aufenthalt in Rom weder angenehm noch gesund.

Die Salubrität Roms ist im Laufe der Jahrhunderte eine sehr verschiedene gewesen, wie schon annäherungsweise die Bevölkerungsziffern erkennen lassen. Im Alterthume verdankte die Stadt ihren guten Gesundheitszustand dem ausgebreiteten System von Wasserleitungen und Abzugscanälen. Als aber Rom wiederholt in die Gewalt der Barbaren gerieth, und diese grossartigen Bauten dem Sturm der Belagerer und der wilden Zerstörungswuth ausgesetzt waren, da wurden die Aquaducte brüchig, die Dämme der Seen und die Kanäle löchrig, und die durch Auswanderung und Krieg gelichtete Bevölkerung war nicht mehr im Stande die Continuität dieses weitmaschigen Netzes wieder herzustellen. So ward der Boden der Stadt durchfeuchtet und mit Auswurfstoffen imprägnirt. Obgleich man sich später erfolgreich um Verbesserung der sanitären Verhältnisse bemüht hat, so spielen die Malaria-Fieber wegen ihres besonders im Hochsommer oft perniciösen Charakters und wegen ihres häufigen Vorkommens immer noch unter den in Rom vorkommenden Krankheiten die wichtigste Rolle. Für den Fremden ist es aber von grosser Bedeutung das nach Ort und Zeit so verschiedene Auftreten des Sumpffiebers zu kennen und sich mit den diätetischen Massregeln vertraut zu machen, welche Schutz gegen das Befallenwerden gewähren.

Die fruchtbarsten Keime findet die Malaria in der heute noch zum grössten Theil unbebaut daliegenden Campagna. Schrittweise verliert die Malaria an Terrain, je mehr man in den Bereich der gepflasterten Strassen gelangt und dem Mittelpunkt der Stadt sich nähert, aber durch Süd- und Südostwinde wird die Fieberluft bis in das Weichbild der Stadt getragen, trotzdem dort unbebaute Gegenden sich nicht vorfinden, und immer sind es wieder die weniger dicht belebten gegen Süd und Südost gelegenen Vorstädte, welche am meisten bedroht sind. Gerade umgekehrt wie in anderen grossen Städten sind in Rom das Centrum der Stadt und die dichtest bevölkerten Quartiere die gesundesten, während die peripherischen Theile, besonders im Süden der Stadt (welche schon im alten Rom verrufen waren) der Malaria weit mehr ausgesetzt sind. Doch giebt es auch von diesem Gesetz Ausnahmen. Es können frei gelegene Wohnungen recht gesund sein, wenn sie gegen Süd durch Bäume gedeckt sind, wie z. B.

die Abtei Tre Fontane durch Eucalyptus-Anpflanzungen vollständig assanirt wurde. Ferner sind die höchstgelegenen Plätze die gesundesten, was aber die Jahreszeit anbetrifft, während welcher zumeist die Fieber herrschen, so sind die Monate Juli bis September bei weitem die schlimmsten, und zwar breitet sich die Epidemie immer weiter aus, je mehr man in den Juli hineinkommt, um Mitte August oder Anfang September ihren Höhepunkt zu erreichen. Ein regnerischer Sommer und häufiger Witterungswechsel steigern die Zahl der Erkrankungen, während ein trockener Sommer und heiterer Himmel sie vermindert. Der Juni zählt noch mit seltenen Ausnahmen zu den gesundesten Monaten. Aber auch ausserhalb dieser gewöhnlichen Fieberzeit kommen Malaria-Infectionen vor, so im Frühling und selbst im Winter, falls derselbe milde und reich an Niederschlägen ist.

In einem sehr grossen Theil von Rom hat man von Fieber um so weniger zu fürchten, wenn der Aufenthalt nicht gerade in die Monate Juli bis September fällt, und wenn man eine trockene Wohnung besitzt. Da aber auch zu andern Zeiten uud selbst im Winter in einzelnen Stadttheilen Fieberfälle vorkommen, und bei jedweder Erkrankung ein gewisser Einfluss der Malaria sich geltend macht, so hat der Fremdling bei seinen Promenaden und Ausflügen zu jeder Jahreszeit Vorsichtsmassregeln zu treffen. Zunächst hat man sich davor zu hüten nach Sonnenuntergang an solchen Orten sich aufzuhalten, welche nachweislich der Malaria leicht zugänglich sind. Man vermeide dann die Gärten und Villen in der Umgegend, vorzüglich im Süden der Stadt oder des Colosseum, besonders aber wenn ein kalter Wind geht oder wenn es kurz vorher geregnet hat. Auf keinen Fall setze man sich, denn im Gehen ist die Gefahr der Abendluft viel geringer. Auch abendliche Spazierfahrten im offenen Wagen sind nicht unbedenklich. Man beuge überhaupt jeder Erkältung vor, theils durch warme Bekleidung theils indem man es vermeidet, sich schroffen Temperaturwechseln auszusetzen, besonders nicht, wenn man schwitzt. Wer eine Kirche oder Galerie besuchen will, thut stets besser den Hinweg im Wagen zurückzulegen und den Rückweg nach Hause zu Fusse zu machen. Das umgekehrte Verfahren kann leicht zu Erkältungen Veranlassung geben. Manche Gallerien sind während des ganzen Winters so kalt, dass ihr Besuch nur im Frühling oder Herbst stattfinden sollte. Einige Kirchen, wie St. Peter, S. Gesù, Sta. Maria della Minerva, besitzen ungewöhnlich dicke Wände und die Luft im Innern hat deshalb eine sehr constante Temperatur, bei andern und ganz besonders bei den Katakomben hat die eingeschlossene Luft einen kellerartigen Charakter und kann bei erwärmtem Körper dem plötzlich Eintretenden recht schädlich werden. Durch das Unterlassen wärmerer Bedeckung beim Hinaustreten aus dem Theater, durch Nasswerden der Füsse oder des Oberkörpers, durch Stillestehen an zugigen Orten, nachdem man vorher schnell gegangen war, hat schon so Mancher in Rom sich schwere Krankheit ja selbst den Tod zugezogen. Die Reizbarkeit der Haut ist eben in Rom noch eine ganz andere wie bei uns, wo Mancher ganz ungestraft plötzliche Abkühlungen vertragen kann oder höchstens mit einem Schnupfen oder leichtem Rhenmatismus davon kommt. Niemals schlafe man in Rom bei offenem oder auch nur halbgeöffnetem Fenster, mag die Luft draussen noch so schwül sein. Mässiger Weingenuss und eine leichte gute Kost gehören schliesslich ebenfalls zu den Präventivmitteln.

Rom ist nunmehr Dank seinem milden Klima und der zunehmenden hygienischen Fürsorge eine gesunde Stadt. Typhus ist selten, seitdem er in Neapel nicht mehr epidemisch herrscht und die von dort eingeführten Fälle in Fortfall kommen. Die mässig tonisirende Eigenschaft des römischen Klimas wirkt günstig bei skrophulöser Anlage und Chlorose. Zarte schwächliche Kinder befinden sich dort ebenso wohl wie Greise. Chronische Erkrankungen der Athmungsorgane sind seltener wie im Norden und der Ausgang in Phthise ungewöhnlich. Bei gehöriger Vorsicht gelangen chronische Katarrhe der Luftwege zur Heilung. „Es sind mir“ sagt Erhardt, „in meiner 30jährigen Erfahrung in Rom zahlreiche Fälle vorgekommen, wo langjährige Bronchiten, chronische Pneumonien, und Lungenphthisen in früheren und mittleren Stadien zum Stillstand, zu dauernder Besserung und selbst zur Heilung gelangten, besonders nach mehrjährigem Aufenthalt, sei es dass die Sommer im Norden oder in Italien zugebracht wurden.“ Besonders wohlthätig zeigte sich dabei der Wechsel zwischen dem römischen Winter und hochgelegenen Sommerplätzen. Nervöse Individuen sowie überhaupt alle sensible Naturen haben unter den schroffen Sprüngen, welche die zweite Hälfte des Winters auszeichnen, viel zu leiden.

Taussig stellt Neigung zu Apoplexien, Schlaflosigkeit, Schwindel, Asthma und Neigung zu Wechselfieber als Gegenanzeigen für Rom auf. Für Nervöse ist das laute Ausrufen der Tagblätter und anderer Strassenlärm recht belästigend.

Unter den Vorzügen Roms ist der Reichthum und die Güte seines Trinkwassers nicht der geringste. Die 4 Hauptquellen sind die Trevi, die Felice, die Marcia (Marzia) und die Paola, letztere gewöhnlich nur als Brauchwasser benutzt. Ausserdem existiren eine Menge kleinerer Quellen wie die Lancisi, Grillo, S. Giorgio, Velabro etc. Das Wasser aller dieser Quellen, so klar und wohlschmeckend es ist, hat einen Uebelstand: es hat viel kohlensaueren Kalk und ruft, in grösseren Massen genossen, leicht Obstructionen hervor. Gleichzeitig wirkt es harntreibend, wie die zahllosen stets besetzten öffentlichen Anstalten für Blasenentleerung beweisen. Ja, es scheint keine Frage, dass das Trinkwasser Roms die Ursache der dort so häufig vorkommenden Blasensteine ist. Rheumatische und Gichtische und vorzüglich mit Neigung zur Steinbildung Behaftete thun jedenfalls gut im Genusse des Trinkwassers vorsichtig zu sein und noch besser durch Erhitzen die erdigen Bestandtheile zu entfernen.

Die Kost ist in Rom durch Reichthum an Gemüsen (Artischocken, Spargel, grüne Erbsen, grüne Bohnen etc.) und Fleischsorten sehr mannichfaltig. Trichinose kennt man nicht, doch gebietet die Rücksicht auf möglicherweise auftretende Verdauungsstörungen Vorsicht im Genusse von zuviel gesalzenem und geräuchertem Fleisch so wie von

Käse. Der vulkanische Boden, besonders der für Luft und Wasser durchlässige, ist dem Weinbau sehr dienlich. Die Weine von Frascati, Marino, Albano, Velletri, Zagarolo sind recht schmackhaft, weniger gut ist der von Tivoli. Berühmte Weine, welche in grösserer Entfernung von Rom gewonnen werden, sind die von Orvieto und Monte Fiascone. Im Allgemeinen thut man am besten den Wein mit einer gleichen Quantität Wasser zu mischen. Was die Heizung anbetrifft, so ist in Rom der Gebrauch der Kamine allgemein; sie genügen meist um dem Zimmer die nöthige Wärme (15—18° C.) zu spenden. Man hüte sich wohl zu früh im Herbst mit Heizen anzufangen und zu hohe Wärme zu erzeugen. Der Braciere (Kohlenbecken), bei den Einheimischen so sehr beliebt, ist natürlich abzulehnen. Besondere Vorsicht bezüglich warmer Kleidungsstücke ist nothwendig, wenn Jemand wie dies öfter vorkommt, im Januar oder Februar von einem wärmeren Platz, z. B. von der Riviera her, in Rom eintrifft.

Als Promenade sind für den ganzen Winter die Anlagen des Monte Pincio von unberechenbarem Werth; die Villa Pamphilj ist dem Südwinde ausgesetzt, die Villa Borghese ist tief, kühl und feucht gelegen. Zu Abendspaziergängen oder selbst zum Sitzen im Freien ist bei zweckmässiger Bekleidung die Piazza Colonna gänzlich ungefährlich. Der eigentliche Krankentag dauert von 11 bis 3, höchstens von 10—4 Uhr. Selbst bei scharfer Tramontana herrscht um diese Zeit auf dem Pincio an einzelnen Stellen, z. B. von der Akademie bis zur ersten Palme, Windstille; Schwächlinge müssen ihre Promenaden zunächst auf den Corso, auf die Piazza del popolo oder die Piazza di Spagna und auf die Stunden von 11—12 Uhr beschränken.

Die mächtigen und so nachhaltigen Eindrücke, wie sie hier der geschichtliche Hintergrund, die Fülle der Kunstschätze, der Reiz der Campagna und das buntschillernde sociale Leben auf jeden Fremden hervorbringen, sind von nicht zu unterschätzender Bedeutung für viele Kranke. Diese müssen freilich den so ausserordentlich anregenden Umgebungen gegenüber Mass zu halten wissen; aber man braucht keine Galerie zu besuchen und kann doch in Rom aus den sichtlichen Erinnerungen einer grossartigen Vergangenheit und aus dem lachenden Volksleben der Gegenwart sich Quellen wohlthuender noch lange nachwirkender Genüsse eröffnen. So Mancher, dem in den Pensionen anderer Winterstationen das Leben eine Last zu sein schien, fühlt sich hier in seiner Stimmung mächtig gehoben, und er braucht beim Abschiede nicht von der Fontana Trevi zu kosten, um eine stete Sehnsucht nach der ewigen Stadt zu empfinden.

Die ungefähre Fahrzeit nach Rom beträgt von Florenz 6, v. Venedig 8, v. München 25, v. Wien 30, v. Berlin 40 St. — Unterkunft: Patienten, die in Rom überwintern wollen, finden eine grosse Auswahl mehr oder weniger günstiger Pensionen und Privatwohnungen. Nicht nur Südzimmer sondern auch trockene und mit Comfort eingerichtete Häuser sind obligatorisch. Um sicher zu sein, keinen Fehlgriff zu thun, steige man in einem guten Hotel (Hassler, Eden-H., Quirinal) ab und consultire über weiteres den Arzt. Die besten Wohnungen befinden sich jetzt nicht mehr im sog. Fremdenviertel in der Umgebung des spanischen Platzes, obgleich es auch dort an besseren Quartieren nicht fehlt, sondern in der Via Nazionale. Water-Closets sind sehr gewöhnlich, aber trotzdem giebt es gerade in den hochgelegenen Stadttheilen Häuser, in denen bei Scirocco die aufsteigenden Gase recht unangenehm werden können. — Deutsche Aerzte: Dr. Dr. Erhardt sen. u. jun., v. Fleischl, Gottburg (Kissingen), v. Kranichfeld, Neuhaus, Taussig, Weber (Homburg), Wild (Schweizer); deutsche Apotheke: Baker & Co. (Piazza di Spagna); Hospital der deutschen Botschaft auf dem Capitol.

Neapel mit 535000 Einw. die volkreichste Stadt Italiens, liegt unterm 40° 51′ n. Br., im nordöstlichen Winkel des gleichnamigen Golfes. Die Stadt hat die ungefähre Form eines Dreiecks, dessen in der Richtung von Südwest nach Nordost hinlaufende breite Basis vom Ufer des Golfes gebildet wird, während seine nördliche Spitze nach Capodimonte zu gerichtet ist. Die wichtigste Verkehrsader Neapels, die Strada die Roma (früher Toledo genannt), mit ihrer nördlichen und südlichen Verlängerung von Capodimonte bis zur Piazza del plebiscito und bis ans Meer reichend, theilt dieses Dreieck in 2 Hälften, eine ebene und eine bergige. Die östlich vom Toledo gelegene ebene Region wird von einem Gewirr enger Gassen durchzogen und erstreckt sich weit in das Land hinein bis an den Fuss des Vesus und bis gegen Portici. Die westwärts gelegene bergige Region dagegen besteht aus einem mit stattlichen Gebäuden bedeckten Ufersaum (Mergellina, Chiaja, Sta. Lucia), dem eigentlichen Fremdenviertel und lehnt sich weiter nördlich an den Fuss des Castel S. Elmo. Von diesem Kastel geht ein Bergrücken aus, welcher sich über die Festung Pizzofalcone bis zum Castel dell' Ovo vorschiebt. Beide Theile von Neapel bilden also selbst wieder jeder ein Dreieck, dessen Seitenlinie mit der des andern am Toledo zusammenstösst. Das Eine dieser beiden Dreiecke hat das Gestade des Golfes von der Mergellina bis zum Castel dell' Ovo, das andere die Fortsetzung desselben bis zur Spiaggia della Marinella zur Basis. Die Aussenseite des einen südwestlichen Dreiecks wird von einem Bergzug gebildet, der als Posilip dicht am Meere beginnend sich gegen S. Elmo und Capodimonte hin fortsetzt, während die Aussenseite des anderen östlichen Dreiecks zwischen Capodimonte und Portici hinläuft. Ein scheinbar ansehnlicher, in Wirklichkeit als Windschutz ungenügender Bergwall umgiebt das Becken von Neapel. Im Norden erhebt sich zwar jenseits der als Terra die Lavoro (Campagna felice) bekannten üppigen Ebene über 2000 m hoch der mächtige Bergrücken des Monte Matese. Aber er ist über 50 km von der Stadt entfernt und südlich von ihm zwischen Monte Trebulani und Tifati dringen durch das Volturnothal kalte Winde vor und erreichen Neapel. Oft sind diese Berge gleich dem nordöstlich gelegenen Taburno und dem Vesuv mit Schnee bedeckt und beeinflussen dadurch das Klima.

Der südwestliche Stadttheil steht nun allerdings gegen Norden unter dem Schutz des Posilip, während die Höhen von S. Elmo und Capodimonte die östlicheren Viertel gegen die Nord- und Nordwestwinde einigermassen sicher stellen. Dagegen liegt gegen Nordosten zwischen Capodimonte und Capo Chino die Stadt gegen die Campagna hin offen. Im Osten schiebt sich der Monte Somma vor und auch in der Richtung gegen den Vesuv und die Berge von Castellamare besteht ein ziemlich wirksamer Winschutz. Es ergiebt sich aus dieser Darstellung, dass der Nordost, der West und Südwest die Stadt frei bestreichen können. Aber auch für den Südost und den Nordwest sind bei stärkerem Andrange die mässigen und ziemlich isolirten Erhebungen keine zuverlässige Schutzwehr. Für den westlichen Theil Neapels ist der Maëstro ein böser Gast. Er ist zwar nicht so trocken wie der Mistral des südlichen Frankreichs aber, weil feuchter, für das Gefühl um so kälter und oft ebenso stürmisch. Er fegt häufig genug, nachdem er an dem nördlichen Golfufer über die phlegräischen Felder dahinbrausend die Höhe des Posilip gewonnen hat, ohne irgend welchen Widerstand zu finden, mit ganzer Gewalt über den Quai der Mergellina dahin bis zur Lucia und zwar am stürmischsten an den engen Durchgängen von Chiatamone; er setzt die Wellen des Golfs in Bewegung und dringt sogar bis S. Elmo vor. Hier bricht sich seine Kraft, so dass die südöstlich vom Kastell gelegenen Strassen vor seinen Angriffen geschützt sind. Dieser landinnere Theil der Bergregion hat schon mehr von Südost-, Süd- und Südwestwinden zu leiden.

Diese sind es nun, welche dem ganzen östlichen Theil Neapels, zunächst aber dem vom Maëstro verschonten östlichen Theil des Litorale sein besonderes Gepräge verleihen. An der Biegung des Quais von Sta. Lucia erlischt die Kraft des Maëstro; am Eingang in die Strada di Roma (Toledo) fühlt man ihn nicht mehr. Bezüglich der directen Abkühlung der Luft durch den Nordwest übt der Posilip auf diese Stadtgegend einen so günstigen Einfluss aus, dass der ganze Ostquai um einen Grad wärmer ist als der entsprechende Uferstrich der Bergregion von Neapel. Der Südwest, welcher das ganze Gestade des Golfes gleichmässig trifft, macht sich auch an diesem Abschnitt bemerkbar. Er umwölkt den Himmel und artet nicht ganz selten in förmlichen Sturm aus, doch hat er nicht die schwächende Wirkung des Scirocco. Günstiger ist in dieser Hinsicht das vom Meer entferntere Quartier gestellt. So werden die ziemlich breiten Strassen, welche sich dem Castel nuovo gegenüber öffnen und durch mehrere Häuserreihen vom Meere getrennt sind, von den Südwinden nur indirect beeinflusst, so dass sie sich bezüglich der Temperatur derselben Vortheile erfreuen wie der Quai ohne den Unbilden des Südwest ausgesetzt zu sein. Süd und Südost gelangen vom Porto Mercantile her über die Strada del Piliero und weiter über die Piazza del Municipio an das südliche Ende der Strada di Roma; sie haben beide eine erschlaffende Wirkung. Der schönste und gesundeste Theil der östlichen Zone ist aber derjenige, welcher zwischen dem nördlichen Ende der Strada di Roma (Toledo) und der durch den Capo di Chino begrenzten Campagna gelegen ist. Dort sind die Strassen breit und luftig, dort die Südwinde weniger heftig und weniger feucht, und der frische und trockene Nordost übt einen vermittelnden Einfluss aus, wenn auch bisweilen Spuren des Kampfes mit seinem Gegner sich in heftigeren atmosphärischen Erschütterungen zu erkennen geben. Ein günstiger Wind für den Golf ist ferner der reine West, denn er pflegt im Winter die Temperatur zu erhöhen, im Sommer aber sie herabzusetzen, Süd- ünd Südost dagegen verbreiten, wie schon erwähnt, stets eine feuchte Wärme, welche die psychische und physische Energie herabstimmen.

Der häufige Kampf zwischen Süd- und Nordwinden und ganz besonders des Maëstro mit dem Scirocco bewirkt Unbeständigkeit in den Wärmeverhältnissen und besonders ist der Wechsel zwischen feuchter Kälte und feuchter Wärme sehr empfindlich. Im Hochwinter hat man schon ein Minimum von -5^0 C. beobachtet, im Hochsommer ein Maximum von 38^0. Die mittlere Winter-Temperatur ist $10._9{}^0$ C.

Der Feuchtigkeitsgehalt der Luft ist in Neapel selbstverständlich von der Herrschaft der Winde abhängig. Bei Süd- und Westwinden nimmt die Luft eine beträchtliche Menge von Wasserdampf auf, der bei einfallenden Nord sich verdichtet und Niederschläge veranlasst. Das Mittel der relativen Feuchtigkeit während der Wintersaison ist $74^0/_0$. Neapel ist reich an Niederschlägen. Die Regenhöhe erreicht im Jahr 831 mm. Die regenreichsten Monate sind October und November. In dieser Zeit kommen jene wolkenbruchartige, mehrere Tage anhaltende Regengüsse vor, wie sie Carrière geschildert hat. Eine genaue Beobachtung des Zustandes der Bewölkung, wonach nur der 6. Theil der Tage ganz heiter, unter ca. 5 Tagen aber ein trüber zu finden ist, stört das Bild, welches sich unsere Phantasie von dem ewig klaren Himmel Campaniens entworfen hat. Freilich sind die heiteren und selbst die halbheiteren Tage oft von glänzender Schönheit. Nebel fehlt in Neapel fast vollständig. Schneefall kommt in den Strassen der Stadt ziemlich selten vor. Es können Jahre vergehen, wo man nichts davon bemerkt, und noch seltener ist es, dass der Schnee länger wie einen Tag den Boden bedeckt. Bei Winterregen in der Niederung zeigt der Vesuv öfters einen mit Schnee bedeckten Gipfel.

Von dem Einfluss der vulkanischen Thätigkeit des Vesuvs auf die Atmosphäre ist bei den Schriftstellern vielfach die Rede, und Manche glauben, dass ein solcher nicht etwa bloss zur Zeit einer Eruption, sondern auch ausserhalb derselben sich geltend mache. Theils sollen die dem vulkanischen Boden entströmenden Gase, theils das Freiwerden der Elektricität in den Luftschichten (worauf man auch die Häufigkeit der Stürme schieben will) Beachtung verdienen. Als Wetterprophet gilt die Rauchsäule über dem Vesuv. Ist sie auf Capri gerichtet, so giebt es in den Wintermonaten gut Wetter, zeigt sie nach Ischia, so ist ein kalter Ostwind zu befürchten, sammelt sich eine Haufenwolke über dem Krater, so ist Scirocco und Regen im Anzug. Gewitter ereignen sich durchschnittlich 15mal jährlich und sind, wie gewöhnlich im Süden, im Winter häufiger wie zur Sommerzeit.

Im Laufe der Saison gestaltet sich die Witterung der Monate folgendermassen. Der Herbstanfang ist in Neapel eine noch ziemlich warme aber keineswegs unangenehme Zeit. Das Wärmemittel des Sept. beträgt 24.6°. Auf kurzen mässig starken Regenfall folgt bald wieder heiterer Himmel. Auch die erste Hälfte des Oct. (Wärmemittel 19.4) zeigt bei meist heiterem Himmel noch denselben

Charakter. In der zweiten Hälfte des Monats gewinnen die nördlichen Winde allmählich die Oberhand und die Herbstregen beginnen. Sammt Ende des Octobers bildet der Nov. (Temp.-Mittel 14.3°) die regenreichste Periode des Jahres. Im Dec. (11.1°) erfolgt ein Nachlass der Niederschläge und bei einfallendem Nord treten einzelne schöne Tage auf. Der Jan. (10.3°), der bei vorherrschendem Nordwind wie überall der kälteste Monat ist, hat noch weniger Regen wie der Dec. Im Febr. (11.5° C.) gewinnen bei mässigen Niederschlägen die Südwinde wieder an Häufigkeit. Der März (13.1°) gleicht unserem deutschen April, er ist hochgradig unbeständig, der April dagegen (16.7°) ist Campaniens Wonnemonat, schön, wie unser Mai es eigentlich sein sollte und leider oft nicht ist. Der Mai Neapels (20.9°) ist bei vorwiegend heiterem Himmel noch recht angenehm. Es folgen nun die 3 heissen Monate Neapels: Der Juni (24.7°), Juli (27.4°) und August (27.8°), alle mit sehr beständiger Witterung und vorwiegend heiterem Himmel. Der fast täglich von 12 Uhr Mittags bis 4 Uhr Nachmittags wehende Seewind verleiht der heissesten Tageszeit erfrischende Kühle. Dies ist ein grosser Vorzug des Sommers von Neapel vor dem von Florenz und Rom. Man hat wohl einmal ein Wärme-Maximum von 38° C. beobachtet, durchschnittlich gehören Temperaturen von 32—35° C. schon zu den schnell wieder verschwindenden Seltenheiten. Ausserdem bietet der Golf zahlreiche kühlere zu Sommerfrischen geeignete Plätze.

Die öffentliche Gesundheitspflege hat im letzten Jahrzehnt in Neapel sehr bedeutende Fortschritte gemacht.

Die Trinkwasserfrage, mit der es früher so traurig aussah, ist in der befriedigendsten Weise gelöst worden. Aus den Apennin hat man 87 km weit die Serinoquellen hinabgeleitet und damit ein Wasser erhalten, das sich als vollkommen rein und schmackhaft bewährte und in unerschöpflicher Menge der Stadt zuströmt. Man hat ferner die Abzugskanäle nach Cap Misene zu bisweit in das Meer hinein verlängert, und man hat endlich durch Strassendurchbrüche manchem bis dahin eingeschlossenen Quartier frischen Luftzug verschafft. Wie bei uns in Danzig und München liessen die günstigen Folgen dieser Veranstaltungen für das Leben und die Gesundheit der Einwohner nicht auf sich warten. Der Typhus, dieses Schreckbild Neapels, hat seinen epidemischen Charakter verloren, und da früher die Krankheit häufig genug nach Rom und Florenz, ja bis nach Venedig verschleppt wurde, so spürt man jetzt in ganz Italien die Vortheile der Assanirung Neapels.

Obgleich also im grossen und ganzen in gesundheitlicher Beziehung gegen Neapel keine Bedenken mehr obwalten, so hat doch der Fremde eine strenge Privathygiene zu beobachten und dem Kranken ist der Rath des Arztes hierfür unentbehrlich. Bezüglich der Wohnung gelten die nördlich der Chiaja befindlichen Strassenzüge, also Rione Principe Amadeo und höher hinauf Corso Vittorio Emanuele, für die empfehlenswerthesten, aber auch die näher dem Strande zu liegenden, wie Maria in Portico, S. Teresa etc. können in Frage kommen, ja selbst mehrere Häuser der Chiaja sind unbedenklich. Wer die Strandnähe nicht aus besonderen Rücksichten geradezu vermeiden muss, der wird gern immer wieder die Anlagen der Villa Nazionale zum Luftgenuss aufsuchen. Süd- oder allenfalls Südwestzimmer und gehörige Trockenheit des Hauses sind selbstverständlich. Nicht nur Parterrezimmer können feucht sein sondern auch der oberste Stock, und zwar in Folge von Undichtheit des flachen Daches.

Der starke Temperaturwechsel im Laufe des Tages und besonders die stets nach Sonnenuntergang hervortretende, oft von Thaufall begleitete merkliche Abkühlung der Luft mahnen dringend zur Vorsicht in der Kleidung. Wollene Unterkleider und das Mitnehmen des Plaids, Ueberziehers oder Mantels, wenn man muthmasslich erst nach Sonnenuntergang in seine Wohnung zurückkehrt, sind unerlässlich. Man achte auch wohl auf genügend warme Bedeckung beim Schlafen, weil durch zu dünne Bettdecken leicht Erkältungen entstehen und gastrische Störungen die Folge sind.

Was die Kost anbetrifft, so bietet uns Neapel eine überreiche Auswahl aller Lebensmittel. Von den mannichfachen Gerichten an Fischen, Fleischspeisen und Gemüsen, die uns geboten werden, sind die einfachen den zusammengesetzten vorzuziehen. Der Neapolitaner hält sich im Sommer mehr an vegetabilische, im Winter mehr an animalische Kost, und begnügt sich mit 2 täglichen Mahlzeiten. Für das zarte Jugendalter und wo es auf Hebung der Kräfte ankommt, ist diese Regel natürlich nicht massgebend. Saftige Gemüse und Früchte geniesse man in der warmen Zeit mit Mass, um nicht Diarrhöen hervorzurufen. Der

Süden beschränkt von selbst den Appetit aber diese Wirkung des Klimas tritt erst allmählich ein und so kommt es gerade in den ersten Wochen des Aufenthaltes in Neapel häufiger vor, dass Fremde mit Austern, Seefischen, Mehlspeisen, Früchten und Käse den Magen überladen. Man trinke nur wenig leichten unvermischten Wein und sei mit dem Genuss von Spirituosen, von Caffee und Thee recht vorsichtig.

Wenn man die Frage nach dem Einfluss des Klimas von Neapel auf Kranke aufwirft, so darf man die Differenz der einzelnen Stadttheile dabei nicht unbeachtet lassen. Im allgemeinen kann sich niemand der auf der Unbeständigkeit der klimatischen Factoren beruhenden excitirenden Wirkung ganz entziehen. Reizbare Kranke leiden anfangs leicht an Schlaflosigkeit, besonders während des Scirocco und verfallen einem mehr oder weniger hohen Grad von Exaltation, während phlegmatische Naturen, energielose Nervenkranke und insbesondere apathische Melancholiker sich auffallend wohl befinden. Für solche ist die über jede Beschreibung erhabene Schönheit des Golfs im Verein mit dem Charakter des Klimas ein wohlthuendes Reizmittel. Mit gleichem Vortheil können torpide Subjecte (Scrophulöse, Chlorotische, zeizlose chronische Neurosen, schmerzfreie Paralytiker und mancherlei Geschwächte und Reconvalescenten) den Winter in Neapel verleben. Diese Klasse der Kranken können auch ohne Nachtheile befürchten zu müssen ihre Wohnung in der Nähe des Strandes von der Strada Lucia bis zur Mergellina hin nehmen. Für alle anderen Kranken und für alle reizbaren Naturen ist dagegen dieser von Fremden so gern aufgesuchte wind- und staubreiche Theil der Stadt als Aufenthalt nicht zu empfehlen. Selbst die Riviera di Chiaja, welche zwar weniger vom Wind aber immerhin vom Staub bedeutend belästigt wird, ist hier zu vermeiden. Der ganze Ufersaum von der Marinella bis zur Mergellina ist erfahrungsgemäss ungünstig bei Phthise und chronischem Rheumatismus. Bei den stürmischen Veränderungen in der Atmosphäre, welche hier so deutlich empfunden werden, nimmt die Phthise leicht einen acuten Charakter an; ebenso wachsen die Schmerzen der Rheumatiker und werden unerträglich. Die Ansichten der Schriftsteller über den Werth Neapels als Winterstation für Phthisiker gehen sehr weit auseinander. Der Eine räth ganz davon ab, Phthisiker nach Neapel zu schicken, ein anderer will bei fieberlosen Patienten und sehr chronischem Verlauf Gutes gesehen haben, alle aber stimmen darin überein, dass Phthisiker stets in Stadtgegenden verwiesen werden müssten, die vom Strande möglichst entfernt lägen.

Die hygienisch bestbelegenen Hotels befinden sich auf der Höhe am Corso Vittorio Emmanuele und Rione Amadeo. Hier steige man zunächst ab (Hot. Bristol, Westend-Hotel etc.). — Deutsche Aerzte: Dr. Dr. Gräser (Arzt des deutschen Krankenhauses, 6—10 fr. tägl.), Imfeld, Malbranc, Schneer, Scotti (Arzt des Ospedale internazionale, 6—15 fr. tägl.), Professor v. Schrön.

Der **Golf von Neapel** besitzt in seinen Ufern und Inseln Stationen, deren klimatische Stellung bedeutende Differenzen erkennen lässt. Die Orte am Fuss des Vesuvs, wie Portici, Resina, Torre del Greco, zeigen einen hohen

Grad von Trockenheit. Je mehr man sich Sorrent nähert, desto kühler und feuchter wird das Klima. Casellamare nimmt auch klimatisch zwischen Neapel und Sorrent eine Mittelstellung ein. Ueber Capri haben wir bereits berichtet, Ischia kann nur als Sommerkurort in Frage kommen. Man sieht, dass dem Kranken, falls ihm ein Klimawechsel noth thut, ganz in der Nähe von Neapel eine ziemliche Anzahl mehr oder weniger trockener und mehr oder weniger kühler Stationen zu Gebote stehen, zwischen denen er an der Hand eines ortskundigen deutschen Arztes leicht das Richtige treffen wird.

VIII. Die Pyrenäen-Halbinsel.

Die Pyrenäen-Halbinsel erstreckt sich vom 43° 47' bis 36° 2' n. Br. Man sollte glauben, dass auf diesem mächtigen Ländercomplex, der bis in das subtropische Gebiet hinüberreicht, so gut wie in Italien eine ganze Reihe von Plätzen zu finden sein müssten, welche sich für die Bewohner Nordeuropa's zu klimatischen Winterkurorten eigneten. Und doch ist dies keineswegs der Fall, und zwar aus Gründen, die uns sofort in die Augen springen, wenn wir die orographischen Verhältnisse der langgestreckten Apenninen-Halbinsel mit denen der iberischen in Vergleich stellen. Hier nämlich stellt die compacte trapezoide Ländermasse ein rings von Gebirgsketten eingerahmtes Tafelland dar. Der umfangreiche bis gegen die Küsten hin ausgedehnte Kern desselben besitzt damit alle Eigenschaften des continentalen Klimas, welches sich um so mehr dem Steppenklima nähert, als hier die Entwaldung in geradezu beispielloser Weise um sich gegriffen hat. Man hat eine Eintheilung in verschiedene klimatische Regionen versucht. Berghaus nahm deren 3, Manuel Rico y Sinobas 5, Cazenave 7 an. Für unseren praktischen

Zweck genügt es die continentale Zone, als deren hervorragendster Vertreter die Hauptstadt Spaniens sich kennzeichnet, der Strandzone entgegenzustellen. Madrid und Lissabon beanspruchen als Centren des öffentlichen Lebens und Verkehrs sowohl wie als Durchgangspunkte für Reisende nach Malaga und Madeira Berücksichtigung. Als günstigste Lage ist das ausgedehnte maritime Gebiet zu bezeichnen, welches sich vom Cap de Creux bis Cadix erstreckt. Politische und sociale Zustände schliessen hier aber alle kleineren Orte aus, und von den grösseren werden wir auf vier reducirt, welche in der That das Prädikat klimatischer Kurorte verdienen, auf Malaga und in zweiter und dritter Linie auf Tarragona, Valencia und Alicante. Alle 4 Orte haben ein ausgesprochen trockenwarmes Klima. Sie haben eine mittlere Wintertemperatur von 11.4—12.8° C., und das Mittel der relativen Feuchtigkeit sinkt bis auf 65%. Regentage sind eine Seltenheit.

Die Halbinsel hat einen eigenthümlichen Landwind, den Terral, der vom centralen Plateau nach allen Richtungen hin weht, in Malaga z. B. begegnen wir ihn als Nordwest. Ausserdem spielen zwei auswärtige Wüstenwinde eine Rolle: der Leste und der Leveche (Solano). Der Leste, den wir am markantesten in Malaga treffen, ist ein Ostwind, der Leveche, der wie der Scirocco von Südost bis Südwest schwankt, ist wie dieser ein staubführender, trockenheisser, versengender Wind von hochgradig erschlaffender Wirkung. Er trifft am stärksten Almeria und bestreicht den Küstensaum in einer Breite von etwa 70 km bis zu einer Linie, die etwa durch die Städte

Anteguerra, Granada, Lorca, Murcia bezeichnet wird (Th. Fischer).

Madrid, Spaniens Hauptstadt, unterm 40° 24′ n. Br. gelegen, hat 500 000 Einw. Inmitten eines sterilen, von allen Seiten den Winden ausgesetzten Plateaus, ist es mit 656 m Erhebung die höchstgelegene, zugleich aber die unfreundlichste Grossstadt Europas. Der Nordost, an der etwa 50 km entfernten mit Schnee bedeckten Guadarramakette hinstreichend überfällt oft plötzlich die Stadt und liegt hier mit dem Südwest in stetem Kampfe. Das continentale Klima markirt sich durch einen glühend heissen Sommer und durch einen empfindlich kalten Winter. Nur im Frühling und Herbst tritt vorübergehend eine angenehme Zeit ein. Das Wärmemittel der einzelnen Wintermonate ist: Dec. 5.6, Jan. 4.4 und Febr. 5.8° das Wintermittel also nur 5.3° C. Schnee und Eis, die schon Anfang November sich einstellen können, sind im Laufe des Winters keine ungewöhnlichen Erscheinungen. Im December und Januar bietet das Wasserbassin des Buen-Retiro gar nicht selten Gelegenheit zum Schlittschuhlaufen. Rasche Wärmeschwankungen von 20—30° C. zeigen sich während aller Jahreszeiten und dies ist es hauptsächlich was für Patienten den Aufenthalt in Madrid so höchst bedenklich macht. Von Ende Mai an findet eine schnelle Steigerung der Temperatur statt, die bald in sengende Hitze übergeht. Erst die Aequinoctialregen bringen dem ausgedörrten mit Staub bedeckten Erdboden Erfrischung. Im November, December und März treten unregelmässige Schwankungen des Barometers von über

22 mm auf. Dazu kommt der schnell wechselnde Saturationsgrad der Luft (denn die im Mittel hohe Feuchtigkeit, 81 %, kann plötzlich auf 35 % sinken) und die stetig mässig bewegte Athmosphäre. Von 85 jährlichen Regentagen mit einer Regenhöhe von nur 387 mm fallen 26.2 auf die drei Wintermonate. Bei diesem fortwährenden Wechsel in den klimatischen Factoren nehmen alle Krankheiten und insbesondere die Phthise einen acuten Charakter an. Cazenave will hierauf auch die überraschend grosse Anzahl Augenleidender und Blinder geschoben wissen. Die hochgradige Gefahr, welche der dortige Aufenthalt für den Ankömlung mit sich bringt, wird am deutlichsten durch das alte spanische Sprichwort bezeichnet: die Luft von Madrid blase kein Licht aus, aber sie tödte den Menschen. Das durch den Isabellen-Kanal der Stadt in reichstem Masse zugeführte Wasser des Lozoyaflusses ist tadellos.

Lissabon (Lisbóa), die Hauptstadt Portugals liegt unterm 38° 43′ n. Br. am nördlichen Ufer der von der Tejo-Mündung gebildeten 9 km breiten Rada di Lisbóa, und hat 264 000 Einwohner. Ihre Häuser nehmen theils den Strand des Golfs ein, theils steigen sie zwischen 3 grossen und 4 kleinen Hügeln, amphitheatralisch in die Höhe. Lissabon hat viel von Winden zu leiden, und besonders giebt der Nordost häufig zu Entzündungen der Luftwege Veranlassung. Weder die Winterkälte noch die Sommerhitze werden excessiv, doch ist im Winter schon —3° C. beobachtet worden. Das Wärmemittel des Winters ist mit 10.4° ganz erheblich höher wie das von Madrid, die relative Feuchtigkeit ist sehr hoch, nämlich 79 %. Die Regenmenge ist bei 111 jährlichen Regentagen sehr schwankend. Das subtropische Klima giebt sich durch spärliche Sommerregen und reichliche Winterregen zu erkennen. Schneller Witterungswechsel ist auch in Lissabon sehr gewöhnlich und die hierbei gemachten Erfahrungen sind wohl der Grund, dass von der früher bestandenen Beliebtheit des Ortes bei den Engländern gegenwärtig nicht viel mehr zu merken ist. Dazu kommt noch der Uebelstand, dass die Strandgegend weder gegen den Fluss noch gegen das Meer genügendes Gefälle besitzt. Dadurch hat sich ein sumpfiges Terrain gebildet, dessen Miasmen durch den Südwind den benachbarten Quartieren zugeführt werden. Berühmt ist die Güte des durch den Aquaduct von Alcantara herbeigeführten Trinkwassers. Als Sommerresidenz des Hofes und beliebte Sommerfrische der vornehmen Welt wird das 27 km nordöstlich von Lissabon gelegene Cintra schon seiner vortrefflichen Parkanlagen wegen von allen Fremden besucht. In den guten Gasthäusern überwintern auch einige Engländer, obwohl Francis behauptet, der Winter sei dort zwar milde aber feucht, regnerisch und melancholisch.

Barcelona, die Hauptstadt der Provinz Catoluña und mit 250 000 Einwohnern die bedeutendste Handelsstadt Spaniens liegt unterm 41° 20′ n. Br., an der Ostküste der Halbinsel. Nach Westen ist es durch den Hügel von Montjuich geschützt, nach Norden treten die Hügel sehr weit zurück, nach Süd und Südost ist es dem Meer zu frei geöffnet. Die Hauptstrasse der Stadt ist die von Süden nach Norden laufende Rambla, die von einer Allee von Platanen und Akazien eingefasst wird. Die mittlere Wintertemperatur ist 9.8° C. Selten sinkt das Thermometer auf den Gefrierpunkt. Francis berechnet 69 jährliche Regentage. Die englischen Schriftsteller wie Bennet, Madden, Jackson, Lee sprechen sich insgesammt mehr oder weniger ungünstig über das Winterklima von Barcelona aus. Es sei durch den Wechsel von kaltem Nordost und heissem Süd sehr veränderlich und dabei trocken und irritirend; überdies sei der Hafen versumpft und die Krankenhäuser seien mit Phthisikern überfüllt.

Tarragona, die durch ihre Monumente aus der Römerzeit hochberühmte Festung (24 000 Einw.) befindet sich unterm 41° 10′ nordl. Breite und zwar in prächtiger Lage auf einem steil gegen das Meer abfallenden Kalkfelsen und am Eingange in eine gegen Norden von einem Bergwall geschützte fruchtbare, reich bevölkerte Ebene. Von allen Schriftstellern, besonders von Francis, wegen seiner landschaftlichen Schönheit hoch gepriesen, gilt Tarragona als vollkommen malariafrei und sein Klima wird als trockener und viel weniger veränderlich wie das von Barcelona gerühmt.

Valencia del Cid, unterm 39° 28′ n. Br., eine Stadt von maurischem Typus mit 120 000 Einw., ist etwa 3 km vom Meer am rechten Ufer des fünfmal überbrückten Guadelaviar gelegen. Das Bett dieses Flusses ist ausser nach heftigen Regengüssen trocken. Nach Norden und Westen ist die Stadt durch einen Halbkreis von Bergen geschützt, nach Süden und Osten gegen das Meer zu offen. Die mittleren Monatstemperaturen sind folgende: Oct. 19.2, Nov. 14.4, Dec. 11.1, Jan. 10.4, Febr. 12.8, März 13.2, April 15.4° C. Die mittlere Wintertemperatur ist demnach 11.4°, Temperaturen unter Null kommen nicht vor, Schnee ist so gut wie unbekannt. Die relative Feuchtigkeit des Winters ist sehr niedrig (66 %), Regentage hat das Jahr im fünfjährigen Durchschnitt nur 38, zumeist bei Ostwind. Abendlicher Thaufall ist sehr gewöhnlich; Gewitter sind häufig. Valencia ist ausgezeichnet durch seinen meist heiteren Himmel. Das Trinkwasser der Brunnen ist sehr stark gypshaltig. Im Frühjahr und Sommer ruft der in der Huerta in grossem Massstabe betriebene Reisbau Feuchtigkeit und Malaria hervor. Hierzu tritt noch der bedenkliche Umstand, dass südlich in geringer Entfernung von der Stadt ein Küstensee (Albufera) sich befindet, dessen mit dem Meere correspondirende Wassermasse zur Regenzeit das umliegende Land überschwemmt und zu Effluvien Veranlassung giebt, welche der Südwind der Stadt zutreibt. Gastrische Fieber und Dysenterien sind die vorherrschenden Krankheiten, Phthise ist dagegen in Valencia nicht sehr häufig. Ueber die Bedeutung der Stadt als klimatischer Kurort gehen die Ansichten ausserordentlich weit auseinander. Während Hoskins und Ford das Klima Valencia's für besser halten wie das von Italien, speciell wie das von Nizza oder Pisa, Francis es für die späteren Herbst- und Wintermonate empfohlen wissen will, so bezweifelt dies Lee und noch ungünstiger spricht sich Madden aus. Das dortige Klima sei so wandelbar, dass trotz der paradiesischen Vegetation, trotz den Palmen und Bananen der Huerta Brustkranke davor zu warnen seien.

Alicante, unterm 38° 18′ nördl. Breite, hat 22 000 Einwohner und ist einer der wichtigsten Handelshäfen Spaniens. Gegen Norden steht es unter dem Windschutz einer hohen Bergkette, welche den weiten Golf im Bogen umschliesst. Nur gegen Süden nach dem Meere zu offen, gleicht die Bucht derjenigen von Valencia. Nur der Südwind hat freien Zutritt, die übrigen Winde treten nur sehr abgeschwächt auf. Die mittlere Wintertemperatur beträgt fast 12° C., das Wärmeminimum ist im Mittel + 6° C. Alicante ist aber nicht nur wärmer sondern auch trockner wie Valencia, und zwar resultirt der geringere Feuchtigkeitsgehalt der Luft weniger aus dem Einfluss trockener Winde wie in der Provence und an der Riviera als vielmehr aus den sehr unbedeutenden Niederschlagsmengen. Nur die Brisen erhöhen vorübergehend den Saturationsgrad der Luft. Man hat aus 5 Jahren die Zahl der jährlichen Regentage einschliesslich der nächtlichen und auch der winzigsten Niederschläge auf nur 45 berechnet, Andere sprechen sogar nur von 24 Regentagen im Laufe des Jahres. Die jährliche Regenmenge wird mit 177 mm angegeben. Nachts findet häufig sehr ergiebiger Thaufall statt. Schnee ist äusserst selten, bisweilen lagert indessen Schnee auf den entfernteren Bergen; dann bringt der Landwind Morgens Kälte, die bei höherem Stand der Sonne und dem Einfallen der Brisen einer gleichmässig schönen Witterung weicht. In Wirklichkeit meint Francis, wird man wenige Wintertage finden, an welchen selbst den schwächlichsten Patienten ein Spaziergang zu verbieten wäre. Die Umgegend trägt neben Cerealien, Maulbeerbäume, Feigen, Oliven, Agrumen und Palmen. Bekanntlich hat der Wein von Alicante (Fondello) einen grossen Ruf. Die Stadt besteht aus einem älteren Bergviertel und einem modernen Strandquatier. Als die beste Gegend gilt die unter dem Schutz des Schlossberges befindliche, wo auch die besten Wohnungen für Fremde gelegen sind. Da wegen Wassersmangels nach beiden Seiten hin keine Reisfelder existiren und auch keine Sümpfe zu finden sind, so werden die sanitären Bedingungen als sehr günstig bezeichnet. Nervenkrankheiten sind vorherrschend, Apoplexie und Hysterie sind häufig. Leichtere Grade von Diarrhöe und Dysenterie herrschen zu gewissen Jahreszeiten, chronischer Rheumatismus und Bronchialkatarrh zeigen sich unter den Einheimischen als Folge unpassenden Verhaltens, Wechselfieber nur vereinzelt in solchen Wintern, wo es ausnahmsweise stärker regnet. Schwindsucht ist in Alicante keineswegs unbekannt. Die Krankheit soll sich häufig mit Hämoptöe in Folge eines heissen trockenen Windes einleiten. Aus dem Angeführten ergeben sich die Indicationen für diese trocken-warme Bucht. Alicante passt nur für reizbedürftige Kranke, für solche mit torpiden Skropheln, mit atonischen Schleimflüssen, mit feuchtem Asthma und Bronchorrhöe, mit pleuritischen Ausschwitzungen älteren Datums, endlich bei vorsichtigem Verhalten für Rheuma und Albuminurie. Von den Phthisikern werden nur ganz reizlose fieberfreie Fälle chronischen Verlaufs sich mit Vortheil dort aufhalten.

Elche, eine Stadt von 20000 Einwohnern und von ganz orientalischem Ansehen, liegt unterm 38° 15′ n. Br. von Dattelpalmwäldern umgeben, nur wenig südlich von Alicante aber etwa 10 km landeinwärts. Es gilt für noch wärmer und trockener als Alicante, als dessen Concurrent es von Einigen hingestellt wurde.

Murcia, unterm 37° 59′ n. Br. ist eine Stadt von 90000 Einwohnern, welche auf einem 130 m hohen Plateau am unteren Laufe des Segura, 64 km von der Küstenstadt Cartagena entfernt, gelegen ist. Es ist wohl der trockenste und regenärmste Ort der ganzen Ostküste, berühmt durch die fast ununterbrochene Heiterkeit seines Himmels („el reino serenisimo“). Im Winter herrschen trockene Nordost- und Nordwestwinde vor, im Frühling gewinnt der Ostwind die Oberhand. Aber dieser ist wegen der grösseren Entfernung der Stadt von der Küste weniger feucht wie in Valencia und Alicante. Der März ist durch den um diese Zeit eintretenden Südost (Solano) oft hochgradig stürmisch. Die mittlere Wintertemperatur ist nach Beobachtungen aus den Jahren 1863—67 10.1° C., die relative Feuchtigkeit beträgt für die Zeit vom 1. Dec. bis Ende Februar 66.7% mit nur 18 Regentagen. Cazenave behauptet sogar, Regen sei hier so selten, dass bisweilen ein ganzes Jahr lang kein Tropfen fiele. Schnee ist vollständig unbekannt. Heisse trockene Luft und Veränderlichkeit in der Atmosphäre zeichnen Murcia aus und lassen seinen klimatischen Werth als sehr zweifelhaft erscheinen.

Mit **Almeria**, unterm 36° 50′ n. Br., treten wir an die Südküste Spaniens. Diese befestigte Hafenstadt mit

22000 Einwohnern liegt in einer breiten, gut bewässerten Thalfläche am Südabhange der Sierra d'Enir und ist gegen Nord- und Nordwestwinde gut geschützt. Süd und Südwest wiegen sehr entschieden vor. Die mittlere Wintertemperatur beträgt etwa 13° C. Frost und Schnee sind gänzlich unbekannt. Nach Francis fällt sogar die Temperatur selten bis auf 10° C. Dieser Schriftsteller lobt die klare, trockne und ruhige Luft und hält das Klima Almeria's für eines der gesundesten in ganz Andalusien. Ausser Augen- und Hautkrankheiten (letztere auf die fast ausschliessliche Fischnahrung und den Missbrauch der Spirituosa zu schieben) kämen endemische Krankheiten nicht vor. Nach Madden, der auch hier den Pessimisten nicht verleugnet, hat Almeria annähernd dasselbe Klima wie Valencia, sei aber wegen seines harten Trinkwassers noch ungeeigneter als jenes zum Krankenasyl.

Malaga, eine Stadt mit 116000 Einw., liegt unterm 36° 43′ n. Br. an der Südküste der spanischen Halbinsel und zwar in einer vom Cap de los Cantales im Osten bis zum alten Thurm von Pimentel ungefähr 13 km weit nach Süden geöffneten Bucht. In ihrem westlichen Drittel wird die Stadt vom Flussthal des Guadalmedina durchbrochen, der für gewöhnlich trocken ist, und nur dazu bestimmt zu sein scheint, allen Unrath der Stadt in sein flaches und sandiges Bett aufzunehmen. Bisweilen aber durch Schneeschmelzen im Hochgebirge oder durch die in den benachbarten Sierras ausbrechenden Stürme verwandelt er sich urplötzlich in einen reissenden Strom und richtet dann häufig bedeutenden Schaden an. Malaga zerfällt in einen alten und in einen erst in den letzten 50 Jahren neu erbauten Stadttheil. Jener enthält meist nur krumme, enge und übelriechende Gassen, welche sich eine arabische Physiognomie bewahrt haben, dieser dagegen breite Strassen in modernem Geschmack, welche sich nach dem Quai hinziehen und das von den Fremden bevorzugte Stadtviertel von Alameda bilden. Hier kommt auch der lebhafte Handel der Stadt zur Erscheinung, indem die Früchte des Landes: Rosinen, Feigen, Orangenschalen, Oel, Wein und Cochenille hier verpackt und verladen werden.

Die Randgebirge, welche die andalusischen Hochebnen nach Süden begrenzen und sich hier und da in secundären Ausläufern dem Meeresufer nähern, umschliessen (hauptsächlich in der Sierra Tejada und S. de Antequera bis westlich zur S. de Mijas und S. de Estepana) in weitem Halbkreise die Bucht von Malaga. Durch sie ist die Stadt hauptsächlich gegen die reinen Nordwinde geschützt. Dagegen dringt von Nordwesten her der Wind durch einen tiefen Einschnitt, welcher den zackigen Felswall der S. de Antequera bis tief hinab spaltet, durch das sogenannte Eselsmaul (boco del Asno) mit ziemlich ungehinderter Kraft in die Bucht von Malaga. Durch seine intensive trockene Kälte beschränkt dieser Wind (Terral) nach Art des Mistral im Winter die Zahl der Ausgehtage. Er ruft nach Lee eine Aufregung und Unbehaglichkeit im Organismus hervor, welche von Gesunden wie Kranken peinlich empfunden wird. Martinez y Montes schreibt der excitirenden Wirkung des Terral sogar einen Einfluss auf die Zunahme der Verbrechen zu. Auch von Westen her bestreicht ein

Landwind (Ponente) häufig als Vorläufer des Nordwest den Kurort, während über See der Südwest, Süd, Südost und Ost (Levante) sich geltend machen. Von den Seewinden kühlt der Ost als Seebriese die Sommerhitze und bringt im Winter Feuchtigkeit und niedere Temperatur. Weniger kalt ist der meist im Frühling und Sommer auftretende Südost. Der Südwind (Scirocco), im Sommer heiss und von deprimirender Wirkung, ist im Laufe des Winters äusserst selten. Häufiger ist der Südwest (Leveche), welcher im Winter bisweilen Kälte und Regen bringt und so häufig von Sturm begleitet ist, dass er bei den Seeleuten unter dem Namen „Vendabal“ in besonderem Verruf steht. Im Allgemeinen ist also Malaga unter dem Antagonismus der See- und Landwinde windreich, und zwar haben im Frühling und Sommer die Seewinde, im Herbst und Winter die Landwinde das Uebergewicht.

Was nun die Temperatur-Verhältnisse Malagas anbetrifft, so sehen wir, dass das Wärmemittel der 3 Wintermonate 12.8° C. beträgt. An den kältesten Wintertagen kann es vorkommen, dass das Thermometer bis auf +7° herabgeht, aber niemals sinkt es in Malaga unter Null weder bei Tage noch bei Nacht. Das Maximum der Schattentemperatur beläuft sich im Winter auf 24 und 26°, die Tagesschwankung kann 8° betragen, ist aber durchschnittlich viel geringer. Nur der bedeutende Abstand zwischen Sonnen- und Schattentemperatur nöthigen bezüglich der Kleidung zur Vorsicht. Falls nicht der Terral weht, ist es erlaubt den Krankentag bis in den Abend hinein auszudehnen.

Stärkere Barometerschwankungen sind ungewöhnlich und stellen sich nur ein, wenn Seewinde in Landwinde umschlagen, oder wenn Stürme im Anzuge sind.

Malaga ist ein hervorragend trockener Kurort. Die relat. Feuchtigkeit des Jahres ist $67^0/_0$, im Winter schwankt die Feuchtigkeit nur zwischen 65 und $70^0/_0$. Abgesehen von dem Vorherrschen trockener Winde ist für die hochgradige Trockenheit auch die baumlose Umgegend massgebend. Die Verwüstung der Wälder, womit an Spanien überhaupt soviel gesündigt worden ist, ist auch auf das Klima von Malaga nicht ohne Einfluss geblieben. Malaga hat im Winter nur 16 Regentage, es hat im Jahr 195 Tage mit ganz unbewölbtem Himmel, 130 Tage mit theilweiser Bewölkung und nur 40 Tage mit bedecktem Himmel. Starker nächtlicher Taufall tritt bis zu einem gewissen Grade stellvertretend für die sparsamen Niederschläge ein.

Bezüglich des Gesundheitszustandes so ist die Cholera in Malaga einige Male als eingeschleppte Krankheit aufgetreten. Gelbes Fieber wurde zum letzten Male 1821 gesehen. Nach der reichen Erfahrung Bundsen's kommt Typhus nur sporadisch vor. Die akuten Ausschlagskrankheiten sah dieser Beobachter nur in einzelnen leichten Epidemien auftreten. Nach ihm erreicht die Lungenschwindsucht nicht im entferntesten die Frequenz der nördlichen Länder. Akuter Gelenkrheumatismus ist höchst selten. In den ärmeren Klassen herrscht in mässigem Grade Skrophulose. Im Sommer ist Neigung zu Darmaffectionen vorhanden, aber ohne dass dieselben den thyphösen oder dysenterischen Charakter annehmen. Francis macht ausdrücklich auf die grosse Zahl Hochbejahrter aufmerksam, die man in Malaga antrifft. Es ist in der That zu verwundern und spricht für die vortrefflichen klimatischen Verhältnisse der Stadt, dass ihre Bevölkerung nicht häufiger von contagiösen Krankheiten betroffen wird. Es sind zwar in den letzten Decennien hygienische Verbesserungen vorgenommen worden. Eine Anzahl grösserer Nonnenkloster, die mitten in der Stadt lagen, sind niedergerissen und durch breite Strassen und Plätze ersetzt worden. Es besteht eine Wasserleitung, welche die Stadt reichlich mit gutem Wasser versorgt und Veranlassung geworden ist zu einer ergiebigen Strassenbesprengung und damit zur Beiseitigung des unerträglichen Staubes, wegen dessen Malaga früher so verrufen war.

Malaga hat ein vortreffliches trockenwarmes Klima. Die Gleichmässigkeit der Temperatur im Laufe des Tages und der meist heitere Himmel gestatten während des Winters die Luftkur im ausgedehntesten Masse. Der kalte Nordwind bedingt dann und wann Pausen in den regelmässigen Promenaden und fesselt die Kranken vorübergehend an das Zimmer. Fiebernde Kranke, solche mit starker Neigung zu Lungenblutungen passen nicht für Malaga, wohl aber die chronische Infiltration mit reichlicher Bronchialsekretion und geringer Pulsaufregung. Die bedeutende Trockenheit der Luft lässt sich noch für mancherlei Krankheitszustände ausbeuten. Englische Aerzte schicken häufig Kranke mit chronischem Nierenleiden nach Malaga, und Bundsen berichtet über mehrfache günstige Resultate.

Es ist zweifellos, dass es nur einer weiter fortgesetzten Aufbesserung der sanitären und socialen Zustände bedürfte, um Malaga zu einer Winterstation ersten Ranges zu erheben. Dafür hat sich eine vor einiger Zeit erschienene Schrift sehr klar und entschieden ausgesprochen.[1]) Nachdem der Verf. derselben durch Mittheilung zehnjähriger meteorologischer Beobachtungen die Güte des Klimas bewiesen hat, verlangt er die Herstellung gesunder, geräumiger Wohnungen, gut kanalisirte Strassen, Plätze und Promenaden mit Gartenanlagen und Springbrunnen, gute Beleuchtung, ein Sicherheitspersonal, das dem Bettlerunwesen und Landstreicherthum erfolgreich entgegentritt, ferner ein gutes Schlachthaus, ein Verbot Kehricht und allerhand Unreinlichkeiten auf die Strasse zu werfen und die Entfernung alles Unrathes aus den Strassen. Die Erfüllung dieser frommen Wünsche vorausgeschickt, würde auch eine deutsche Kurgemeinde nicht lange auf sich warten lassen. Es ist für einen Kurgast nicht nöthig im Sommer sich weit zu entfernen, denn er kann Granada (80000 Einw.), 686 m, hoch am Nordabhange der Sierra Nevada mit seinen vortrefflichen Promenaden und Parkanlagen als angenehme Sommerfrische benutzen.

Zur Reise nach Malaga steht dem Deutschen der Land- oder Seeweg offen. Der Landweg erfordert eine lange Eisen-

[1]) Medios practicos de convertir à Malaga en la mejor estaciòn de invierno de Europa. Memoria escrita por el Doctor Pedro Marcolain San Juan. Malaga 1893.

bahnfahrt, denn sie dauert von Paris bis Madrid 32 St. und von Madrid bis Malaga weitere 22 St. — Zur See kann man direct nach Malaga von Marseille oder von Hamburg aus gelangen. Von Marseille geht am 12. jeden Monats ein nach Central-Amerika bestimmtes Schiff der Comp. gén. transatlantique in 3 Tagen nach M. Von Hamburg gehen die Sloman-Dampfer (die aber nur Waarendampfer sind und wenig Passagiere aufnehmen, überdies von sehr verschiedener Güte sind) in 10—12 Tagen nach M. Alle übrigen Linien, wie die vom Norddeutschen Lloyd von Genua, die Indienfahrer von Southampton etc. haben als Ziel Gibraltar, von wo nicht alle Tage Gelegenheit nach M. sich findet (6—12 St.). — Einen Pass braucht man für Spanien so wenig wie für Italien. Die Münzeinheit ist die Peseta = 1 Franc; sie hat 100 Centimes. — Unterkunft: Es ist in Malaga allgemeine Sitte, dass der Fremde in dem Hause, wo er absteigt, er bleibe kurz oder lange, vollständige Pension nehme. Das eigentliche Hotel nimmt nach diesem Modus auch Durchreisende auf, die Casa de pupilos nur Pensionäre für längere Zeit, und zwar zu bedeutend niedrigeren Preisen, dabei aber auch mit vollständig spanischer Küche, wie sie dem Nordländer selten behagt und dienlich ist. Auf der Alameda befindet sich das grosse Hotel de Roma und in der neuen breiten Strasse Calle Marques de Larios die guten Gasthöfe Nuevo Hotel Victoria und Hotel de Paris (Pens. durchschnittl. 8—20 Pesetas pro Tag, in den Casas de pupilos zahlt man nur 5—6 P.). Ausserhalb der Stadt (Paseo de Sancha No. 1) in aussichtsreicher Lage befindet sich die sehr gerühmte Familienpension von Fernando Cámara (12—20 P. tägl.). Ein Uebelstand ist bis jetzt immer noch der Mangel an Comfort in den Hotels und Pensionen. Mit Kaminen versehene Zimmer sind selten, die Kohlenbecken (braseros) sind meistentheils die einzige Heizvorrichtung. Die Fussböden sind mit Backsteinen gepflastert und mit Teppichen belegt. Gute, nach Süden gelegene Zimmer bleiben die erste unerlässliche Bedingung. Die bestgelegenen Strassen sind die Cortina del Muelle und die Alameda, letztere allerdings den

Landwinden bedeutend ausgesetzt. Die Kost der Tables d'hôte ist meist nicht auf schwache Magen berechnet. Südfrüchte, Chokolade, kräftige Weine sind in vorzüglicher Güte vorhanden. — Aerzte: Seit dem Tode des vortrefflichen Dr. Bundsen hat kein deutscher Arzt in Malaga festen Fuss gefasst; englischer Arzt: Dr. Visick. Kurzeit: Oct. bis April.

IX. Winterstationen in Nord-Afrika.

[Algerien. Madeira. Teneriffa. Aegypten.]

Die Benutzung der Winterstationen im nördlichen Afrika macht zunächst eine längere Seereise unvermeidlich. Diese entführt den Kurgast auf lange unbestimmte Zeit seinem Vaterlande und seiner Familie und erschwert erheblich den Verkehr mit der Heimath. Und das nicht allein: Der Kranke muss viele ihm liebgewordene Gewohnheiten seiner physischen und geistigen Existenz aufopfern und suchen sich in die ihm fremde Art orientalischer Verhältnisse einzuleben. Dagegen garantiren ihm diese Stationen einen entschieden w a r m e n Winteraufenthalt, denn das Temperaturmittel der 3 Wintermonate bewegt sich hier von 12.5° aufwärts bis auf 17° C. Das sind die Gesichtspunkte, welche eine Zusammengehörigkeit dieser Stationen begründen, andere aber lassen eine grosse Verschiedenheit zwischen ihnen hervortreten. Sie werden uns u. a. zeigen, dass zwischen Funchal und Kairo Algier bezüglich der Feuchtigkeit eine vermittelnde Stellung einnimmt. Hier sei nur daran erinnert, dass während der

3 Wintermonate in Kairo 10, in Algier 21, in Funchal 31 Regentage das Gewöhnliche sind; im Uebrigen verweisen wir auf die folgende genauere Darstellung der einzelnen Gebiete.

Meteorolog. Tabelle	Algier	Funchal	Orotava	Kairo
Mittl. Temp. des Winters	12.5	16.1	17.1	14.0
Relat. Feuchtigkeit	68?	71	70	66
Regentage im Winter	21	31	20	10

1. Algerien.

Das französische Algerien ist ein weites Gebiet, das sich vom Kaiserreich Marocco bis zum Königreich Tunis erstreckt. Im Norden vom mittelländischen Meere bespült, wird es in seiner Mitte, parallel der Küste, vom Atlasgebirge durchschnitten. Ohne feste Grenzen reicht es im Süden an die grosse Wüste. Der kleine Atlas öffnet sich nach Norden zwischen einzelnen zurückweichenden höheren Bergspitzen theils in tiefen Schluchten, theils in breiten, fruchtbaren Thalebenen. Eine solche, die Metidja, dehnt sich auch im Rücken von Algier aus und wird von den Sahelhügeln, welche ein Höhe von 150—400 m erreichen, eingefasst. Ein halbkreisförmiger Ausschnitt, im Osten begrenzt durch das Cap Matifou, im Westen durch die Pointe-Pescade bildet die Bai von Algier. Die Hauptstadt Algier mit 72000 Einwohnern liegt unter dem 36° 47′ n. Br., also fast in gleicher Linie mit Malaga und nur wenig südlicher als Catania und Palermo. Das Terrain, auf welchem die Stadt erbaut ist, fällt bis zum Meere ab, so dass vom Ufer aus die Häuser an die Berglehne gleichsam angeklebt zu sein scheinen. Die Baulichkeiten erstrecken sich längs des Ufers von der Porte d'Isly bis zum Thore Bab-el-Oued auf einem Gebiet von etwa 1600 m; je mehr man aber nach dem alten Fort von Casbah, circa 150 m überm Meeresspiegel, emporsteigt, um so mehr verschmälert sich die Ausdehnung der Stadt, so dass sie die Form eines Dreicks annimmt, dessen Basis der Strand bildet. Das obere Quartier stellt den arabischen, das untere den europäischen Theil der Stadt dar. Die Rampe Rovigo, Rue de la Lyre, Rue Bruce und Rue Bab-el-Oued bilden etwa die Grenzlinie zwischen beiden Quartieren. An den beiden Enden befinden sich die hübschen Faubourgs St. Eugène und Mustapha; die hügelige Umgegend wird durch zahlreiche Villen im maurischen Stil, welche inmitten ihrer Gärten liegen, anmuthig belebt. Mit der Aussicht auf das Meer verbindet sich der Blick auf die östliche Spitze des Sahel, auf den alten Hafen von Rusgunium und die entfernten Hochgebirgsspitzen des Djurdjura. Die Sahelberge sind eine Tertiärbildung und die hier vorkommenden Fossile sind die Conchylien des mittelländischen Meeres. In Algier selbst ist der Boden sandig und durchlässig. Die Vegetation ist diejenige Spaniens und des südlichen Frankreichs. Wir finden wie dort den Oelbaum, den Orangenbaum, die Feige, den Johannisbrodbaum, den Granatbaum, den Lorbeer etc. Sodann werden die Baumwollenstaude, die Zwergpalme, Tabak und alle Cerealien in grossem Maassstabe cultivirt und exportirt, ein Beweis für die ungewöbnliche Fruchtbarkeit dieses Küstenstrichs.

Es wurde bereits erwähnt, dass der Bergwall, welcher Algier gegen die Landwinde schützt, hier und da Durchlässe hat, welche den Wüstenwinden den Zutritt gestatten. Im Ganzen herrschen die Seewinde vor, und zwar ist der Westnordwest von allen Winden der häufigste; er tritt bisweilen als Sturm auf und wird oft von Regen begleitet. Die Brise fängt in der Regel gegen 10 Uhr Vormittags an sich bemerklich zu machen. Im Winter sind reine Westwinde sehr gewöhnlich; im Sommer werden diese von Nord- und Nordostwinden abgelöst. Der Südwest (Scirocco oder Wüstenwind) ist im Sommer bei weitem am häufigsten, kommt aber auch bisweilen im Winter vor. Neben seiner trockenen Schwüle besitzt er die Eigenschaft einen feinen Staub von rothgelber Farbe mit sich zu führen, vor dem man sich nirgend schützen kann.

Die kältesten Monate, Jan. und Febr., besitzen immer noch ein Temperaturmittel von 12.1 resp. 12.6° C., doch hat man in einer Januarnacht einmal —4° C. beobachtet. Die täglichen Wärmeschwankungen sind nicht bedeutend, sie betragen durchschnittlich 7° C. Indessen kommen bisweilen, plötzlich und ganz unvorhergesehen, Temperatursenkungen vor, die sorglosen Kranken nachtheilig werden können. „Während der anscheinend ruhigsten und schönsten Wintertage“, berichtet Pietra-Santa, „wurden wir auf unserer Promenade über die Place du gouvernement nachmittags zwischen 4 und 5 Uhr plötzlich von so heftiger mehr oder weniger feuchten Kälte berührt, dass wir genöthigt waren, uns wärmer zu kleiden. War es etwas windig oder der Himmel trübe, so mussten wir uns in den innern Theil der Stadt unter die Arkaden zurückziehen. Zwei Stunden später fand man auf demselben Platz die Temperatur des Tagesmittels." Ferner ist der ausserordentlich grosse Abstand (20° und darüber) zwischen dem Maximum in der Sonne und der gleichzeitigen Schattentemperatur eine häufige Quelle von Erkältungen, sobald die Kranken nicht durch vorsichtige Wahl ihrer Bekleidung diesem Umstande Rechnung tragen. Wollenes Unterzeug ist deshalb unbedingt nöthig. Das Mittel des Luftdrucks, aus 22 Jahren berechnet, beträgt 762.32 mm. Die Nordwinde pflegen Steigen, die Westwinde Fallen des Barometers hervorzurufen. Erhebliche Schwankungen im Barometerstand sind nicht selten. Bezüglich der Feuchtigkeit fehlt es noch an sicheren Beobachtungen, aber es ist sehr wahrscheinlich, dass dieselbe an der nordafrikanischen Küste gegen Westen zu steigt, und dass demnach Algier eine Mittelstellung zwischen Kairo und Funchal einnimmt. Die Niederschläge sind nicht so häufig, als man früher anzunehmen geneigt war, denn die Saison (1. Oct. bis letzten April) hat nur 45 Regentage mit 662 mm Regenhöhe. Platzregen von kurzer Dauer, selbst förmliche Wolkenbrüche kommen öfters vor. Derartige Niederschläge erfolgen, gerade wie in Palermo, gern nachmittags gegen 5 Uhr zur Zeit, wo die Temperatur des Landes unter diejenige der Meeresfläche zurücksinkt. In keiner Zeit ist der Regen von langer Dauer, er wird vielmehr immer wieder bald durch sonnige regenlose Tage unterbrochen. Schnee kommt in Algier alle 7 Jahr einmal vor, auf längere Zeit existirt er für gewöhnlich nur auf den Höhen des Atlas. Nebel sind sehr selten und ebenso ist abendlicher Thau ungewöhnlich. Alles zusammengenommen, kann man auch in Algier mit absoluter Gewissheit auf vollständige Gleichmässigkeit des Winterklimas nicht rechnen. Etwas hängt auch dort von der Gunst des Zufalles ab, aber die schlechteren von der Norm abweichenden Winter sind selten, seltener als beispielsweise an der Riviera.

Der Gesundheitszustand von Algier hat sehr verschiedenen Auffassungen unterlegen. Nach der Eroberung des Landes bemerkten die Franzosen bald eine sehr bedeutende Sterblichkeit in der Armee und unter den Colonisten. Von nun an wurde die Salubrität des Klimas von Algerien eine Streitfrage. Man constatirte, dass der Boden von Algier zu miasmatischen Krankheiten disponire, dass die Zahl der Wechselfieberanfälle und Darmentzündungen dort weit bedeutender ist, als in Frankreich. Die Campagna hat aber ihren Fiebercharakter fast vollständig verloren, seitdem massenhafte Anpflanzungen des Fieberheilbaums (Eucalyptus globulus) den Boden ausgetrocknet, die Luft gereinigt und überall Schatten gespendet haben. So ist das früher verrufene Boufarik eine der gesundesten Städte der Mitidja geworden, so ist die Umgegend der Maison Carrée entsumpft und in einen Park verwandelt worden, und so giebt es jetzt fast kein Landhaus, das nicht sein Eucalyptus-Wäldchen besässe. In der Hauptstadt selbst bildet allerdings das Labyrinth enger, sonnenarmer, schmutziger Gassen für die Mehrzahl der Bevölkerung einen gesundheitsgefährlichen Aufenthalt und zwar vorwiegend im Sommer, während die gesund gelegenen Vorstädte und frei stehenden Villen im Winter in keiner Beziehung Tadel verdienen.

Für Schwerkranke dauert der Krankentag von 10 bis gegen 3 Uhr. Seine Ausnutzung leidet einigermassen dadurch, dass es in unmittelbarer Nähe der Stadt an passenden Spaziergängen fehlt. Im Ort selbst dient als solcher der von Platanen eingefasste Gouvernementplatz mit seinen an 3 Seiten herumlaufenden Arkaden und dem freien Blick über's Meer; er ist gross, cementirt und nach jedem Regen sofort wieder trocken. Aber auch der prachtvolle Boulevard de la République, die Place de la République und der Jardin Marengo verdienen Erwähnung. Ausserdem bieten die von Algier in nordwestlicher Richtung bis St. Eugène, in südöstlicher zum Jardin d'Essai und bis Hussein Dey von früh bis Abends gehenden Wagen der Pferdebahn sowie zahlreiche Omnibusse sehr bequeme Gelegenheit zu den interessantesten Streifzügen in die Umgegend von Algier. Wer sich auf grössere Ausflüge wegen der in der weitern Umgebung vorkommenden klimatischen Ungleichheiten nicht einlassen kann und also gezwungen ist, sich im engeren Kreise zu bewegen, der wird in der Betrachtung des Treibens der verschiedenen so interessanten Nationalitäten (Kabylen, Mauren, Beduinen, Neger etc.) genug geistige Anregung empfangen. Unter den Kurgästen befinden sich dort jährlich etwa 500 Engländer und Amerikaner, nächstdem gegen 100 Deutsche, einige Dänen, Schweden und Holländer und verhältnissmässig wenig Franzosen. Der Aufenthalt in Algier wird im Ganzen nur einer beschränkten Anzahl unserer Kranken zu gute kommen können. Pauly, ein ebenso nüchterner und einsichtsvoller Beobachter wie gründlicher Kenner des dortigen Klimas, formulirt sein Urtheil über dasselbe folgendermassen: Ein Nordländer im ersten Stadium der Phthise kann sich während der Wintermonate mit gutem Erfolg in Algier aufhalten, vorausgesetzt, dass er wohlhabend genug ist, um stets und in jeder Beziehung nach seinem Behagen zu leben. Tuberkulöse, welche auf den Bureaux, in den Ateliers, in den städtischen Schulen Stubenluft athmen müssen, gehen in Algerien schnell zu Grunde. Wer auf gute Wohnungen und auf ein bewegtes an Abwechslung reiches Leben Gewicht legt, und wer einer stets unruhigen Atmosphäre gegenüber nicht allzu anfällig ist, der wird in der von Land- und Seewinden lebhaft ventilirten, reinen und warmen Luft sich wohl befinden, und im geeigneten Falle katarrhalische Beschwerden sich mindern sehen. Kranke, welche fiebern, an Störungen in den gastrischen Organen oder an Leber- oder Nierenkrankheiten leiden, würden nur zu ihrem Schaden den Kurort besuchen. Brustkranke sollten auf keinen Fall in der innern Stadt wohnen. Es ist dort für sie zu geräuschvoll und zu staubig. Auch ist der häufige Wechsel zwischen Sonnen- und Schattentemperaturen, wie sie eine Promenade durch die innere Stadt mit sich bringt, für sie bedenklich. Dagegen kann ihnen die Vorstadt Mustapha supérieur, die hochgelegen und von keinen

Mauern eingefasst ist, auch schattige Alleen besitzt, als ständiger Aufenthalt bestens empfohlen werden.

Algerien ist reich an heissen Quellen. Unter ihnen hat die Therme von Hammam R'irha für den Europäer das meiste Interesse. Das grosse, vorzüglich eingerichtete Etablissement liegt, 550 m, auf einer gegen Norden durch einen Gebirgskamm geschützten Terrasse, hat daher im Vergleich mit Algier ein kühleres, aber, wie die üppige Vegetation bezeugt, keineswegs rauhes Klima. Die in Piscinen, aber auch in Einzelbädern zur Verwendung kommenden ausserordentlich ergiebigen Quellen haben in den Bassins 42—44° C. und enthalten ziemlich viel Gips (1.30 ‰) und Chloralkalien (0.90 ‰). Man badet 10 bis 15 Min. und ruht dann, in Decken gehüllt, längere Zeit in den Schwitzstuben. Die wesentlichste Heilwirkung erstreckt sich auf Rheumatismus und Gicht. Ausserdem entspringt in Hammam R'irha eine schwache 19° warme Eisenquelle (Ferr. bic. 0.01 ‰), die bei mässigem Gasgehalt gern mittags mit Wein gemischt getrunken wird. In der Nähe befindet sich ein schöner Kiefernwald, der anmuthige Aussichten auf das umgebende Hügelland gewährt.

Die Ueberfahrt von Marseille nach Algier erfordert ca. 24 St., und da sich täglich hierzu Gelegenheit findet, so kann man, unter Benutzung der täglich an der Börse angeschlagenen Wetterberichte, sich einen möglichst günstigen Reisetag wählen. — Unterkunft: In Algier selbst 5 grössere Hotels (H. de l'Oasis, H. de Genève, H. de l'Europe, H. de Etrangers, u. H. de Régence). Alle 5, obgleich scheinbar 1. Ranges, lassen zu wünschen übrig (Pension 10—12—15 fr. Accordiren!). In Mustapha supérieur ist das Hot. St. George von Engländern in Beschlag genommen worden, für Deutsche sind das Hot.

Kirsch und das Hot. d'Orient et Continental (Pens. 12 fr.) am besten geeignet. Sonnige Chambres garnies findet man am Place du gouvernement, Place Malakof, Rue Rovigo etc. (Z. 50—70 fr. monatl.) Rheumatiker, Gichtische und Neuralgische, die sich von Thermalbädern Nutzen versprechen, aber auch Blutarme, Nervöse und Alle, die einen behaglichen Winteraufenthalt suchen, mögen sich nach Hammam R'irha wenden. Der Schöpfer und Besitzer dieser grossartigen Anlage, Hr. Arlès-Dufour, hat es sich viel kosten lassen, und man kann die Einrichtungen nicht genug loben. Deutsche Bedienung. Besonders behaglich fand ich es in einem grossen Salon, zugleich Bibliothekzimmer, der dadurch erwärmt wurde, dass sich unter ihm ein grosses Heisswasser-Bassin befindet. Die Kosten des Aufenthalts in Algier stellen sich folgendermassen: Ueberfahrt von Marseille nach Algier in I. Kl. 100, in II. Kl. 75 fr., Pension in Algier in einem der Hotels 10—15 fr., mit Privatlogis billiger, Pension in Hammam R'isha (100 Z., worunter viele schöne Südzimmer) 12 fr. tägl. Aerzte, die deutsch sprechen, sind einige in A., in Hammam R'irba traf ich vor 4 Jahren einen österreich. Arzt. Kurzeit: Anfang Nov. bis Ende April. In der ersten Hälfte des Oct. ist A. noch sehr heiss, in der 2. Hälfte fällt viel Regen. Der April ist noch sehr günstig.

2. Madeira.

Die Madeira-Gruppe umfasst ausser der Hauptinsel noch die viel kleinere Insel Porto Santo, 38 km nordöstlich von Madeira (1500 Einwohner), und die 3 südlich gelegenen Desertas, welche eine Reihe von Klippen bildend, fast vegetationslos und unbewohnt sind. Die portugiesische Insel Madeira hat einen Flächeninhalt von 14 Quadratmeilen und ist dicht bevölkert, denn sie beherbergt 125000 Einwohner. Von Osten nach Westen lang gestreckt, besitzt sie in dieser Richtung eine Ausdehnung von etwa 60, von Norden nach Süden nur eine Breite von 22 km. Ohne Vorland erhebt sich das Eiland als ein vulkanisches aus Tuff mit festem Basalüberzuge gebildetes Felsengebirge steil aus den Fluthen. In seiner westöstlichen Länge wird es von einem etwa 1600 m hohen Gebirgsstock durchzogen, der die ganze Südküste und insbesondere die Hauptstadt Funchal (unterm 32° 28′ n. Br.) vor Nordwinden schützt. Diese, die hauptsächlich gesuchte Winterresidenz der Fremden, hat 21000, mit der Landbevölkerung der nahen Umgegend 30000 Einwohner und ist Sitz des Gouvernements und eines römisch-katholischen Bischofs. Von der afrikanischen Küste 560 km entfernt, und unmittelbar am Meere amphitheatralisch aufgebaut, besitzt die Stadt den ausgeprägten Charakter des Inselklimas: geringe Schwankungen der Temperatur und mässige Feuchtigkeit. Sie ist unregelmässig gebaut; nur im untern am Strande belegenen Theil, der Geschäftsgegend, stehen die Häuser nahe an einander, in einiger Entfernung vom Strande, höher hinauf und seitwärts gewinnen die Wohnlichkeiten eine isolirtere Stellung, und von einer zur andern füllen Mauern die Zwischenräume. Die schmalen Strassen der unteren Stadt sind ohne Trottoirs, aber mit kleinen abgerundeten Geröllsteinen sauber gepflastert, und bieten nach jedem Regen schnell wieder trockene Wege. Das Gehen wird durch die spitzen, an vielen Stellen durch die Schlitten blank geschliffenen Steine zumal bei feuchter Witterung und steilen Strassen ziemlich mühevoll. Neben den Fussgängern bewegen sich in ihnen die Träger der Hängematten, seltener der Palankins (Tragsitze), so wie, von Ochsen gezogen, die quarro's, jene mächtigen auf Schlittengestellen befestigten Kutschkasten. Drei Bergströme (Ribeiras) wenden sich in tief ausgegrabenen Felsbetten und aus jäher Höhe von Norden her der Stadt zu. Aber den grössten Theil des Jahres über völlig oder fast trocken, gewinnen sie nur nach den stärksten Regengüssen des Winters und alsdann meist nur auf wenige Stunden, selten auf einige Tage, ein stattliches, wasserreiches Ansehen. Trotzdem die ganze Insel fast nur aus hervorragenden Felsenspitzen und tiefen Schluchten besteht, ist sie von zahlreichen wenn auch oft recht steilen Reit- und Fusswegen durchzogen, welche auf der Höhe der Terrasse das weitverbreitete System der Wasserleitungen (Levada's) zu begleiten pflegen. In der Stadt und am Strande giebt es zwei schattige Plätze (Praça's). Einen angenehmen ebenen und schattigen Spaziergang bietet östlich der Stadt die Praça academica; doch wird gerade hier die Luft durch die Abfälle des nahen Fischmarkts, durch ein Petroleumlager, durch eine Kohlenniederlage für Dampfer und die Unreinlichkeit des ärmsten Stadttheils verdorben. Die früher oft gehörte Klage über den Mangel eines längeren guten Weges in nächster Nähe der Stadt ist nach Anlage des westwärts nahe dem Ufer nach dem Fischerdorfe Cama de Lobos zu sich erstreckenden und alljährlich verlängerten, sanft ansteigenden, ungepflasterten „neuen Weges“ (caminho novo, new road) nicht mehr berechtigt. Für weitere Entfernungen bedingt die Steilheit der Wege, dass der Patient zu einem der verschiedenen Transportmittel seine Zuflucht nehme. Mit diesen kann er in westlicher Richtung seine Excursionen über den Caminho novo hinaus nach den aussichtsreichen Felsen Cabo Girão und weiter bis nach Campanario (1000 m) fortsetzen, oder er kann nordwärts die hinter der Stadt aufsteigende Bergwand hinanreiten, wo er bald an der vorzugsweise so genannten Levada, etwa 200 m, einen ebenen Spaziergang antrifft, oder wo er höher hinanreitend, 700 m, die von den Seeleuten hochverehrte Bergkirche, Nostra Senhora do Monte, mit herrlicher Aussicht über Meer und Land besuchen kann. Bei klarem Wetter kann der Ausflug auch mittelst der Zahnradbahn ausgeführt werden. Eine der interessantesten weiteren Partien auf der durch ihre pittoresken Thalschluchten berühmten Insel bildet der Besuch der Ribeira dos Soccoridos und des Curral das Freiras, jenes ziemlich im Mittelpunkt der Insel gelegenen einstigen Hauptvulkans und heute noch ausgezeichnet durch seine kraterförmige Bildung.

Schon in Funchal selbst erheben sich die Wohnungen an den Abhängen der Berge bis zu 200 m und sind deshalb von verschiedener klimatischer Bedeutung. Ausserhalb der Stadt steigen die Wohngebäude bald bis zu 600 m und befinden sich häufig in einer Atmosphäre, die zwar reiner und frischer als die Funchals aber auch schon 1 bis 3° kälter ist. Kalte Luftströmungen aus den Bergschluchten beeinträchtigen leicht den Werth der Landhäuser als Aufenthaltsort für Kranke. Eine weitere Rücksicht erfordert die Bildung der Wolken und Nebel, wovon noch später (siehe „Niederschläge“) die Rede sein wird. Während die Nordküste Madeiras vorzugsweise im Waldschmucke der ächten Kastanie und des Lorbeers prangt, hat auf dem Stufenbau der südlichen Abhänge von Alters her der Weinbau sich ausgebreitet und seinen Produkten einen Weltruf gesichert. Im Jahre 1852 aber erlitt die Kultur der Rebe durch die in wenigen Jahren über die ganze Insel sich ausbreitende Traubenkrankheit (Oidium Tuckeri) die härtesten Schläge, von denen sie sich erst zu erholen anfing, als zu Beginn der 60er Jahre im Schwefel ein untrügliches Gegenmittel gefunden ward. Nachdem es schon den Anschein gewonnen hatte, als ob der Anbau des Zuckerrohrs den der Rebe vollständig verdrängen würde, kehrte man zu diesem zurück. Das Oidium ist indessen immer noch vorhanden und kann nur durch ausgiebige häufig wiederholte Schwefelung in seiner Entwickelung aufgehalten werden. Unter den Körnerpflanzen spielt der Mais die Hauptrolle. Im allgemeinen aber genügt der Anbau der Getreidefrüchte, der Kartoffel und Batate dem Bedürfniss nach vegetabilischer Nahrung nicht, das vielmehr durch Zufuhr von Marocco und Nordamerika her befriedigt werden muss.

An Bäumen, Sträuchern und Zierpflanzen besitzt Madeira einen überreichen Schatz. Neben einigen schattengebenden Allée-Bäumen unserer Heimath, wie Platanen und Eichen, und neben einem unerschöpflichen Flor unserer wohlriechenden Blumen gedeihen die immergrünen Gewächse Südeuropas und eine Unzahl tropischer Pflanzen, welche den wohlgepflegten Gärten mit ihrem Blüthenduft, mit ihrem Farbenreichthum und mit ihren schmackhaften Früchten eine paradiesische Pracht verleihen.

Fast Alles, was Madeira an Thieren besitzt, selbst Ratten, Mäuse und Frösche (letztere sogar absichtlich durch den Grafen Carvalhal) ist von aussen her importirt worden. Dass es keine Schlangen dort giebt, überhaupt ausser einer Spinnenart kein giftiges Thier und dass auch die abscheulichen Moskitos auf der Insel nicht bekannt sind, ist keine geringe Annehmlichkeit für den Fremden.

Für den nordischen Winterkurgast ist es nicht unwesentlich, dass wegen der grösseren Nähe des Aequators Aufgang und Untergang der Sonne weniger variiren als bei uns, dass also die Wintertage länger, die Sommertage kürzer sind als in unserm Norden. Am meisten aber lockt unsere Kranken der Ruf des gleichmässig warmen Winters, den die Insel von jeher geniesst. Und in der That ist die Temperatur Madeiras so geringen Schwankungen unterworfen, dass es in dieser Beziehung alle anderen Winterstationen hinter sich lässt. Wie der hohe Gebirgskamm den Kurort vor nordischer Kälte, so bewahrt ihn das stets bewegte und gleichmässig kühle Meer vor tropischer Hitze. So beträgt die Differenz zwischen dem kältesten und wärmsten Monat des Jahres im Mittel nur 6.8°. Ebenso bedeutungsvoll ist die geringe Temperaturschwankung innerhalb 24 Stunden. Dieselbe beschränkt sich selbst in der kältesten Zeit auf 6°, und für das Jahr berechnet ist die Durchschnittsdifferenz zwischen höchster und niedrigster Wärme innerhalb 24 Stunden nur 5.3° d. h. nur halb so gross als wir sie an den südfranzösischen Kurorten finden. Noch unbedeutender sind die Differenzen während der Spazierzeit der Kranken, also von Morgens 9 bis Abends

6 Uhr. Während dieser Stunden beträgt die Temperaturschwankung im December 3.4, im Januar 3.5, im Februar 3.3, im März 2.7, im April 3.5, im Mai 2.2°, eine Constanz, wie sie kein anderes zu Heilzwecken benutztes Klima aufzuweisen hat. Die kältesten Monate, Januar und Februar, sind mit 15.8 und 15.6° etwa 6° wärmer als die Riviera, während der August, der wärmste Monat, mit 22.7° wieder um 3° kühler ist als in Nizza oder Mentone. Als kälteste Temperatur bei Nacht notirte Mittermaier +9.3°, als kälteste Tagestemperatur Dührssen +11°. Madeira hat also erwiesenermassen nach nordischen Begriffen keinen Winter und erlaubt durch die ausserordentliche Constanz seiner Wärmeverhältnisse den Luftgenuss im allerausgedehntesten Maasse.

Funchal hat insofern ein windiges Klima als fast tagtäglich eine Bewegung in der Luft stattfindet. Aber von kalten Strömungen aus Nord, Nordost und Nordwest hat es unter dem Schutze des Hochgebirges nur ausnahmsweise zu leiden. Die Bewegung in der Luft ist überhaupt sehr selten so heftig, dass sie das Befinden der Kranken beeinflusste, während sie andererseits das Gute hat, dass sie eine excessive Wärme verhindert. Der vorherrschende Winterwind ist der Nordwind, der zwar direct die unterm Schutze der Bergkette im Windschatten befindliche Stadt nicht treffen kann, der aber als abgelenkter Nordwest und im Kampfe mit dem Südwest sich öfter bemerklich macht; weit seltener und unter sich etwa gleich häufig stellen sich Ost und West, am seltensten der Südwind ein. Meistens sind die nördlichen Winde von schönem klaren Wetter begleitet. Ost und Südost haben nur ausnahmsweise starke Regengüsse, meistentheils gutes Wetter im Gefolge. Nach Süden und weiter nach Südwest fortschreitend gewinnen die Winde an Feuchtigkeit und sind mit häufigen Niederschlägen verbunden. Ein Wind, der viel von sich reden gemacht hat, ist der Leste, ein aus der afrikanischen Wüste stammender trockener und warmer Ostsüdost, der bisweilen einen feinen rothen Staub, selbst Insecten oder kleine Vögel mit sich führt. Jahre lang oft ganz fehlend, wird er zeitweise häufiger, und zwar zumeist im Sommer, beobachtet; er hält dann 2 bis 6 Tage an und ist so trocken, dass die relative Feuchtigkeit in Funchal bis unter 20 Proc. sinkt, Möbel Sprünge bekommen und Oberhaut und Schleimhäute schnell trocken werden. Trotzdem soll er aber ohne nachtheiligen Einfluss auf das Wohlbefinden der Kranken sein. Der Seewind und Landwind endlich wehen sehr regelmässig. Der Seewind (Imbate) erhebt sich früh zwischen 8 und 9 Uhr, erreicht Nachmittags seine grösste Stärke und endet gegen 4 Uhr. Nach mehrstündiger vollständiger Ruhe erhebt sich gegen 8 Uhr Abends der Landwind (Terral), der die Schiffe aus dem Hafen führt. Im Allgemeinen wird der Seewind in Madeira besser vertragen als an der Riviera. Dass der Kranke wegen der Stärke oder Kälte des Windes seine Spaziergänge unterbrechen muss, kommt nach Mittermaier etwa 8 mal im Laufe des Winters vor. Indessen geben die Winde durch die mancherlei Ablenkungen, die sie durch die Vorsprünge und Schluchten des Gebirges erfahren, reizbaren Kranken anfangs öfters zu der Klage Veranlassung, dass sie sich gegen diese verschiedenen Windrichtungen nicht recht zu schützen wüssten.

Die Durchschnittsziffer für die Höhe des atmosphärischen Drucks ist für Funchal 762 mm. Abweichend von sonstigen Beobachtungen fällt in Madeira der höchste Barometerstand auf den Sommer zur Zeit des vorherrschenden Nordostpassats. In dieser Jahreszeit ist der Luftdruck auch sehr constant, während er im Frühling und Herbst mässigen Schwankungen unterworfen ist, die im Winter am deutlichsten hervortreten. Die unregelmässigen Schwankungen des Barometers sind nämlich in der bewegten relativ dampfreichen Atmosphäre Funchals weit grösser als in Cairo, während hier wieder die täglichen Temperaturschwankungen die von Madeira um das Doppelte übertreffen. Ueber den Grad der relativen Feuchtigkeit auf Madeira ist längere Zeit lebhaft gestritten worden. Es hat sich herausgestellt, dass Mason, der hauptsächlichste Verfechter der hohen Ziffern, seine Beobachtungen an einem ausnahmsweise feuchten Platz machte, und spätere Controlversuche haben bedeutend niedrigere Werthe ergeben. Danach beträgt der Procentsatz der relativen Feuchtigkeit im Mittel 71; die Feuchtigkeit ist also gewiss nicht excessiv, besonders nicht in den unteren Luftschichten, wo sie von der Tageswärme in die Höhe geführt wird. An höher gelegenen Plätzen erfährt sie eine erhebliche Steigerung. Im Laufe des Tages sinkt deshalb auch die relative Feuchtigkeit von Morgen bis Mittag, erreicht um 3 Uhr ihren niedrigsten Stand, und erhebt sich von da bis 6 Uhr Abends zu ihrer höchsten Höhe. Der Nordküste Madeiras wird durch die nördlichen Winde weit mehr Feuchtigkeit zugeführt, die dichte Belaubung durch Kastanien und Lorbeerbäume wirkt in gleicher Richtung, und so ist hier der Stand der Feuchtigkeit wie die Menge der Niederschläge bei weitem bedeutender. Madeira liegt im subtropischen Regengürtel und hat eine Winterregenzeit. Von Mitte Mai bis gegen die Mitte des September hin ist es fast regenfrei. Die wenigsten Regentage hat der August, die meisten der November und December. Der Winterregen vertheilt sich meist in zwei Perioden, deren eine in die 2. Hälfte des November bis gegen Ende December, die andere in die Zeit von Ende Januar bis Ende Februar oder Anfang März fällt, während der Januar sich durch einen gleichmässig heitern Himmel auszeichnet. In Funchal selbst herrscht weniger Regen als in der Umgegend. Dass es während eines ganzen Tages unaufhörlich regnete und dadurch ein ganzer Tag dem Luftgenuss verloren ginge, ist äusserst selten. Mittermaier rechnet im Jahre 167 Tage, an denen es vorherrschend hell ist, 110 an welchen der Himmel vorwiegend bedeckt ist und 88 Tage mit mehr oder weniger Regen. Der Regen spielt also immerhin in Madeira eine bedeutende Rolle. Die Bewohner Funchals schauen daher manchmal besorgt nach den Desertas hinüber. Sind diese in Nebel gehüllt, so kann man auf schönes Wetter rechnen, sind sie klar und von der Abendsonne hell beleuchtet, so giebt es Regen. Die Nächte zeichnen sich oft durch ihre ausserordentliche Helligkeit aus. Der eigentliche Wolkengürtel breitet sich durchschnittlich in einer Höhe von 500—1500 m aus

(Dührssen). In der heissesten Jahreszeit erhebt sich seine untere Grenze bis zu 1000 m. Nebel kommen fast niemals bis zur Stadt, steigen aber häufig an den Bergen bis auf 300 m herab. In Funchal und seiner Umgebung schneit es niemals und selbst in leichten Flocken sieht man unter 500 m niemals den Schnee herabsteigen.

Der Basaltboden Madeiras bewirkt, im Gegensatz zu Aegypten und den meisten Mittelmeerstationen eine absolute Staubfreiheit des Kurorts. Zur Zeit als in Madeira der Weinbau noch im Grossen betrieben wurde, konnte man sagen, dass auf der Insel irgendwelche Quelle für Verunreinigung der Luft nicht existire. Seit der theilweisen Verdrängung der Rebe durch das Zuckerrohr muss dieses Lob eine Einschränkung erfahren. Die fortwährende und ausgiebige Bewässerung, welche die Zuckerrohrpflanzungen beanspruchen, wird häufig die Veranlassung von miasmatischen Bodenausdünstungen, die einen schädlichen Einfluss zumal auf Kranke ausüben müssen. Ausserdem werden die in der Stadt befindlichen durch Dampfkräfte betriebenen Zuckerfabriken zur Zeit der Ernte (Mitte Febr. bis Anfang Mai) des starken Rauches wegen den Anwohnern lästig. Der wieder aufgenommene Weinbau kommt daher auch der Reinheit der Luft und dem allgemeinen Gesundheitszustand zu gute. Ueber diesen lauten die Berichte im allgemeinen günstig. Bei geringer körperlicher Anstrengung, wie sie unter den wohlhabenden Klassen und bei den Frauen das Gewöhnliche ist, stellt sich leicht unter dem Einfluss des feuchtwarmen Klimas Fettleibigkeit ein. Selbst bei Kindern, deren Kräfte geschont werden, ist eine auffallende Korpulenz nicht selten. Der Mangel an gehöriger Bewegung, eine allgemeine Unsitte der Insulaner, ist auch an der weitverbreiteten Chlorose schuld und an der Neigung zu Gehirnschlag, an dem unter den Einheimischen verhältnissmässig Viele zu Grunde gehen. Da die Bevölkerung grösstentheils arm ist, so bilden Mais, Kohl, Kartoffeln, Bataten, allerhand Früchte und Wurzeln, nebenbei auch gesalzenes Schweinefleisch und Fische (Thunfisch) ihre Hauptnahrung. Dabei sind die Wohnungen der Armen dunkel, dumpf und feucht. Eine Felswand stellt oft die eine Seite der Steinhütte dar, die nackte Erde oder das Strassenpflaster den Fussboden. Frühzeitige Heirathen sind etwas sehr gewöhnliches. Bei solchen Nahrungs-, Wohnungs- und Lebensverhältnissen ist es kein Wunder, wenn unter dem Proletariat, Skrophulöse, Rhachitische, selbst Verkrüppelte häufig bemerkt werden, und wenn alle Parasiten der Haut und Ausschlagsformen (Acarus, Favus, Lepra) endemisch sind. Unter den Frauen, welche den grössten Theil des Tages in diesen Spelunken leben, sind denn auch Ernährungskrankheiten und chronisches Sichthum viel gewöhnlicher als bei den im Freien ihrer Arbeit nachgehenden Männern, welche wie z. B. die Hammokträger oft die schwersten Lasten die steilen Wege bergan zu tragen vermögen. Lungenschwindsucht ist unter der armseligen Bevölkerung nicht gerade selten, ebenso Herzkrankheiten in Folge von Ueberanstrengung des Herzens beim Tragen schwerer Lasten. An der schnellen Vernarbung äusserer Geschwüre und Verletzungen bewährt sich die Heilkraft des Klimas. Wechselfieber und gelbes

Fieber sind unbekannt, Ruhr und Typhus zeigen sich in vereinzelten Fällen, letzterer fast ausschliesslich unter der ärmsten Klasse. Seit die Cholera 1856 eingeschleppt wurde und eine sehr heftige Epidemie verursachte, hat England strenge Quarantaine-Vorschriften getroffen. Scharlach und Diphtherie sind äusserst selten, ebenso Masern und Keuchhusten, die sehr gutartig verlaufen.

Madeira gewährleistet jedem Kranken durch die ungewöhnlich gleichmässige Temperatur zu jeder Jahreszeit den ausgedehntesten Luftgenuss. Mit sehr geringer Ortsveränderung kann er Jahr aus Jahr ein dort verweilen, und die Zeit von früh um 8 oder 9 Uhr bis abends um 6 Uhr fast ausnahmslos im Freien zubringen und zwar in einer staubfreien, reinen, feuchtwarmen Atmosphäre. Vor Sonnenuntergang (wenn auch keine stärkere Thaubildung wie etwa in Nizza stattfindet) kühlt sich die Luft schnell um $1—1^1/_2{}^0$ ab, und der Kranke soll dann seine Wohnung aufsuchen. Dührssen betrachtet es als einen Nachtheil Madeiras, dass die hohe Temperatur und Feuchtigkeit es dem Leichtkranken erschweren sich ausgiebige active Bewegung zu machen. Für Schwerkranke sei es dagegen eine Wohlthat behaglich ruhend einen grossen Theil des Tages in einer so milden und gleichmässigen Luft zuzubringen. Wer schlecht zu Fusse ist, findet zu passiver Bewegung im Freien, in der Hängematte, im Boot oder auf dem Pferde, die mannigfaltigste Gelegenheit. Die erste Folge also einer so consequenten und reichlich bemessenen Luftkur ist Steigerung des Appetits, Besserung des Kräftezustandes und Zunahme des Körpergewichts, die in wenigen Monaten 10—15 Pfund betragen kann. Alle Kranke, die unter einer verzögerten Reconvalescenz zu leiden und alle Schwächlinge, die sich vor einem raschen Wechsel der Witterung zu hüten haben, würden in diesem vorzüglichen Klima ein unersetzbares Heilmittel finden, wenn nicht die bedeutenden Opfer, welche eine so weite Reise und eine so lange Abwesenheit vom Vaterlande erfordert, so viele zurückschreckte, und sich deshalb meist nur solche Kranke zur Kur auf Madeira entschliessen, welche eines so mächtigen Eingriffes zur Wiedergewinnung ihrer Gesundheit oder zur Rettung des Lebens absolut zu bedürfen scheinen. Dies sind die Phthisiker oder die mit ausgesprochener Anlage zur Phthise Behafteten. Ist die Krankheit bereits so weit vorgeschritten, dass beide Lungen ergriffen und dass deutliche Zeichen umfangreicher Cavernenbildung vorhanden sind, so darf man von dem Aufenthalt in Madeira höchstens ein sanfteres Ende erwarten; denn auch in vorgerückten der Heilung unzugänglichen Fällen mässigen sich in dieser milden Atmosphäre die entzündlichen Reizzustände des Kehlkopfs und der Lungen. Je frischer der Fall ist, je mehr sich das Leiden auf einzelne Lungenpartien beschränkt, je langsamer es sich entwickelte, je weniger der Kräftezustand davon berührt wurde, je einsichtsvoller endlich der Kranke sich zeigt, desto besser die Aussichten für einen guten und sichern Erfolg der Kur auf Madeira. Die vollständige Genesung in den Anfangsstadien der Phthise nach einer 1½—2 jährigen Kur ist durch zuverlässige Beobachter (Bahr, Dührssen, Mittermaier) für eine Reihe von Fällen constatirt. Es ist sicher, dass Verdichtungen in den Lungenspitzen von geringerem Umfang bei fehlenden oder unbedeutenden Symptomen von Erweichung während zweier Winter und eines Sommers dort zur Heilung gebracht werden können. Neben einer genauen Untersuchung des respiratorischen Apparats verlangt die Verordnung von Madeira, dass der Zustand des Darmkanals und der Nieren in Betracht gezogen werde. Bei vielen Neuangekommenen bewirkt das sehr weiche Wasser, die veränderte Kost, der ungewohnte und häufig übertriebene Genuss der schmackhaften Früchte und das sommerliche Klima eine leichte Diarrhöe (mal de Madère), welche bei richtiger Diät in einigen Tagen verschwindet. Dass das Klima von Madeira im allgemeinen eine erschlaffende Wirkung auf den Darmkanal ausübe und in Folge davon Neigung zu Durchfällen bedinge, ist erfahrungsmässig unrichtig, wenn auch einzelne seltene Fälle verzeichnet sind, wo eine chroniche Diarrhöe den Wechsel des Klimas, also das Verlassen der Insel, nothwendig machte. Eine ausgesprochene Prädisposition für Erkrankungen des Darmkanals, mehr noch eine bereits bestehende chronische Diarrhöe, würde aber eine entschiedene Gegenanzeige gegen den Aufenthalt auf Madeira abgeben. Ebenso gebietet die Vorsicht, dass man bei dem immerhin nicht seltenen Vorkommen von Albuminurie unter der einheimischen Bevölkerung keinen Kranken die weite Reise machen lasse, bei welchem Spuren dieser Krankheit nachzuweisen sind. Neigung zu Rheumatismen und Gicht verdienen ebenfalls als Gegenanzeigen Beachtung. Für solche Fälle ist ceteris paribus Aegypten klimatisch bevorzugt. Auch kann es vorkommen, dass im Laufe einer Kur auf Madeira ein Stillstand sich bemerkbar macht, und dass nun ein trockenes stimulirendes Klima angezeigt ist. Auch auf Madeira darf, wer dort zur Herstellung seiner Gesundheit verweilt, niemals vergessen, dass er ein Kranker und meistentheils ein Schwerkranker ist. Wer es irgend vermag, soll einen zuverlässigen Begleiter zur Seite haben, Niemand aber sich der ärztlichen Controle entziehen. Eine zweckmässige Diät, Waschungen des Körpers mit Seewasser, methodische Athemübungen können unter der Leitung des Arztes die Kur wesentlich unterstützen. Dabei kommt dem Kranken noch zu statten, dass an Vorzüglichkeit und Reichhaltigkeit der Kost (auch an Eiern, Milch, Butter etc,) Funchal ebenfalls an der Spitze der Kurorte steht. Nicht unerwähnt bleibe schliesslich die Bedeutung Madeiras als Uebergangsstation für die aus den Tropen nach dem Norden Zurückkehrenden oder als Sanatorium für tropische Krankheitsformen wie Dysenterie, akute und chronische Leberentzündungen, die schweren Formen der Malaria und ihre Folgezustände. Das Beriberi, jene bösartige epidemische Krankheit des indischen Küstenlandes und Archipels, geht unter dem Einfluss des Klimas und einer zweckmässigen Behandlung in Madeira einer sicheren und raschen Heilung entgegen.

Deutschland sendet jährlich nur eine kleine Zahl seiner Kranken nach Madeira. Das liegt nicht allein an der Umständlichkeit der Reise, an der Nothwendigkeit sich für lange vom Vaterlande loszureissen, und an den bedeutenden Kosten, die eine Madeirafahrt erfordert, sondern auch daran, dass die zur Zeit gangbare Theorie eine Vorliebe für das tonisirende Verfahren, für trockene Kurorte und das Höhenklima mit sich bringt. Für Kranke, die ein volles Jahr und länger auf der Insel verweilen wollen, kommt die Wahl eines Sommeraufenthaltes in Frage. Oft bleiben Kranke nur zwei Monate in einer nahe gelegenen Sommerfrische, während andere von Mitte Juni bis Ende September in Sta. Anna, im Norden der Insel zubringen.

Reise und Aufenthalt[1]). Madeira hat keine auf gewisse Monate beschränkte Kurperiode; man kann das ganze Jahr dort verweilen, und wer einmal die Insel betritt, sollte sich gleich mindestens auf einen Aufenthalt von 1½ Jahren vorbereiten. Die Abreise erfolgt am besten während der guten Jahreszeit Ende Sept. oder Anfang Oct. Sind dringende Indicationen vorhanden, so kann die Fahrt zu jeder beliebigen Jahreszeit im Frühjahr wie im Winter angetreten werden. Für Deutsche empfiehlt sich als beste Reisegelegenheit die von Hamburg aus, und zwar auf einem Dampfer der Hamburg-Südamerikanischen Dampfschifffahrt-Gesellschaft. Minder gut aber billiger sind die Woermann-Dampfer, die auf der Fahrt nach Westafrika in Funchal anlegen. Man erkundige sich wegen der Plätze und Preise bei Zeiten in Hamburg. Mit den erstgenannten Schiffen nimmt die Fahrt 6—7 Tage in Anspruch. Die rascheste Fahrt ist die von Southampton aus mit den Schnell-Dampfern der beiden Caplinien (Union and Castle Line); sie dauert nur 3½—4 Tage. Andere Verbindungen bieten die von Antwerpen und endlich die von Lissabon häufig abgehenden portugiesischen und sonstigen Dampfer. Die Eisenbahnfahrt von Berlin nach Paris und von dort nach

---

[1]) Diese ganz zuverlässigen Angaben aus neuester Zeit verdanke ich der Güte des Herrn D. J. Goldschmidt in Funchal.

Lissabon dauert 62 St., die Seefahrt von Lissabon nach Madeira 2½ Tag.

Ankunft, Zoll, Pass. Die Capdampfer werden zu jeder Zeit, auch nachts, visitirt, weshalb der Ankömmling darauf gefasst sein muss, das Schiff sofort zu verlassen, nachdem es freie Pratique erhalten hat. Andere Dampfer werden nach 10 U. abends nicht mehr visitirt. Ist der Dampfer freigelassen, so nehme man die Hilfe der Hoteldiener bei der Ausschiffung und Visitation im Zollhause in Anspruch. Letztere erstreckt sich hauptsächlich auf Tabak, von dem man ungestraft nur ½ Kilo mitführen darf. Kommt man spät an, so kann man folgenden Tages sein Gepäck auf dem Zollhause visitiren lassen. Pässe werden nicht verlangt, sind aber zur Legitimation nützlich.

Geldwährung auf Madeira. Mit dem übrigen Portugal hat M. Papierwährung mit schwankendem Kurs. Am besten bringt man englisches Gold, engl. Banknoten oder checks auf London mit. An französ. od. deutschem Gelde verliert man. Bequem sind Creditbriefe auf England.

Hotels und Pensionen. Für Deutsche empfiehlt sich am meisten das Hotel Hortás (Leiter Senhor Francisco Nunes, der geläufig deutsch spricht; deutsche Küche und deutsche Bedienung, Pens. für 4 Wochen von 12 Pfund an). Drei sehr gute engl. Hotels sind New Hotel, Sta. Clara u. Carmo. Die kleine empfehlenswerthe Pension Favrat, für 3—4 Pers., wird von einer deutsch sprechenden Dame geleitet. Ausserdem eine Reihe billigere aber für Kranke wenig geeignete portugies. Häuser. Im Norden der Insel existirt als Sommeraufenthalt ein gutes einfaches Hotel in Sta. Anna, und für Frühjahr und Herbst ein solches in Sta. Cruz, östlich von Funchal. — Villen (Quintas) 50—200 Pfund für den Winter. Familien, die eigenen Hausstand führen wollen, thun gut daran ihre Köchin mitzubringen.

Kosten des Aufenthaltes. Man rechne für Hin- und Rückreise 1000 Mark, für die Ausgaben am Kurort (die neben der Verpflegung durch die verschiedenen Transportmittel:

Reitpferde, Hammoks u. Boote erwachsen) 400—500 M. monatl. Nimmt man ein Retourbillet für 6 Monate, so spart man 10% am Fahrpreis. — Deutscher Arzt, seit 1866 auf der Insel, Dr. Julius Goldschmidt; 3 gute Apotheken.

3. Teneriffa.

Die Insel Teneriffa (Tenerife), die bedeutendste der 7 in spanischem Besitz befindlichen Kanarischen Inseln, unterm 29° n. Br. gelegen, ist erst seit 1887 in den Kreis der Winterstationen eingetreten. Die an der Ostseite der Insel befindliche Hauptstadt Santa Cruz mit 15000 Einw. hat einen vorzüglichen Hafen, in den alle nach Indien bestimmten Schiffe einlaufen und ist Sitz des deutschen Consulats. Die dort lebenden Engländer haben sich mit ziemlichem Comfort eingerichtet. Die günstigsten Krankenstationen, und deshalb klimatisch am besten erforscht, sind die an der Nordküste gelegenen Orte Puerto de la Orotava (Puerto de la Cruz, El Puerto) mit 4300 Einw. und die 5 km davon landeinwärts, 350 m, am nördlichen Fusse des Pico de Teyde (3700 m) gelegene Stadt Villa de la Orotava mit 8600 Einw. Die Kanaren liegen auch im Winter innerhalb der Passatzone, so dass fast das ganze Jahr hindurch der Nordost-Passat, hier la brisa genannt, der vorherrschende Wind ist. Bisweilen wird die brisa durch Windstillen oder durch Stürme aus Süd oder Südwest abgelöst. Die Südwinde sind dann von erschlaffender Hitze begleitet. In gleicher Richtung wie die brisa herrscht in Orotava der periodische Seewind. Dieser erhebt sich zwischen 9 und 10 Uhr früh, erreicht zwischen

1 und 2 Uhr seine Höhe und macht gegen Sonnenuntergang der Windstille Platz, worauf dann während der Nacht sich ein anhaltender Landwind einstellt. Was die Wärme-Verhältnisse anbetrifft, so ist Orotava durchschnittlich zu jeder Jahreszeit 1—1½° wärmer wie Funchal. Die mittlere Temperatur beträgt im Herbst 22.6°, im Winter 17.1°, im Frühling 18.9° und im Sommer 23.9° C. Die Tagesschwankungen der Wärme sind in den Wintermonaten sehr mässig (6—7° C.), und besonders vollzieht sich der Uebergang vom Abend zur Nacht fast unmerklich. Die Unschädlichkeit der Nachtluft hebt Rothpletz besonders hervor. Die bei vorherrschender brisa an den Abhängen des Pic sich stauende und aufsteigende Luft hat Feuchtigkeit und zeitweise auch Niederschläge im Gefolge. Trotzdem steht Orotava (mit 70 %) bezüglich der Feuchtigkeit etwas hinter Funchal zurück. Unter 52 jährlichen Regentagen (Madeira 88) fallen 20 auf die 3 Wintermonate gegen 31 auf Madeira. Dabei ist die Luft rein und frei von Staub und Miasmen. Fast alle Schriftsteller (Belcastel, Viera, Bolle, v. Fritsch etc.) rühmen ihre aromatischen, erfrischenden, wohlthuenden Eigenschaften. Jedenfalls kann der Luftgenuss im ausgedehntesten Masse betrieben werden, und sogar das Schlafen bei offenem Fenster ist statthaft. Für Brustkranke und Nervenleidende sind die klimatischen Verhältnisse des dortigen Winters auffallend günstige, gegen Luftzug Empfindliche, besonders Rheumatiker, sind einstweilen, schon wegen der noch mangelhaften Wohnungszustände, in Orotava noch nicht am richtigen Platze. Die drei Wintermonate verlebt man mit Nutzen

in Puerto de la Orotava, wo ein neues Sanatorium in etwa 80 m Seehöhe erbaut ist. Diese Lage, bis etwa 200 m hinauf, ist von Dec. bis April manchen Kurgästen am meisten zu empfehlen, Phthisiker können bei allerdings noch sehr mangelhafter Unterkunft die heissen Monate Juli bis Oct. in Villaflor, 1400 m, verbringen, wo ein fast stets heiterer Himmel zu finden ist, wo die Temperaturschwankungen aber stärker sind und die Feuchtigkeit niedriger ist wie in Orotava. Wohnungen und Verpflegung lassen bisher noch manches zu wünschen übrig, doch ist man im steten Fortschreiten in dieser Beziehung begriffen. Weil Teneriffa nur Freihäfen besitzt, sind alle Lebensmittel hier billiger als auf Madeira.

Von Hamburg erreicht man Teneriffa mit der Woermann-Linie in 11, mit der Union S. S. Comp. in 13 Tagen. Von London über Plymouth mit den British India Associated Steamers braucht man 7, von Liverpool mit den Schiffen der British and African Steam Navigation Comp. ebenfalls 7 Tage (Preis 14—17 Pfund). Von Genua (La Veloce) dauert die Fahrt 9 Tage. Von Marseille gehen Schiffe der Comp. gén. transatlantique in 7 Tagen nach Teneriffa, mit denen man auch die 3tägige Seefahrt von Cadix aus (250 fr.) machen kann. Von Lissabon ist man in 52 St. in Teneriffa. Von Sta. Cruz nach Orotava beträgt die Entfernung 40 km. — Unterkunft: Grand Hotel in Villa de la Orotava mit mehreren Dependancen (Pens. 12 Mark) und eine englische Pension. Neues Kurhaus oberhalb El Puerto.

4. Aegypten.

In der grossen Wüste des nordöstlichen Afrikas bildet das Nilthal eine langgestreckte Oase, welche vom Meeresufer bei Alexandria bis zur nubischen Grenze bei Assuàn (vom 31° 36′ bis zum 24° 5′ n. Br.) sich ausdehnt. Bei etwa 1100 Kilometer Länge hat das culturfähige Land dieses Flussgebietes mit Ausnahme des Deltas nur eine Breite von 8 bis 30, bei Kairo von 11 Kilometern. Auf der alljährlich und regelmässig in Folge der tropischen Regen wiederkehrenden Ueberschwemmung, welche im obern Theil des Nielgebiets auf natürlichem, im untern auf künstlichem Wege mit Canälen und Schleusen zu Stande kommt, beruht die enorme Ertragfähigkeit dieses Thals. Um 8 m schwankt im Durchschnitt der Wasserspiegel dieses Flusses, der in Chartum schon Ende März, in Assuàn Ende Juni, in Kairo Anfang Juli zu steigen beginnt, und zwischen dem 15. und 20. Juli immer mächtiger anschwellend in der ersten Hälfte des October seinen höchsten Stand zu erreichen pflegt. Von der Mitte des October bis zum Mai tritt der Nil allmählich in sein früheres Bett zurück, indem er auf den überschwemmten Feldern einen grauröthlichen, glitzernden, fettig anzufühlenden Schlamm als vortrefflichen Dungstoff, zugleich als Mörtel für Bauten und Gefässe, zurücklässt. Im November ist die eigentliche Zeit der Saat, im März die Ernte. Aber mit Hülfe der künstlichen Bewässerung sät man im April zum 2. Mal und hat dann im August eine zweite Ernte. So cultivirt man mit vorzüglichem Nutzen unsere Getreidearten, Futterkräuter und Hülsenfrüchte, nicht minder aber die Baumwolle, den Reis, das Zuckerrohr und den Tabak. Neben der Banane, der Sykomore und der Akazie des Nils vertritt die Dattelpalme, welche hier und da in grösseren Gruppen vorkommt, den Baumwuchs des Landes. Auch die Obst- und Blumenzucht ist stellenweise in gutem Schwunge, so auf dem linken Nilufer, südlich von Kairo, in der Provinz Fajuhm, nicht weniger berühmt durch ihre Pfirsiche, Aprikosen, Quitten, Melonen und Orangen, wie durch die Pracht ihrer Rosen. Beide Ufer des 300 bis 600 m breiten Stromes werden von üppig grünenden Saatfeldern eingefasst. Hinter diesen erhebt sich zu jeder Seite am rechten Ufer eine höhere, am linken eine niederere 60 bis 250 m hohe Hügelkette, welche bis oberhalb Theben aus Kalkstein, weiter südlich aus Sandstein gebildet ist, und dammartig vom fruchtbaren Thale jenes grosse Sandmeer zurückhält, das im Westen als libysche, im Osten als arabische Wüste den Nil durch das ganze ägyptische Land in breiten Zügen begleitet. Von Assuàn bis Kairo beträgt das Gefälle des Nils 90, bis Alexandrien 110 m. Mehr als diese Höhen-Differenz ist die Distanz vom Meere landeinwärts und der Charakter der Winde für das Klima von Bedeutung, und hiernach theilt sich Aegypten in 3 klimatische Zonen. Die erste, von der Meeresküste bis zur Mitte des Delta, wird durch Alexandrien vertreten, die zweite von Kairo und dessen Umgegend südlich bis gegen Siut, die dritte endlich reicht von hier südlich bis Assuàn und bis zu den ersten Cataracten des Nils.

Die Stadt **Alexandrien** (unterm 31° 37′ n. Br.), ein lebhafter Handelsplatz mit 227 000 Einw. würde den socialen Bedingungen eines Krankenaufenthaltes vollständig genügen können. Der arabische Theil der Stadt ist zwar ärmlich, enggebaut und schmutzig, der europäische dagegen, der bereits weit um sich gegriffen hat, bietet mit seinen stattlichen, theilweise prächtigen Gebäuden dem Fremden alle Vorzüge der modernen Grossstadt. Die Plätze und Hauptstrassen sind gepflastert, mit Gas beleuchtet und zum Theil mit schönen Baumalleen geziert. Auch die Wärme-Verhältnisse Alexandriens sind nicht ungünstig, insofern die mittlere Wintertemperatur (15.4°C.) fast um einen Grad höher ist als die von Kairo. Wegen der Nähe des Meeres ist der Gang der Temperatur gleichmässiger und zu hohen Wärmegraden wirkt die Brise erfolgreich entgegen.

Trotzdem ist der Ort durch seine Lage, durch Wind und Regen für eine Luftkur wenig geeignet. Das Deltaland des Nils, aus angeschwemmten Flussschlamm, Sand und Kies bestehend, hat stagnirende Gewässer grösseren und kleineren Umfangs aufzuweisen. Dazu kommt, dass neben dem Nordwind der West und Südwest auftritt, und dass letzterer, besonders im December und Januar, von Regengüssen begleitet ist, so dass die Zahl der Regentage immerhin 55 im Jahre beträgt. Juni, Juli und August sind vollständig, Mai und Sept. fast vollständig regenfrei. In den übrigen Monaten, schon im Februar und März, ist zwar der Regen sparsamer, aber die Luft ist vom November an von sehr schwankendem Dampfgehalt und oft so hochgradig feucht, dass Wäsche und Lederzeug unter Verschluss sogar stockig werden. Vor Beginn und nach Aufhören dieser Winterregen, also im Herbst bis Ende November und im Frühjahr, sind im ganzen Delta, Alexandria nicht ausgenommen, Fieber-Epidemien bemerkbar, am schlimmsten südwärts der Stadt am westlichen Ufer des Mareotis-Sees. Abendlicher Thaufall giebt zu Erkältungen Veranlassung, und so sind Katarrhe und Entzündungen der Luftwege im Winter ebenso verbreitet wie die Ruhr und hartnäckige Diarrhöen während des Sommers. Trockener und überhaupt günstiger gestaltet sich das Klima des nur 6 km nordöstlich entfernten und von Alexandria mittelst Eisenbahn in $^1/_2$ St. erreichbaren Ramleh. Die hier bestehenden Seebäder werden von Juni bis Sept. von Kairo aus stark benutzt. Kranke, denen ein trockenwarmes Klima dienlich ist (Nierenentzündung, chronische Exsudate, chronischer Rheumatismus) finden zur Sommerzeit in den Villen und Pensionen von Ramleh geeignete Unterkunft. Wird der Ankömmling in Alexandrien von hartnäckigem Wechselfieber oder von einer schlimmen Ruhr befallen, so bleibt die baldige Heimkehr nach Europa für ihn das sicherste Heilmittel.

Kairo, unterm 29° 59′ n. Br., mit nahezu 400 000 Einw. einer der intensivesten Brennpunkte des modernen orientalischen Lebens, und dabei gleichzeitig von hervorragendem Interesse theils durch die altsaracenische Pracht seiner Bauwerke, theils durch die Nähe altägyptischer Monumente und durch seine fast tropische Vegetation, ist das nächste Ziel aller Aegypten besuchenden Kranken und für viele die dauernde Winterstation. Am rechten Nilufer, in der Entfernung einer halben Stunde von demselben sich ausbreitend, steht die Stadt gegen Südosten unter dem Schutz des von Osten, von dem Plateau der arabischen Wüste her, bis dicht an den Fluss herantretenden 160 m hohen Mokkatam-Gebirges. Der Esbekieh, ein grosser viereckiger mit Anlagen geschmückter Platz mit seiner Umgebung und die mit Asphalt belegte Muskih-Strasse ist der Hauptsitz der Fremden-Colonie. Hier im Frankenquartier würde man sich auch am behaglichsten einwohnen, wenn nicht durch den regen Verkehr mit Kameelen, Pferden und Eseln, welche vom frühen Morgen an hin und her passiren, ziemlich viel Staub und Lärm erzeugt würde, so dass Kranke oft sehr darunter zu leiden haben. Auf nächtliche Störungen durch Hundegeheul und lärmende Aufzüge muss man ausserdem gefasst sein. Auch vor zu langem Sitzen in den schattigen aber dumpfig-feuchten Anlagen des Esbekieh ist zu warnen. Hier sind höchstens die Stunden von 11—4 Uhr zum Aufenthalt geeignet (Reil). Glücklicherweise kann der Patient diesen Uebelständen zum grössten Theil leicht entgehen, indem er einen Eselritt in die nahe Wüste, zu den Khalifen- oder Mameluckengräbern oder nach dem rothen Berge unternimmt. Wer einigermaassen rüstig ist, wendet sich weiterhin nach dem Mosesbrunnen, nach Heliopolis und dem Baum der Maria, nach den Pyramiden von Gizeh etc. Noch besser thut, wer an der Hand des Arztes in Schubra oder in Alt-Kairo in unmittelbarer Nähe der Insel Rhoda und der Wüste sich eine Wohnung sucht. Ueberall in unmittelbarer Nähe der Stadt, welche an Schutt- und Trümmerhaufen sehr reich ist, wirbelt der Wind feinen Kalksand oder den aus Nilschlamm gebildeten Strassenstaub auf, während in der Wüste höchstens Stürme wie der Chamsin die Luft mit Staub erfüllen. Wer indessen nur der Luftkur wegen Aegypten aufsuchte und vor Allem danach strebt seinen Aufenthalt in der reinen Wüstenluft zu nehmen, wo die Heilkraft des Klimas ohne die gerügten Uebelstände zur vollen Geltung kommt, der kann sich mit leichter Mühe von Kairo nach Hélouan begeben.

Ganz Aegypten besitzt die Eigenthümlichkeit, dass die Witterung der einzelnen Jahrgänge eine weit grössere Gleichmässigkeit zeigt, als wie wir dies irgendwo in Europa finden, und dass sogar der Verlauf der einzelnen Monate, Wochen und Tage in seiner Wärmeschwankung höchst stereotyp ist. Ein paar Regentage mehr oder weniger, ein um ein paar Tage früheres oder späteres Eintreten des Südwindes, das sind die einzigen hervorstechenden Differenzen. Wenn dennoch von einigen Beobachtern abweichende Mittelwerthe über die Temperatur zu Kairo aus verschiedenen Jahrgängen mitgetheilt werden, so beruht dies höchst wahrscheinlich darauf, dass man sich noch nicht über die Beobachtungsstunden geeinigt hat, und dass das Hineinziehen der Temperaturen des frühen Morgens oder des späten Abends die Durchschnittstemperatur des Tages deshalb so erheblich modificirt, weil die Schwankung der Temperatur im Laufe eines Tages enorm hoch ist. Bestehen doch zwischen dem Maximum und Minimum eines Tages häufig Differenzen bis zu 10°, zwischen Monatsmitteln der Max. und Min. von 15—20° und zwischen Morgen und Mittag von 4—7 ja bis 9°. Steht das Thermometer vor Sonnenaufgang auf 4 oder 3°, so kann es bis Mittag auf 18—24° steigen (Hartmann). Man betrachte nur beispielsweise den Gang der Temperatur im Januar und Februar 1869, wo die Tages-Amplitude 9—9.5° C. beträgt.

So auffallend also bei Vergleich der Mittelwerthe der einzelnen Wintermonate deren fast übereinstimmende Gleichheit (13—15° C.) ist, so charakteristisch andrerseits die enormen Wärmeschwankungen im Laufe eines Tages. Eine Wärme-Abnahme bis auf den Gefrierpunkt findet nie statt, doch kann das Thermometer im Januar Nachts bis auf 5° und sogar bis auf 2.5 heruntergehen. Die Morgenzeiten sind recht kühl; bis um 10 Uhr ist aber auch zur kältesten Jahreszeit das Thermometer so weit gestiegen, dass zwischen 10 und 5 Uhr Nachmittags eine Temperatur unter 12° nicht mehr stattfindet. Um 2 Uhr hat die Wärme ihr Maximum erreicht. Der Sonnenuntergang, welcher im Winter wegen der südlichen Breite schon merklich später stattfindet (Tageslänge 10—14 St.), ist wieder von einer ziemlich starken Temperaturherabsetzung begleitet und disponirt noch mehr zu Erkältungen als der weniger kühle späte Abend. Von Einigen wird der Januar, von Anderen der Februar als der kälteste Monat bezeichnet, was nur dadurch möglich ist, dass die Wärmemittel dieser beiden Monate sich weit näher stehen, als dies bei uns der Fall zu sein pflegt. Die erste Hälfte des März ist noch relativ winterlich, die zweite führt unter Eintritt des Chamsin zum Frühling über. Im Zimmer pflegt bei einer Lage nach Süden die Temperatur 2.5 bis 3° wärmer zu sein als die Luft draussen. Der Juli mit 30, der August mit 29° C. sind entschieden die heissesten Monate. Die Temperatur der kältesten Monate ist also die unseres Mai, und die der 3 Wintermonate steht nur 4° unter der unseres Sommers. In der Sonne ist selbst im Winter die Hitzeentwicklung auf dem meist baumlosen Terrain und bei der Trockenheit der Luft oft sehr bedeutend. Für gehörigen Schutz des Kopfes durch Bekleidung ist deshalb Sorge zu tragen.

Die im Winter vorherrschenden Winde sind die Nordwinde, welche häufig in Nordwest, seltener in Nordost, noch seltener in West umschlagen. An manchen Tagen erhebt sich der Nordwest schon früh um 8 Uhr, hält den Tag über an und legt sich bei Sonnenuntergang; oder er hält bis Mitternacht an und beruhigt sich dann, um sich gegen Morgen von neuem aufzumachen. Weit gewöhnlicher noch geschieht das Auftreten des Nordwindes folgendermassen: Bis 9 oder 10 Uhr früh herrscht in Kairo vollständige Windstille; nun erst beginnt der Wind in stetig zunehmender Stärke bis Sonnenuntergang zu wehen, wo er bisweilen erlischt, um gegen Mitternacht sich von neuem zu verstärken, ja bisweilen sogar sich orkanartig zu gestalten. Stürme sind sonst im allgemeinen bis gegen das Ende des Winters selten und pflegen sich erst im Februar oder März bemerklich zu machen. Alle 10—14 Tage wird der Nordwind, oft zuvor in Ost übergehend, durch den 2—3 Tage währenden Südwest abgelöst, der im Winter ebenfalls kühl ist, von der 2. Hälfte des April an aber als sogenannter Chamsin (Samum, Scirocco) eine kolossale Hitze erzeugt und die Luft mit Staub erfüllt.

Der Himmel und der Horizont haben dann ein graues Aussehen, die Sonne erscheint in Schleier gehüllt als gelbe Scheibe, das Thermometer steigt auf 35 bis 40° und das Psychrometer zeigt ein Minimum von relativer Feuchtigkeit. Nachmittags pflegt dieser Wind sich vorübergehend heftig zu verstärken. Einzelne Chamsintage können schon im März ja selbst im Februar vorkommen. Was nun den Charakter dieser nördlichen Winde anbetrifft, so ist derselbe wesentlich verschieden von dem unseres Nordwindes. Die bis an das Nilufer reichende warme Wüstenluft mischt sich stets mehr oder weniger diesen Winden bei. So wirken sie reinigend, die Mittagshitze mässigend, erfrischend und belebend, und da alle diese Winde (mit Ausnahme des Chamsin) selten so heftig sind, dass sie den Staub der Wüste mit sich führten, so sind sie den Spaziergängen der Kranken keineswegs hinderlich.

Je mehr man von der Meeresküste aus das Nilthal hinauf geht, um so mehr ermässigt sich natürlicherweise der Luftdruck. Die 3 klimatischen Zonen Aegyptens markiren sich im Winter durch Differenzen in den barometrischen Monatsmitteln von 10 mm. Für Kairo, welches nur 23 m liegt, beträgt das barometrische Jahresmittel 761.6, das Maximum im December 762.2, das Minimum im Juli 755.5. Die unregelmässigen Schwankungen des Barometers, welche für gewöhnlich sehr gering sind, können zur Zeit des Chamsin im Laufe eines Tages 3—4 mm betragen. Kranke, bei welchen Lungenblutungen zu fürchten sind, haben dann entschieden gefährliche Zeiten.

Aegypten ist durch seine sehr geringe Feuchtigkeit

ausgezeichnet. Der Einfluss der allen Winden beigemischten Wüstenluft verleiht dem Klima von Kairo seine ungewöhnliche Trockenheit. Nach Destouches ist die Durchschnittsziffer der relativen Feuchtigkeit aus einer Zeitdauer von 5 Jahren nur 54, nach neueren Beobachtungen erreicht sie 67%. Mit dem Resultate der psychrometrischen Beobachtung stimmen die Wahrnehmungen aus den bürgerlichen Haushaltungen und der Eindruck auf den menschlichen Organismus vollständig überein. Der Mai ist in Kairo der trockenste Monat; er hat nur 45% relativer Feuchtigkeit, das Wintermittel dagegen ist 70%. Diese Ziffer könnte überraschen; denn sie scheint der landläufigen Ansicht von der Trockenheit des Klimas zu widersprechen. Es beruht aber dieser Mittelwerth darauf, dass die Luft während der Wintermonate in den Morgenstunden recht feucht sein kann (es werden dann sogar über dem Nil Nebel bemerkt), aber schon nach einigen Stunden macht sich der sehr niedrige Feuchtigkeitsgrad der Luft wieder bemerkbar. In der Libyschen Wüste ist der tägliche Gang der Feuchtigkeit im Wintermittel nach Jordan folgender: 6 Uhr früh 66, 10 Uhr Vormittags 51, 2 Uhr Nachmittags 34, 6 Uhr Abends 39%.

Ausserdem ist aber auch nach dem Mass seiner Niederschläge Aegypten ein überaus trockenes Land. Während Alexandrien noch öfters Regengüsse aufzuweisen hat, liegt Kairo schon in der fast regenlosen Zone. Es mag im Laufe des Winters etwa 10 mal Regen niederfallen, aber auch dieser meist nur minutenlang, und nur etwa 3 mal im Jahre werden Regengüsse von 2—4 stündiger Dauer beobachtet. Ist der Winter in Kairo auch die trübeste

Zeit des Jahres (denn der Sommer ist ganz regenfrei), für den Europäer zeigt er immer noch ein ungewöhnlich heiteres Antlitz. Selten ist während des Winters der Himmel in Kairo bewölkt, und dann nur vorübergehend, zumeist erscheint er in ungetrübter Bläue. Im November und December kommen, wie erwähnt, Frühnebel vor, die erst gegen 10 Uhr verschwinden, anhaltende Nebel gehören zu den entschiedenen Ausnahmen. Bisweilen bilden in den Wintermonaten, besonders im December, die Nebel sich schon Abends zwischen 7 und 8 Uhr, halten Nachts hindurch an und weichen erst früh um 9 oder 10 Uhr den Sonnenstrahlen.

Neben der Heiterkeit des Himmels, welche einen so wohlthätigen Einfluss auf die Gemüthsstimmueg des Leidenden ausübt, kommt ein anderer Factor hier zur vollen Geltung, das ist die chemische Reinheit der Luft, welche bis in die Strassen Kairos hinein, am meisten aber in der Nähe der Wüste als die grösste Wohlthat des Kranken empfunden wird. Dies gilt trotz des feinen Staubes, der in die Zimmer dringt und auf den Möbeln lagert, der aber, weil aus leicht löslichem Material bestehend, auf die Athmungsorgane keinen nachtheiligen Einfluss ausübt.

Hélouan, ein Dorf mit gegen 140 Häusern, in stetem Aufblühen begriffen, liegt inmitten eines Palmenhains am rechten Nilufer, 23 km südlich von Kairo, dessen trockenwarmes Wüstenklima es theilt. Gegen Osten vom Dorf, in Entfernung von 4 km, 57 m über dem mittleren Niveau des Nils, am Fusse des die Fortsetzung des Mokkatam bildenden Thouragebirges, befindet sich das Bad Hélouan. Es entspringen dort 12 warme Schwefelkochsalzquellen (Natr. chlor. 3.20, Magnes. chlor. 1.81, Calc. bic. 0.80, Calc. sulf. 0.21 ‰, HS 47 cc, CO 61 cc, Temp. 32° C.); ausserdem eine Bitter- und Glaubersalzquelle und mehrere Stahlquellen. Schon im Alterthum gekannt, wurde Hélouan durch Reil wieder nutzbar gemacht und ist jetzt Staatseigenthum. Neben einer grösseren Anzahl von Badezimmern existirt ein grosses Schwimmbassin und ein Inhalatorium. Mit Dampf erwärmte Bäder, Douchen, Inhalationen und Trinkkuren werden gegen Rheuma, Gicht, Kehlkopfkatarrhe, chronische Hautausschläge und Lues in Anwendung gebracht. Im Vergleich mit Kairo ist Hélouan vollständig staubfrei. Brustkranke, welche die Stille des Aufenthaltes nicht abschreckt und gern auf das bewegte Leben Kairo's verzichten, sind deshalb hier am besten aufgehoben.

Oberägypten mit seinen grossartigen Ruinen und mit seiner stattlichen Hauptstadt Siut (31600 Einw.) liegt zwischen dem 29 und 23° n. Br. und reicht stromaufwärts bis zum ersten Katarakt des Nils. Die Gebirge zu beiden Seiten des Stroms von Kairo an bis Siut bestehen aus Nummulitenkalk, aus welchem die Pyramiden hauptsächlich erbaut sind, und dessen gelbliche oder lichtbraune Farbe dem Thale seinen besondern Charakter verleiht. Wo an den Abhängen die Bergmassen zerklüftet oder in

Trümmern zu Tage treten, da erscheinen sie theils als reine Kalkmassen in grösseren oder kleineren Bruchstücken, theils als Konglomerate von Kalk- und Kiselsäuretheilchen, durch schlammige Bindemittel vereinigt (Hartmann). Zwischen Siut und Esneh verliert sich der Kalkstein und macht dem Sandstein Platz, dessen noch grellere Reflexe nun das Auge blenden und zum Gebrauch dunkelgefärbter Gläser nöthigen, und der weiter aufwärts durch seine eigenthümlichen Bildungen von bald abgestumpften Kegeln, bald sargdeckelartigen Formen dem Beschauer in auffallender Weise entgegentritt. Bei Assuàn kommt als quere Erhebung der Granit in einer Breite von 7—15 km vor. Dieser Ort, an den Trümmern des alten Syène, ist durch den Reiz seiner Lage der Sammelplatz der Barken. Hier macht Halt, wer nicht etwa vorzieht nach Nubien bis Abu Simbol oder Wadi Halfa (22° n. Br.) vorzudringen oder wer nicht bereits in Luksor (26° n. Br.) ein dauerndes Asyl gefunden hat.

Das Klima Oberägyptens zeigt nach jeder Richtung die für Kairo geltenden Eigenthümlichkeiten in höherem Grade. Es ist noch wärmer, noch trockener, noch ärmer an Niederschlägen. Was zunächst die Wärme anbetrifft, so kann man annehmen, dass die Temperatur der Wintermonate (Dec.—März) in Oberägypten um fast 2° wärmer ist als in Kairo. In Luksor ist es während der kältesten Zeit öfters noch etwas frisch (Wintermittel 18° C.), in Assuàn hat der Januar eine Mittagstemperatur von 22° C., die Abende sind sternenhell und bis zu später Stunde warm genug, um auch zarteren Constitutionen den Genuss der frischen Luft zu gestatten. Eine zu grosse Schwüle wird durch das fast anhaltende Wehen der Nordwinde verhindert. Unter dem Einfluss dieser Winde, welche fortwährend die Luft des Nilthals mit trockener Wüstenluft imprägniren, bewegt sich selbst die Barke, wie Uhle's genaue Beobachtungen constatirt haben, in einer ungewöhnlich trockenen Atmosphäre, die nur beim temporären Nachlass dieser Winde der Einwirkung der Wasserfläche ausgesetzt ist. Die relative Feuchtigkeit auf dem Nil ist Morgens am grössten, nämlich 67 %, sie fällt Mittags auf 36 %, und steigt Abends wieder auf 54 %. Das allgemeine Mittel der relativen Feuchtigkeit (52 %) ist für Oberägypten um 21 % niedriger als das von Madeira. Thaubildung und Nebel, die noch im untern Theile von Oberägypten (also in der Nähe von Kairo) vorkommen, finden weiter aufwärts am Nil nicht mehr statt. Gewitter und Regen gehören nur zu den grössten Seltenheiten. Uhle hatte auf seiner Nilfahrt während 4 Monate nur dreimal Regen.

Das in thönernen Gefässen filtrirte Nilwasser, das gewönliche Getränk des Kranken, ist sehr angenehm erfrischend und nur zur Zeit des tiefsten Nilstandes 10 bis 20 Tage lang durch Algen, Conferven und Infusorien ungesund. Nächst dem guten Kräftezustand, welchen die Barkenfahrt voraussetzt, gehört noch ein besonderes Temperament dazu an dem süssen Nichtsthun der Orientalen, vorzüglich beim Mangel einer guten Reisegesellschaft, Gefallen zu finden. Endlich erfordert die Besichtigung der Alterthümer, wie z. B. der Königsgräber in Theben, durch den dabei unvermeidlichen Temperaturwechsel einige Vorsicht und zwar um so mehr als man im Fall einer schwereren Erkrankung keinen Arzt bei der Hand hat.

Wenn man über den allgemeinen Gesundheitszustand Aegyptens ein klares Bild gewinnen will, so muss man zwischen dem gründlichen Urtheil solcher Forscher, die sich Jahre lang im Lande aufhielten, wie Pruner, Griesinger, Reyer u. A., und dem von Touristen, denen es bei ihren Streifzügen in dieser oder jener Weise ergangen ist, zu unterscheiden wissen. Die Litteratur über Aegypten ist auch nach dieser Richtung ausserordentlich umfangreich und es ist nöthig, sie genau zu kennen, um der Wahrheit nahe zu kommen.

Die eigentlich landläufigen Krankheiten, eine wahre Plage der Bewohner, sind Ruhr und Augenentzündungen. Beides sind vorzugsweise Sommerkrankheiten, und der Europäer, der in Aegypten überwintert, kann jene durch eine verständige Diät, diese durch Schutz der Augen vor zu starkem Lichtreiz vermeiden. Leichte Entzündungen der Bindehaut des Auges verlaufen bei richtiger Behandlung in 5—6 Tagen günstig. Afrika ist zwar das Fieberland par excellence, aber in der Umgegend von Kairo kommen Wechselfieber nicht vor, und der Fremde kann die sumpfigen Plätze, welche als Fieberheerde gelten, sehr leicht umgehen, und ebenso wird Niemand, der es nicht absolut nöthig hat, zu einer Zeit, wo die Cholera und die Pest in den Nilländern sich zeigen, seinen Wohnsitz dort aufschlagen. Es ist eine Thatsache, dass Lungenschwindsucht und Lungentuberkulose unter den niederen Schichten der ägyptischen Bevölkerung um sehr Vieles seltener sind als in Mitteleuropa. Griesinger fand unter den im Hospital Casr-el-Ain secirten Leichen 13.5 $^0/_0$, bei denen in einem oder mehreren Organen eine Tuberkelentwicklung von einiger Bedeutung vorkam. Unter denselben Verhältnissen fand Cless in Stuttgart und Dittrich in Prag 36.5 $^0/_0$. Dabei war in den Griesinger'schen Fällen die Zerstörung der Lunge durch Tuberkelablagerung entschieden geringer als sie bei uns zu sein pflegt, und, was sehr bemerkenswerth ist, eine überwiegende Prozentzahl der phthisisch Gestorbenen waren Neger und sogenannte Abyssinier, also Angehörige der heissen Zone. Ganz dasselbe berichtet Reyer, der unter den Einheimischen, unter Türken, Arabern, Kopten und Juden höchst selten Lungenschwindsucht antraf, während er häufig die Europäer von ihren Lungenleiden sich erholen sah. Wo aber bei stark ausgesprochener Anlage bei den Eingeborenen oder bei den aus den Tropen Eingewanderten die Krankheit sich entwickelte, da verlief sie in der Regel ungewöhnlich schnell und unter Hinzutritt ruhrartiger Erscheinungen. Noch seltener ist nach einer langen Erfahrung das Auftreten der Phthise bei den in Aegypten lebenden Nord- und Mitteleuropäern; bei ihnen wie bei allen Einwohnern scheint die grössere Neigung zu Darm- und Leberaffectionen einen gewissen Schutz gegen Erkrankung des Athmungsapparats zu gewähren. An diese Beobachtungen über das Auftreten von Krankheiten reihen sich diejenigen, welche über den

Einfluss des Klimas auf eingewanderte kranke Europäer gemacht wurden. Trotz der bedeutenden Schwankungen in der Temperatur eines Tages, trotz des lästigen Staubes in den Strassen von Kairo und der zeitweiligen Stürme, ist Mittel- und Oberägypten zum Gebrauch einer Luftkur in hohem Grade geeignet, und bietet in der mittelwarmen und trockenen Wüstenluft des ägyptischen Winters für viele Fälle und selbst für zarte Constitutionen ein vorzügliches Heilmittel.

Was der Ankömmling meist als den ersten Einfluss des neuen Klimas empfindet, ist, dass er selbst bei recht hoher Temperatur weniger schwitzt als zu Hause. Als eine weitere Wirkung der Trockenheit der Luft springt ihm die Schleimhaut der Nase und der Lippen auf, das Haar wird trocken, die Nägel spröde. Die Urinabsonderung wird verringert, Eiweissgehalt des Harns und leichte Erscheinungen von Wassersucht mindern sich oder verschwinden, der Appetit wird stärker, die Darmfunctionen gehen leichter von statten, der Schlaf wird anfangs leicht unruhig; später macht sich eine gewisse Trägheit, eine Neigung zu körperlicher und geistiger Unthätigkeit bemerkbar (Reil). Jeder empfindet die Wüstenluft als eine wahre Erquickung, und athmet sie mit stets erneutem Behagen in vollen Zügen ein. Zunächst sind es die Blutarmen, die Dyskrasischen, die Schwächlinge, die Leute jüngeren Alters, also solche Individuen, welchen die Stubenluft Gift ist, denen das stärkende anregende Klima zu gute kommt, und welche sich auffallend schnell erholen und ein blühendes Ansehen gewinnen. Nächstdem haben die Rheumatiker zur Heilung ihres Leidens die besten Aussichten. Dass unter den Eingeborenen, welche so häufig halb im Wasser stehend arbeiten, Rheumatismus weit verbreitet ist, kann dabei nicht in Betracht kommen. Ferner enthält das ägyptische Klima die wesentlichsten Bedingungen, welche die Entstehung des Morbus Brightii verhindern und die schon begonnene Krankheit zum Stillstand zu bringen vermögen. Als die wichstigste Klasse der Leidenden, welche Aegypten aufsuchen, treten indessen die Brustkranken in den Vordergrund. Bei chronischer Entzündung der Lunge mit Uebergang zur Phthise fallen 2 Punkte hauptsächlich in's Gewicht: 1. In welchem Stadium der Krankheit und in welchem Kräftezustand befindet sich der Kranke? und 2. Wie lange gestatten ihm seine äussern Verhältnisse den Aufenthalt in Aegypten? Im Beginn der Phthise hat man von 2 hintereinander in Aegypten verlebten Wintern die überraschendsten Resultate gesehen; vorgeschrittene Fälle haben nach 4—5 jährigem Aufenthalt noch eine an Heilung grenzende Besserung erfahren. Bei Spitzenkatarrh und Verdichtung mässigen Grades ohne stärkeres Fieber und ohne Abmagerung lässt Hustenreiz, Heiserkeit und Auswurf nach und bei zunehmender Ernährung verschwinden die Infiltrationen in erfreulicher Weise. Ist die eine Lunge in grösserem Umfange verdichtet, oder sind schon beide ergriffen, so ist nur von einer vollständigen Uebersiedelung nach Aegypten für eine Reihe von Jahren noch ein Erfolg zu erwarten. Kranke mit grossen Cavernen oder sehr ausgedehnter Infiltration, und Solche, die anhaltend fiebern und an Diarrhoen leiden, sollten durchaus nicht mehr nach Aegypten geschickt werden. So lautet der übereinstimmende Ausspruch der in Aegypten heimischen deutschen und englischen Aerzte. Dass mit einem Winter nicht viel geschehen sei, sollte der Schwerkranke endlich stets vorher bedenken. Einfache verschleppte Entzündungen der Lungen und des Brustfells und chronische Katarrhe mit reichlichem Auswurf, überhaupt alle Krankheitsformen, welche von profuser Absonderung der Schleimhäute begleitet sind, haben oft schon mit einer Saison einen glänzenden Erfolg.

Unter den Gegenanzeigen ist ein vorhandenes Kehlkopfleiden die wichtigste. Aber auch für Personen, die an Unterleibsvollblütigkeit, an Durchfällen, an organischen Herzfehlern, an Congestionen zum Kopf und an stark ausgesprochener Reizbarkeit des Nervensystems leiden, ist das Klima Aegyptens nicht geeignet. Obgleich der Kranke in Aegypten weniger dem Zufall preisgegeben ist, als in den nördlicher gelegenen Winterstationen, vielmehr Jahr für Jahr auf eine gute Saison rechnen kann, so hat er doch eine passende Diät und ärztlichen Rath sehr nöthig und die Gegenwart bewährter Aerzte in Kairo und Alexandrien ist für ihn von grossem Werth. Unter dem Beistand seines Arztes wird Derjenige, der mehrere Jahre in Aegypten zu verweilen gedenkt, auch die Frage wegen eines geeigneten Sommeraufenthalts in Betracht zu ziehen haben. Dem geweckten Geiste bietet Aegypten fast mehr des Anziehenden als Manchem zuträglich ist. Dennoch giebt es Patienten, welche sich von der orientalischen Welt gelangweilt fühlen, afrikamüde sind und über Heimweh klagen.

Wer weite Reisen zu scheuen hat, der mag nach Reil's Empfehlung am Bosporus, auf der Insel Rhodus oder den Prinzeninseln den Sommer zubringen. Wer dem Leben einer grossen Stadt nahe bleiben will und gegen den Chamsin nicht allzu empfindlich ist, der wende sich an die Deltaküste, wo er in Ramleh eine am Wüstensaum gelegene angenehme Sommerfrische findet. Wessen Sehnsucht endlich nach Europa steht, der thut am besten, insofern die Verbindung mit Sicilien stets auf Schwierigkeiten stösst, sich an den Golf von Neapel zu wenden und je nachdem sich nach Capri, Sorrent oder Castellamare zu flüchten, vielleicht auch Corfu ins Auge zu fassen.

Reise nach Aegypten. Erfordernisse eines Winteraufenthaltes. Die Kurzeit dauert von Mitte October bis Ende April. In den ersten Tagen des März tritt bisweilen schon auf einen halben oder ganzen Tag der Chamsin auf und verleitet manchen Kranken zu voreiliger Flucht. Erst im Mai oder Juni wird die Hitze dieses Windes unerträglich. — Unter den zahlreichen Schiffsverbindungen zwischen europäischen Häfen und Aegypten sind für den Deutschen folgende etwa die empfehlenswerthesten: 1. Von Genua über Neapel nach Port-Said mit dem Norddeutschen Lloyd (Fahrzeit 5 Tage, I. Kl. 250, II. Kl. 180 M.); 2. Von Brindisi nach Port-Said mit der Orient-Express St. N. Comp. (Fahrzeit 3 Tage, I. Kl. 200, II. Kl. 140 M.); 3. Von Triest nach Alexandrien über Brindisi mit dem Oesterreich. Lloyd (Fahrzeit 5 Tage, I. Kl. 240, II. Kl. 160 M.) oder mit denselben Schiffen von Brindisi (I. Kl. 176, II. Kl. 110 M.). Von Port-Said geht man andern Tages durch den Kanal nach Ismailia und von hier in 4 St. nach Kairo. — Kleidung, Wäsche etc.: Man nehme Tuchkleider von heller grauer Farbe (des Staubes wegen) mit, auch einen Staubmantel oder eine Blouse, ferner wollene Strümpfe, wollene bunte Hemden, eine Leibbinde, eine Reisedecke, einen

Ueberzieher, überhaupt warme Kleidung, denn die ungewöhnliche Trockenheit der Luft erwecken dem Kränklichen selbst bei + 10° ein Kältegefühl. Der Sonnenschirm ist auch für Herren eine Nothwendigkeit. Zum Schutze des Kopfes gegen die Sonne tragen die Fremden häufig den landesüblichen Terbusch (Fez). In Kairo ist zwar alles zu haben aber zu höheren Preisen. Gute leinene Wäsche wird durch die arabische Waschmethode schnell zerstört. — Geldverhältnisse und Kosten: Man rechnet in Aegypten nach Piastern (Gurusch), den Piaster zu 40 Para Tarif = 2 Piaster Courant = 20 Pf.; ein Napoleon = 77 Piaster Tarif, 1 deutsche Mark = 4 Piaster 36 Para. Es giebt Gold- und Silbermünzen von 100 bis 1/4 Piaster, Kupfermünzen zu 5 Paras. Am gerathensten ist es sein ganzes Reisegeld in französischem oder englischem Golde mitzunehmen, sonst auch in Wechseln auf Livres Sterling lautend auf ein Bankhaus in Alexandrien. Bei Einkäufen zahlt man ein Drittel oder ein Viertel des Angebots. Von einem in der Mitte Deutschlands gelegenen Orte bis nach Kairo und wieder zurück in die Heimath kostet die Reise 700—800 M., der Aufenthalt dort erfordert täglich 25—30 M., bei sehr geringen Ansprüchen etwa 20 M., die Nilreise ist unter 600—1000 M. nicht zu bewerkstelligen. Hiernach sind die Gesammtkosten eines Aufenthals in Aegypten leicht zu berechnen. — Sprache. Die Landessprache ist arabisch; nächstdem versteht man am leichtesten italienisch, sodann englisch und französisch. — Landung. Das Ausschiffen von Person und Gepäck überträgt man am besten sofort dem Commissionär des betr. Hotels. Die Quarantänebeamten untersuchen den Gesundheitszustand der Ankommenden. Passcontrole und Visitation des Gepäcks an der Douane, besonders bei Anwendung eines Trinkgeldes, nur oberflächlich. Tabak und neue noch nicht getragene Kleider unterliegen dem Zoll.

Alexandrien. Unterkunft in zwei Gasthöfen I. Ranges (Hot. Abbat und Hot. Khedivial in beiden Pens. 15 fr. tägl.) od. in einer Anzahl von Häusern II. Ranges (Pens. 10 fr.). — Deutsche Aerzte: Dr. Dr. Kulp, Schiess, Varenhorst, Tachau

(Augenarzt). — Krankenhäuser: Deutsch-englisches Diakonissenhaus, Arzt Dr. Varenhorst; Gouvernements-Krankenhaus, Arzt Dr. Schiess; Europäisches Krankenhaus, Arzt Dr. Mossa.

Kairo. Von Alexandrien erreicht man Kairo mittelst Eisenbahn (208 km) in $3^1/_2$—6, von Port Said in 8 St. — Unterkunft in verschiedenen Gasthöfen I. Ranges, wie Hot. Shepheard (Pens. 20 fr.), New Hotel (15—20 fr.), Hot. Continental, Hot. d'Angleterre, Hot. du Nil (von Deutschen bevorzugt, Pens. 15—16 fr.) u. a. Einfacher (Pens. 10—15 fr.) sind Hot. Royal, Hot. des Voyageurs etc. Am Fusse der Pyramiden, in klimatisch bester Lage, das Mena-House-Hotel. — Deutsche Aerzte: Dr. Dr. Engel, v. Herff (Augenarzt), Hess (Schweizer), Haymann (Oesterreicher), Schneider (Dirig. Arzt des „Hammam", einer nach dem Muster des Friedrichsbades in Baden-Baden errichteten Anstalt), Wild (Arzt am Victoria-Diakonissen-Hospital). — Deutsche Apotheke: Dr. A. Kayser.

Hélouan. Von Kairo erreicht man H. auf der Eb. (23 km), 12mal tägl., in 35—50 Min. Unterkunft: Hélouan-Hotel mit dazu gehörigem Casino; Grand Hotel Heltzel neben den Bädern (Pens. 13 fr. tägl.), ausserdem mehrere Pensionen und Villen. — Das Bade-Etablissement besteht zur Hälfte aus 2 grossen Schwimmbassins für Herren und Damen, zur andern aus Einzelbädern. Die Zahl der abgegebenen Bäder stieg 1894 bis auf 16550. Ausser den Aerzten Kairos prakticirt in H. der dort ansässige Dr. A. Fényes (Ungar). Deutsche Apotheke des Dr. Küppers.

Oberägypten und die Nilreise. Reisezeit: Der November wird wegen der zu dieser Zeit herrschenden Nordwinde und der deshalb schnelleren Fahrt stromaufwärts besonders für Leute empfohlen, die 3—4 Monate in Oberägypten verweilen wollen. Da aber Nov. und Dec. in Kairo sehr angenehme Monate sind, so geben Andere (Reyer, Rullmann) den Rath erst Ende Dec. oder Jan. die Reise anzutreten und Reil giebt nach seiner reichen Erfahrung folgenden Reiseplan als den Besten an: Ende Dec. ohne Aufenthalt nach Assuan, dort Jan. und halben Febr. bleiben, und nun wieder stromabwärts nach Theben. Hier macht man einen 14 tägigen Aufenthalt und kommt in der zweiten Hälfte des März wieder nach Kairo zurück. Auf diese Weise kann der Kranke bequem beim Herabfahren alle Alterthümer besichtigen. — Die Nilfahrt kann mit den Postdampfern, mit den von den Reiseunternehmern Cook & Son oder Gaze & Son eingerichteten Fahrten oder mit der Nilbarke gemacht werden. Man fährt mit der Eb. in 13 St. von Kairo nach Girgeh, besteigt hier das Schiff und braucht noch 4 Tage bis Assuan. Von den Schiffen der auf 3 Wochen berechneten Touristenfahrten haben die von Cook & Son mehr Comfort, mehr Passagiere und sind etwas theurer (1000 M.), während die Schiffe von Gaze & Son einfacher eingerichtet sind, dabei etwas billiger (800 M.) und weniger stark besetzt. Wer in Luksor zu überwintern gedenkt, benutzt nur (hin und zurück ca. 300 M.) die Postdampfer. Die Nilbarke (Dahabiéh) war früher für Patienten, die Oberägypten der klimatischen Kur wegen besuchen wollten, die gewönliche Beförderungsart, ist aber jetzt durch die Dampfschiffe sehr in den Schatten gestellt. Sie ist ein 3—4 m breites und 10—12 m langes Segelboot, in dessen hinterem Raum sich einige Kabinette, eine grössere Mittelkajüte und ein grösserer Schlafraum befinden. Gewöhnlich vereinigen sich zu einer derartigen Reise von Kairo bis Assuan 4—6 Personen, welche sich durch einen Dragoman oder direct vom Capitain (Raïs) und zwar mit allen Vorsichtsmassregeln und durch Vermittlung des Consulats (wobei der Rath zuverlässiger und ortskundiger Personen zu hören ist) eine reinliche, bequeme, gut schliessende und gut segelnde Barke miethen, die man, falls man dies nicht ebenfalls mit dem Dragoman veraccordirt, mit den nöthigen Lebensmitteln, mit Wein, Tabak etc. versehen muss. Frische Milch, Eier, Hammelfleisch, Geflügel und getrocknete Datteln kann man unterwegs erhalten. Eine solche Barkenreise ist keineswegs besonders bequem und auch auf ihr ist der Patient gegen den Witterungswechsel nicht genügend gesichert. Abgesehen davon, dass sie einen guten Kräftezustand voraussetzt und leicht zu Erkältungen Veranlassung giebt, sind die Kosten erheblich; sie betragen etwa 25—50 Francs pro Tag für den Einzelnen. Für eine Dahabieh zu 8 Personen zahlt man z. B. pro Monat ohne Beköstigung 70—100 Pf. St. Stromaufwärts segelt man mit dem Nordwind, abwärts wird gerudert oder man lässt sich treiben. Von Kairo bis Theben braucht man je nach dem Winde 15—30, von Theben bis Assuan 5 Tage. Die Rückfahrt von Assuan nach Kairo dauert 2—3 Wochen. — Wohnungen: Wer die Monate Jan. und Febr. statt in Kairo oder Hélouan in Oberägypten verleben will, wird sich in Luksor niederlassen. Es ist dies ein Dorf mit 3000 Einw. 90 m, am rechten Ufer des Nils, der Hauptort der auf der Trümmerstätte des alten Theben gelegenen Ansiedlungen und Sitz von Consularagenten der europäischen Grossmächte. Hier befinden sich 2 Hotels von Cook & Son und eines von Gaze & Son (Pens. 15—20 fr. tägl.). — Englische Aerzte.

Vergleichende Meteorologische Tabelle.

Mittl. Temp. des Winters (Dec., Jan., Febr.)	Relat. Feuchtigk. der Saison (1. Oct. bis 30. Apr.)	Regentage vom 1. Dec. bis ult. Febr.
Gries 1.5° C.	Nizza 65%	Kairo 10
Meran 1.8	Cannes 65	Meran 11
Montreux 2.4	Malaga 65	Lugano 14
Lugano 2.5	Kairo 66	Ajaccio 14
Locarno 3.2	S. Remo 66	S. Remo 15
Pallanza 3.9	Capri 66	Malaga 16
Arco 4.0	Meran 68	Mentone 16
Gardone R. 4.1	Lesina 69	Arco 16
Páu 6.3	Gries 70	Pallanza 17
Pisa 7.0	Orotava 70	Gardone R. 17
Nervi 9.2	Pallanza 70	Nizza 17
Nizza 9.4	Funchal 71	Cannes 18
Capri 9.4	Görz 72	Catania 18
Cannes 9.7	Catania 72	Orotava 20
Mentone 9.9	Lussinpiccolo 74	Algier 21
S. Remo 10.5	Ajaccio 75	Madrid 26
Corfu 10.7	Palermo 75	Nervi 26
Ajaccio 11.2	Lugano 76	Neapel 29
Palermo 11.5	Corfu 76	Funchal 31
Catania 11.5	Montreux 77	Capri 31
Algier 12.5	Gardone R. 78	Pisa 31
Malaga 12.8	Pau 79	Rom 32
Kairo 14.5	Pisa 81	Pau 33
Funchal 16.1	Abbazia 82	Corfu 38
Orotava 17.1	Venedig 82	Palermo 40.

Alphabetisches Register.

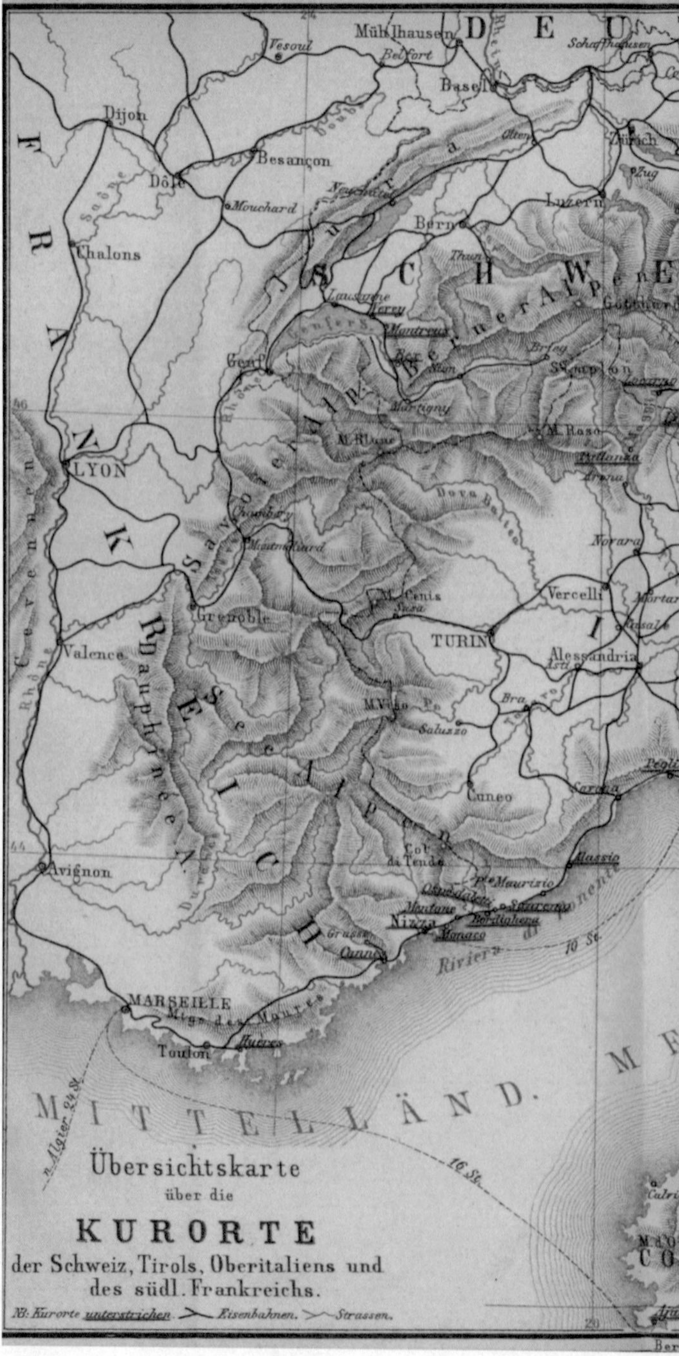
Übersichtskarte
über die
KURORTE
der Schweiz, Tirols, Oberitaliens und
des südl. Frankreichs.
NB: Kurorte unterstrichen. Eisenbahnen. Strassen.
FRANKREICH
MITTELLÄND. ME
Vesoul
Mühlhausen
Belfort
Basel
Schaffhausen
Dijon
Besançon
Dôle
Mouchard
Chalons
Olten
Zürich
Zug
Luzern
Bern
Thun
Neuchâtel
Lausanne
Vevey
Montreux
Genf
Brieg
Martigny
Simplon
M. Rosa
M. Blanc
Pallanza
Arona
Novara
Vercelli
Chambéry
Grenoble
M. Cenis
Susa
TURIN
Alessandria
Asti
Bra
Saluzzo
Cuneo
LYON
Valence
Avignon
Col di Tende
Pto Maurizio
Alassio
Savona
Pegli
Mentone
Nizza
Monaco
Bordighera
San Remo
Grasse
Cannes
MARSEILLE
Toulon
Hyères
Mtgn des Maures
Riviera di Ponente
Dauphinée
Rhône
Saône
n. Algier 24 St.
16 St.
10 St.

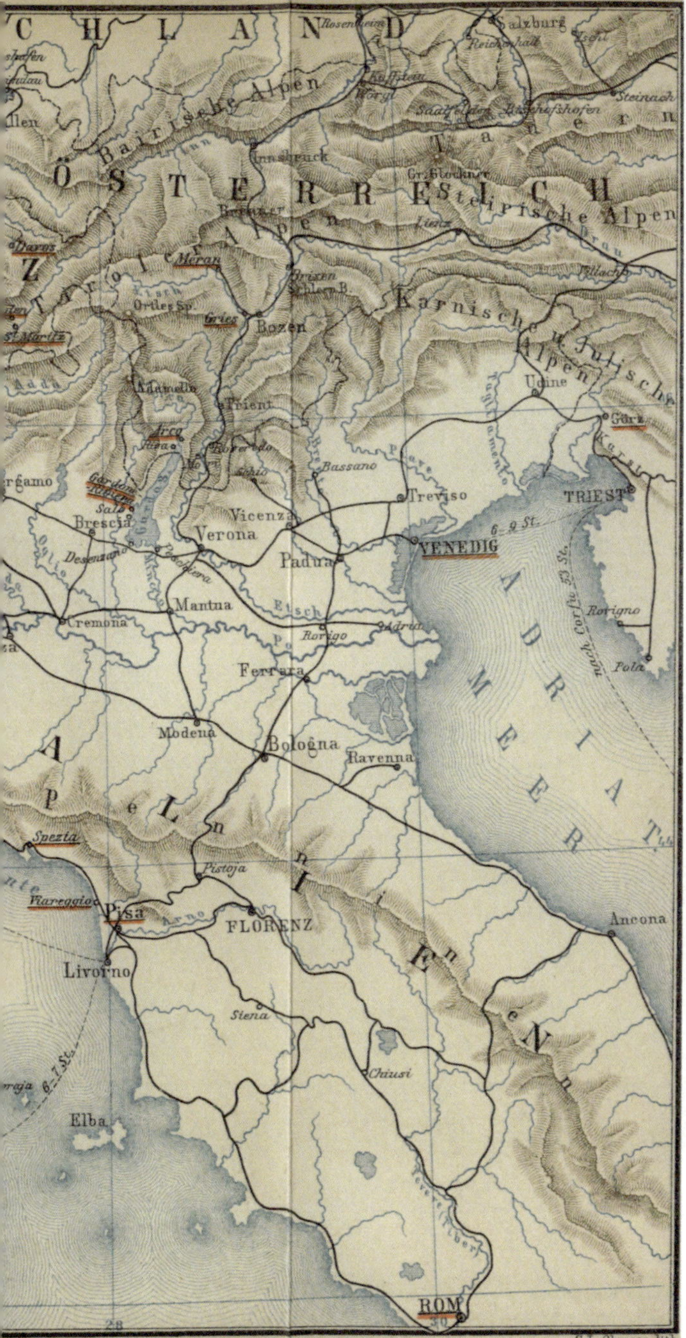

Rosenheim
Salzburg
Ischl
Reichenhall
Kufstein
Wörgl
Bairische Alpen
Steinach
Innsbruck
Gr. Glockner
Ö S T E R R E I C H
Brenner
Lienz
Davos
Meran
Brixen
Villach
Ortler Sp.
Gries
Bozen
Karnische u. Julische Alpen
St. Moritz
Adda
Adamello
Trient
Udine
Tagliamento
Arco
Görz
Riva
Rovereto
Bassano
Schio
Piave
Treviso
TRIEST
Salò
Brescia
Vicenza
Verona
VENEDIG
Desenzano
Peschiera
Padua
Mantua
Etsch
Cremona
Rovigo
Adria
Po
Rovigno
Pola
Ferrara
A D R I A T. M E E R
Modena
Bologna
Ravenna
Spezia
Pistoja
Viareggio
Pisa
Arno
FLORENZ
Ancona
Livorno
Siena
Chiusi
Elba
ROM
C.L. Ohmann lith.

MIX
Papier | Fördert gute Waldnutzung
FSC® C083411

Zeitfracht Medien GmbH
Ferdinand-Jühlke-Straße 7
99095 Erfurt, Deutschland
produktsicherheit@kolibri360.de